北京协和医院医疗诊疗常规

北京协和医院 编

编委会主任
赵玉沛

编委会委员
（按姓氏笔画排序）

于学忠	于晓初	马 方	马恩陵	王以朋	王任直	方 全	尹 佳
白连军	白春梅	邢小平	乔 群	刘大为	刘昌伟	刘晓红	刘爱民
孙 强	孙秋宁	李 方	李太生	李汉忠	李单青	李雪梅	肖 毅
吴欣娟	邱贵兴	邱辉忠	宋红梅	张奉春	张福泉	陈 杰	苗 齐
金征宇	郎景和	赵玉沛	赵永强	赵继志	姜玉新	柴建军	钱家鸣
徐英春	翁习生	高志强	桑新亭	黄宇光	梅 丹	崔全才	崔丽英
梁晓春	董方田	戴 晴	魏 镜				

编委会办公室
韩 丁 刘卓辉 尹绍尤

人民卫生出版社

北京协和医院医疗诊疗常规

重症医学科

诊疗常规

主　　编　刘大为

副 主 编　隆　云

编　　者　（以姓氏笔画为序）

丁　欣　　王　郝　　王小亭　　公茂磊　　刘　晔

刘大为　　汤　铂　　芮　曦　　李中建　　李素玮

李尊柱　　杜　微　　杨艳丽　　何怀武　　张　青

张宏民　　陈　焕　　周　翔　　赵　华　　柴文昭

郭海凌　　崔　娜　　隆　云

人民卫生出版社

图书在版编目（CIP）数据

重症医学科诊疗常规 / 北京协和医院编著 . —北京：
人民卫生出版社，2012.10

（北京协和医院医疗诊疗常规）

ISBN 978-7-117-16285-2

Ⅰ．①重…　　Ⅱ．①北…　　Ⅲ．①险症—诊疗

Ⅳ．① R459.7

中国版本图书馆 CIP 数据核字（2012）第 215309 号

人卫智网	www.ipmph.com	医学教育、学术、考试、健康，
		购书智慧智能综合服务平台
人卫官网	www.pmph.com	人卫官方资讯发布平台

重症医学科诊疗常规

编　　著：北京协和医院
出版发行：人民卫生出版社（中继线 010-59780011）
地　　址：北京市朝阳区潘家园南里 19 号
邮　　编：100021
E - mail：pmph @ pmph.com
购书热线：010-59787592　010-59787584　010-65264830
印　　刷：北京盛通商印快线网络科技有限公司
经　　销：新华书店
开　　本：710×1000　1/16　　印张：16
字　　数：305 千字
版　　次：2012 年 10 月第 1 版　2023 年 9 月第 1 版第 8 次印刷
标准书号：ISBN 978-7-117-16285-2
定　　价：30.00 元

打击盗版举报电话：010-59787491　E-mail：WQ @ pmph.com
质量问题联系电话：010-59787234　E-mail：zhiliang @ pmph.com
数字融合服务电话：4001118166　　E-mail：zengzhi @ pmph.com

　　医疗质量是医院永恒的主题，严格执行诊疗常规和规范各项操作是医疗质量的根本保证。2004年，我院临床各科专家教授集思广益，编写出版了《北京协和医院医疗诊疗常规》系列丛书（以下简称《常规》），深受同行欢迎。《常规》面世7年以来，医学理论和临床研究飞速发展，各种新技术、新方法不断应用于临床并逐步成熟，同时也应广大医务人员的热切要求，对该系列丛书予以更新、修订和再版。

　　再版《常规》丛书沿袭了第一版的体例，以我院目前临床科室建制为基础，扩大了学科覆盖范围。各科编写人员以"三基"（基本理论、基本知识、基本技能）和"三严"（严肃的态度、严密的方法、严格的要求）的作风投入这项工作，力求使《常规》内容体现当代协和的临床技术与水平。

　　该丛书再版正值北京协和医院九十周年华诞。她承载了协和人对前辈创业的感恩回馈、对协和精神的传承发扬、对社会责任的一份担当。我们衷心希望该丛书能成为业内同道的良师益友，为提高医疗质量，保证医疗安全，挽救患者生命，推动我国医学事业发展作出贡献。对书中存在的缺点和不足，欢迎各界同仁批评指正。

赵玉沛

2011年9月于北京

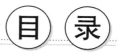

目 录

第一篇　科 室 管 理

第一章　重症医学科各级岗位职责……………………………1

第二章　应急预案…………………………………………………8

第三章　重症患者评分制度……………………………………17

第四章　收治患者常规…………………………………………23

第五章　院内外转运常规………………………………………25

第六章　接触患者实施准则……………………………………27

第七章　护理记录常规…………………………………………31

第八章　查对制度………………………………………………38

第九章　会诊制度………………………………………………40

第二篇　常 见 病 症

第一章　休克诊疗常规…………………………………………43

第二章　急性呼吸窘迫综合征 ARDS ………………………56

第三章　AECOPD 及重症哮喘诊疗常规 ……………………60

第四章　急性肾损伤与肾衰竭诊疗常规………………………64

第五章　颅脑术后诊疗常规……………………………………69

第六章　重症急性胰腺炎………………………………………71

第七章　急性消化道出血处理常规……………………………74

第八章　肝脏衰竭………………………………………………75

第九章 心肺复苏···86

第十章 出凝血障碍···93

第十一章 深静脉血栓与肺栓塞的诊断和治疗·········95

第十二章 急性冠状动脉综合征·························102

第十三章 ICU围手术期管理····························109

第十四章 水电酸碱平衡紊乱···························112

第十五章 镇静镇痛··118

第十六章 院内感染防治措施···························121

第十七章 心律失常诊治常规···························123

第十八章 重症患者感染诊治常规·····················128

第十九章 重症患者抗生素应用常规·················132

第二十章 胃肠营养常规·································150

第二十一章 低氧处理常规······························159

第二十二章 突发高热处理常规························161

第二十三章 腹腔高压处理常规························168

第二十四章 突发腹痛处理常规························170

第二十五章 心率增快处理常规························172

第二十六章 尿少处理常规······························173

第三篇 操 作 技 术

第一章 气道管理···175

第二章 机械通气技术·····································179

第三章 动脉静脉导管置入术···························185

第四章 血液净化技术·····································194

第五章 ECMO··201

第六章 纤维支气管镜应用······························205

第七章 超声技术···207

第八章　神经系统监测……………………………………………………… 211

第九章　呼吸系统监测技术………………………………………………… 215

第十章　微循环监测………………………………………………………… 231

第十一章　血流动力学监测技术…………………………………………… 233

第一篇 科室管理

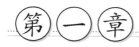

重症医学科各级岗位职责

重症医学科主任岗位职责

1. 在院长领导下承担临床科主任的全部职责，是ICU质量管理与患者安全的第一责任者，确保为患者提供优质、安全及合理的治疗。

2. ICU科主任应是医院"医疗质量管理组织"的成员，参与医院医疗质量与患者安全管理工作。

3. 本岗位基本要求与能力

（1）是具有重症病医学执业资格的副主任医师及以上人员。

（2）在ICU病房工作至少5年以上，具有相应ICU训练水准、熟练的专业技术、丰富的临床经验，了解危重病医学的进展情况。

（3）每天24小时、每周7天能够随时在病房从事ICU临床及管理工作，或是授权一名具有同样资格的副主任医师从事上述工作。

（4）具有与各临床与医技科室间协调的能力，能参与检查、评价医院内合理利用ICU医疗资源的情况。

重症医学科病房主管医师岗位职责

1. 在科主任领导下，负责本科相应的医疗、教学和科研等工作，并协助主任做好行政管理工作。

2. 主管分管床位的一切医疗工作。安排每日工作（转入、转出等）。每日查房，随访转出患者，负责手术前、转科前患者的检查。检查每日医嘱及执行情况。做好家属的日常解说工作。

3．具体负责教学和指导下级医师进行诊断、治疗和特殊技术操作（如各种血管穿刺、插管术或心导管术）。检查、修改下级医师书写的病史、病程记录和医疗文件。复核绘制图表及监测数据。审签出院及转科病历。考核住院医师的日常工作能力和水平。

4．及时掌握患者的病情变化，患者发生病危、死亡、医疗事故或其他重要问题时，应及时处理，并向科主任汇报。

5．参加会诊、出诊，参加夜班和节假日值班工作。紧急呼叫时，不论是夜间或休息日必须赶到病房或立即与病房取得电话联系。

6．重症患者的转入或者病情发生突变（如心搏骤停等）时，负责现场指挥，组织并保证各项急救工作有条不紊地进行。

7．主持临床病历讨论、死亡病历讨论及重要会诊。

8．认真执行各项规章制度和操作常规，经常检查医疗、护理质量。

9．检查重要仪器的保管、使用和维修等情况。检查进口物资储备及消耗情况，制定年度的仪器设备的订购计划。

10．检查特种药品的保管、使用情况，制定年度的特种药品订购计划。

11．积极钻研业务，并指导住院医师的文献阅读，努力进行科研工作，做好资料积累，汇总、整理并保存各种监测资料，填写登记卡片，及时总结经验。

12．指导进修医师工作。

13．本岗位基本要求与能力：

（1）是具有重症医学执业资格的副主任医师（或高年主治医师）。

（2）在 ICU 病房工作至少 5 年以上，具有相应 ICU 训练水准、熟练的专业技术、丰富的临床经验，了解危重病医学的进展情况。

（3）能够负责分管患者的医疗全过程，每天 24 小时、每周 7 天能够随时可在病房从事 ICU 临床及管理工作。

（4）具有组织指导下级医师开展 ICU 患者诊疗活动的能力、与各临床与医技科室间的协调能力和相应教学与科研能力。

ICU 住院医师岗位职责

1．在科主任及病房主管医师的领导下工作，参加日常、夜班和节假日值班。紧急呼叫，不论是夜间或休息日，必须赶到病房或立即与病房取得电话联系。培养吃苦耐劳、勤奋好学的作风和对患者生命安全高度负责的精神。

2．新毕业住院医师应按照本科室制定的相关科室轮转计划进行轮转学习，能较全面系统地掌握危重病医学的基础及专业理论知识，并培养一定急救应变能力，为医治重症患者打好基础。

3．病历书写（转科记录或住院记录）要求 24 小时内完成。要求条理清晰、重点突出、字迹清楚、语言通顺、完整准确。病程记录及时，准确反映病情变化、治疗效果及上级医师的查房意见，死亡、转科，患者会诊，交接班以及出院患者，都要有完整的病历手续。各项监测数据定期记录在规定表格上，字迹清楚，及时绘制各种图表。

4．熟悉各项基本技术操作（如急救复苏术，心导管术，动、静脉插管术等），熟悉各种重要仪器（如呼吸机、除颤器、床边监测仪等）的使用操作常规。注意仪器的保管，爱护公物，损坏要赔偿。

5．对所管患者应全面负责。随时了解、观察患者病情变化，及时向主任、主管医师汇报，提出初步的诊治意见。第一年参加工作的住院医师必须实行 24 小时住院医师制。因随访、出诊或去图书馆等要向值班医师报告去向。下班前应向值班医师交好班，应床头交班，不交班不能离去。在主治医师指导下开医嘱，并每日检查医嘱执行情况。特种药品（如白蛋白、脂肪乳等）须在主治医师指导下开出医嘱和处方，严防差错事故。主任、主治医师查房时汇报患者病情。他科会诊时应陪同诊视。

6．在接到手术室、急诊室或其他科室通知后，及时做好接收患者的准备（如安装并检查呼吸机及必要的急救器械等）。在患者到达后，接收有关科室转来的全部病历资料。手术后患者的转入，必须了解手术情况，麻醉方式、术中出血量、尿量、输液成分和输液量，并标记各种引流管和记录引流量，做好交接班。重点患者转出后3～5天内进行随访，必要时向主治医师汇报病情。

7．家属探视时，要求主管患者的医师主动、及时与家属沟通。

8．自觉遵守医院各项工作制度，严格无菌操作，做好隔离消毒工作。

9．不断学习国内外医学科学先进经验及进展，较好地掌握一门外语，阅读外文书籍。在主治医师指导下，每年完成一篇文献综述。参加病历资料整理和分析，不断总结临床经验。

10．本岗位由经过 ICU 专业培训，并经技能考核合格的执业医师担任。

重症医学科护士长职责

1．在护理部、科护士长的领导及科主任的业务指导下，负责本病房的护理行政管理和业务工作。

2．督促护理人员严格执行各项规章制度，检查各项护理措施的实施，严防差错事故。

3．主持晨会交班及床头交接班、护理查房，根据患者病情需要，合理调配护士工作。

4．随同科主任、主治医师查房，参加科内会诊、疑难危重症及死亡病历讨论。

5．组织并参与危重症患者的抢救。

6．负责科室的护理质控以及护理安全的检查，查找隐患、分析原因，进行培训、考核及可持续发展。

7．定期检查仪器、急救物品和贵重药品，保证仪器性能良好，药品齐全并记录。

8．定期检查各项表格记录，保证其完整性与准确性。

9．定期检查各种消毒与灭菌物品并记录。

10．负责护士继续教育的管理，制定各级护理人员培训计划，负责组织护理查房和护理会诊。

11．组织本科护理科研工作，积极参加学术交流。

12．积极听取医师及患者的意见，不断改进病房管理工作。

13．负责科室护理临床教学工作的管理和实施。

14．重症医学科护士长资质基本要求与能力：

（1）经过重症医学科专业培训，并在重症医学科临床工作 5 年以上，具有较丰富的重症医学科专业护理知识，有一定的管理和教学能力，并经过护士长岗位培训。

（2）每天 24 小时、每周 7 天能够随时可在病房从事重症医学科临床护理及管理工作，或是授权一名具有同样资格的护理人员从事上述工作。

（3）具有与各临床和医技科室间协调的能力，能参与检查、评价重症医学科护理质量管理等情况。

重症医学科教学老师职责

1．协助护士长做好病房管理工作，重点负责科室临床教学工作的管理和实施。护士长不在时，能主动承担护士长的工作。

2．负责制定和实施本科室内各类学生的实习计划，并定期与护理部及学校联系。

3．组织并参加具体的教学活动，如病房的小讲课、操作示范、病历讨论、教学查房、学生的临床带教、阶段考核、出科考试和总结评价等。

4．针对不同的实习学生，安排有带教资格的护士带教，并检查教学计划的实施，及时给予评价及反馈。

5．关心学生的心理及专业发展，帮助他们尽早适应临床环境，及时发现实习中的优点及问题并给予反馈。

6．负责病房带教护士的培训，与护士长一起定期对带教护士进行考核。

7．负责本院及进修护士的继续教育工作，认真记录各类继续教育学分，配合护理部完成每年的学分审核工作。

重症医学科护理组长工作职责

1．工作内容概括：管理、检查、督促、指导、协助。

2．分配当日护士所管患者及新入院患者的床位安排。

3．认真交接班，了解所有患者的病情，能够根据患者的实际情况安排护士进行有针对性的护理治疗工作。

4．了解所有患者对病房的服务是否满意，有哪些意见。

5．参加医师每日查房，了解全科所有患者的基本病情，同时提出患者在护理工作中的难以解决的问题，以求得解决方法。

6．负责病房环境卫生、防火及安全的管理。

7．负责清点毒麻药、贵重药、患者常规用药及应急用物（包括患者的衣裤等），保证物品齐全，以备抢救时用。

8．主管护士不在班的情况下，负责检查医嘱的执行情况及核对情况，保证医嘱的正确性。

9．检查护士护理工作的质量，检查护士对所管患者病情的了解情况。

10．督促护士按时执行医嘱，监督医嘱执行的准确性。

11．做好患者入科前的接诊安排和回访工作。

12．检查消毒隔离工作（包括治疗车）。

13．检查新入院患者的入院手续及相关表格填写是否齐全，患者衣裤是否齐全。

14．做好医师和护士之间的协调及配合工作，保证治疗和抢救工作顺利进行。

15．若护士有违犯劳动纪律的现象，组长有责任提出批评和指正。

16．协助护士解决护理疑难问题。

17．负责出院患者病历的保管工作，登记完整，若有人借病历必须有签字。

重症医学科护士岗位职责

1．在科主任、护士长的领导下进行护理工作。

2．自觉遵守医院和科室的各项规章制度，严格执行各项护理制度和技术操作规程，准确及时地完成各项治疗、护理措施，严防护理差错和事故的发生。

3．具备良好的职业道德和护士素质，贯彻"以患者为本"的服务理念，做好患者的基础护理和心理护理。

4．护理工作中有预见性，积极采取各种措施，减少护理并发症的发生。

5．参加主管患者的重症医学科医师查房，及时了解患者的治疗护理重点。

6．掌握常规监测手段，熟练使用各种监护仪器，密切观察病情变化并及时通知医师采取相应措施，护理记录详实、准确。

7．抢救技术熟练，能够配合医师完成各项抢救。

8．严格执行消毒隔离制度，防控医院感染的发生及扩散。

9．做好病房仪器、设备、药品和医用材料的保管工作。

10．及时了解患者的需求，经常征求患者的意见，不断改进护理工作。

11．参与本科室护理教学和科研工作。

重症医学科主管护士工作职责

1．负责病房患者的医嘱处理，提醒责任护士执行医嘱。

2．负责办理病房内患者转科及出院手续。

3．清点登记基数药及抢救药，填写基数药本及抢救药品、物品本并及时补充。

4．清点处理患者的口服药和泵入药，并及时录入医嘱。

5．每周三核对医嘱，定期整理病历，妥善保存老病历，保证运行病历的整齐、完整。

6．负责与医保办、住院处等相关科室联系，保障患者收费合理性。

7．定期整理护理文件和老病历。

重症医学科药疗护士工作职责

1．配制上午9点的静脉输注及注射常规用药。

2．负责与大输液站协调病房内液体储备，保障病房工作的正常进行。

3．按日领取本病房患者用药，领回药品后按患者床位分别放置各指定位置，保障治疗工作的进行。

4．配制TPN及置换液。

5．每天上午添加患者床旁的治疗常规耗材并记账。

6．负责领取络合碘、碘酒、酒精、健之素和洗消净等消毒剂。

7．负责领取毒麻药。

8．每周三核对医嘱。

9．负责配制每日下午3点及5点的静脉用药。

10．每日清洁领药车。

重症医学科供应班 - 护理员工作职责及内容

1．在护士长领导下和护士指导下工作。

2．整理、清洁（酒精擦拭）各床单位内治疗车及治疗室、配液室，添加各消毒盘内的用物。

3．更换各病房内、治疗室、配液室和处置室的锐器收集桶，并注明时间。

4．整理无菌物品柜，清点无菌物品的数量和有效期，并按失效日期顺序摆放。

5．刷洗器械，并干燥后按种类放入物品柜中，摆放整齐。

6．擦拭用后撤下的注射泵、输液泵、胃肠泵、雾化机及电源线等，并收回库房备用。

7．更换各器械消毒桶内的消毒液，按规定比例配制并检查浓度。

8．清点整理用后的无菌物品，与供应室交换并登记，并在供应室送回后按顺序摆放入无菌柜中。

9．检查呼吸机使用情况、配备情况。

10．检查简易呼吸器配备情况并保证简易呼吸器清洁备用，用无菌纱布及一次性塑料袋包裹简易呼吸器接头。

11．与呼吸治疗中心联系，更换呼吸机管路及备用呼吸机。

12．检查抢救物品、仪器是否处于备用状态，并登记。

13．及时添加病房内使用的一次性耗材、用物，确保所使用的物品均在有效期范围内。

14．负责各种仪器设备的维修、保养及检查，擦拭灰尘。

15．整理会议室和防火通道。

16．外出取书信、报纸等文件。

17．检查库房备货情况，保证病房内正常工作需要，及时通知护士长请领物品。

18．检查被服使用情况，保证被服数量满足病房工作需要，若有需求及时请领或暂借。

19．整理抢救设备、一次性物品柜、治疗室内物品柜、处置室和库房等。

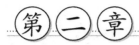

第二章

应 急 预 案

重症医学科患者突然发生病情变化时的应急程序

1. 发现患者突然发生病情变化,应立即通知值班医师。

2. 立即准备好抢救物品及药品。

3. 积极配合医师进行抢救。

4. 协助医师通知患者家属,如医护抢救工作紧张,可通知住院处,由住院处通知家属。

5. 某些重大抢救或重要人物的抢救,应按规定及时报告医务处、护理部或院总值班室。

6. 密切观察患者病情变化,及时书写护理记录。

重症患者发生误吸时的应急程序

1. 发现患者发生误吸时,立即使患者采取俯卧头低脚高位,叩拍背部,尽可能使吸入物排出,并同时通知值班医师。

2. 停止正在进行的鼻饲治疗。

3. 有人工气道者及时清理气道内、口腔内痰液和呕吐物等。

4. 监测生命体征和血氧饱和度,如出现严重发绀、意识障碍及呼吸频率、深度异常,无人工气道者,在采用简易呼吸器维持呼吸的同时,配合医师急行插管吸引或气管镜吸引。有人工气道者,彻底清除误吸物后立即行机械通气治疗或者行纤维支气管镜吸痰。

5. 必要有畅通的静脉通路,以便进行下一步治疗。

6. 备好抢救仪器和物品,床旁待用。

7．协助医师通知患者家属。

8．加强巡视和病情观察，认真做好护理记录和交接班。

重症患者转运途中突然发生病情变化时的应急程序

1．重症患者的转运需由主管医师和主管护士负责。

2．转运时应携带可移动监护仪和吸氧装置。途中须仔细观察患者生命体征和病情变化，注意听取患者主诉。

3．发现患者突然发生病情变化，配合医师立即给予紧急救治。必要时立即将患者送入途中最近的医疗单元实施急救。

4．及时通知病房主管医师和护士长。必要时报告医务处、护理部或院总值班室。

5．协助医师通知患者家属，如医护抢救工作紧张，可通知住院处，由住院处通知家属。

6．密切观察患者病情变化，做好护理记录。

重症患者突然发生猝死时的应急程序

1．立即组织抢救，呼叫值班医师。

2．行心肺复苏术（CPR）。

3．协助医师通知患者家属，如医护抢救工作紧张，可通知住院处，由住院处通知家属。

4．必要时报告医务处、护理部或院总值班。

5．如患者抢救无效死亡，应等家属到院后，再通知接诊室将尸体接走。

6．做好病情记录和抢救记录。

重症患者有自杀倾向时的应急程序

1．发现患者有自杀倾向时，应立即通知主管医师和护士长。必要时向上级领导汇报。

2．做好必要的防范措施，包括没收锐利的物品，锁好门窗，防止意外。

3．对患者进行保护性约束。必要时遵医嘱使用镇静剂。

4．协助医师通知患者家属，向家属说明情况，如有需要可请家属协助做好患者的心理护理。

5．密切关注患者生命体征及患者状态，多关心患者，掌握患者的心理状态。

6．做好交接班工作。

重症患者发生自杀后的应急程序

1. 发现患者自杀，应立即通知值班医师，携带抢救物品及药品赶赴现场。
2. 立即实施抢救工作。
3. 保护病房内及病房外现场。
4. 通知医务处、护理部或院总值班，服从领导安排处理。
5. 协助医师通知患者家属。
6. 配合相关部门的调查工作。
7. 做好护理记录。
8. 保证病室常规工作的进行及其他患者的治疗工作。
9. 按照"患者意外伤害预防及报告制度"上报护理部。

重症患者发生跌倒(坠床)时的应急程序

1. 发现患者跌倒(坠床)后，马上通知医师。
2. 初步评估患者的意识和受伤情况，测量生命体征。必要时进行紧急抢救措施。
3. 协助医师检查患者，为医师提供信息，遵医嘱进行正确处理。
4. 如病情允许，将患者移至床上进行救治。
5. 遵医嘱进行必要的检查和治疗。
6. 协助医师通知患者家属。
7. 密切观察患者病情变化，做好护理记录。
8. 按照"患者跌倒(坠床)预防及报告制度"上报护理部。

重症患者发生管路滑脱时的应急程序

1. 发现患者发生管路滑脱后，立即采取相应措施，通知医师。
2. 密切观察患者病情变化，详细记录护理记录。
3. 根据医嘱要求及患者病情需要，给予再次置管。
4. 给予患者适宜的约束措施，防止患者再次拔除管路。
5. 按照"患者管路滑脱预防及报告制度"上报护理部。

重症患者发生药物不良反应时的应急程序

1. 患者在药物治疗过程中，护士应加强巡视。
2. 一旦发现患者出现药物不良反应时，应立即停药。
3. 立即报告值班医师，遵医嘱给予相应的处理。
4. 情况严重者应就地抢救，必要时进行心肺复苏。

5．及时向护士长及有关部门汇报。

6．密切观察患者病情变化，记录患者发生药物反应的经过、生命体征、一般情况和治疗抢救过程。

7．将残余药液送药剂科检验，查找发生药物不良反应的原因。

重症患者发生输液（血）反应时的应急程序

1．发现患者发生输液反应，应立即撤除所输液体，重新更换液体和输液器。保留残余药液和输液器，以备检验。

2．发现患者发生输血反应，应立即停止输血，换输生理盐水。保留残余血袋和输血器，以备检验。

3．立即报告值班医师和护士长，遵医嘱给予抗过敏药等相应处理。

4．若是一般过敏反应，应密切观察患者病情变化，安慰患者，减少患者的焦虑。

5．若是病情紧急，需备好抢救药品及物品，配合医师进行紧急救治，并给予吸氧。

6．填写"输液（血）反应报告单"，24 小时内电话报告护理部，48 小时内上交书面报告。

7．加强巡视及病情观察，做好护理记录，记录患者的生命体征、一般情况和抢救过程。

8．发生输液反应时，将残余药液送药剂科检验；发生输液反应的输液器和同批号未开封的输液器送器材处检验。

9．怀疑溶血等严重反应时，将残余血袋及抽取患者血样一起送输血科；发生输血反应的输血器和同批号未开封的输血器送器材处检验。

重症患者发生化疗药外渗时的应急程序

1．发生化疗药外渗后要立即停止化疗药的注入。

2．保留针头接新的注射器，回抽漏于皮下的药液，然后拔出针头。

3．及时通知值班医师及护士长。

4．遵医嘱用 2% 普鲁卡因 1ml 加生理盐水 4ml 配制的封闭液进行局部封闭（普鲁卡因过敏者禁用），封闭范围应超出渗液的范围，可起到减慢化疗药的吸收和局部镇痛作用。

5．抬高患肢，根据化疗药性质，在 24 小时内采取冷敷或热敷，减少化疗药的吸收。

6．避免患处局部受压，外涂喜疗妥。外渗局部肿胀严重者可用 50% 硫酸镁湿敷，并与喜疗妥交替使用。

7.加强交接班,密切观察局部变化。

重症患者发生躁动时的应急程序

1.发现患者突然发生躁动,立即说服患者并行保护性约束,呼叫医护人员,并通知值班医师。

2.积极查找原因。

3.观察患者神志变化,监测生命体征,遵医嘱给予镇静药物。

4.观察约束带使用情况,约束带固定松紧程度及约束部位皮肤情况等。

5.协助医师告知患者家属,取得家属理解和配合。

6.作好护理记录,必要时遵医嘱建立静脉通路,备好抢救仪器和物品。

重症患者发生精神症状时的应急程序

1.发现患者有精神症状时,立即通知值班医师及护士长,夜间通知院总值班或护理部夜间值班护士长。

2.采取约束等安全保护措施,以免患者自伤或伤及他人。

3.协助医师通知患者家属,告知家属24小时专人陪护。

4.如果患者出现过激行为,应立即通知保卫处或相关部门协助处理,并考虑对患者采取躯体束缚,以防发生意外。

5.协助医师请专科会诊。

6.遵医嘱给予药物治疗。

7.加强巡视和病情观察,认真做好护理记录和交接班。

病房发现传染病患者时的应急程序

1.发现甲类或乙类传染病患者,立即通知上级领导及有关部门(医务处、护理部和感染办公室)。必要时在医院统一指挥下启动院级应急预案。

2.根据传染源的性质,立即采取相应的隔离措施及医护人员防护措施。

3.保护同病室的患者。

4.患者使用的物品按消毒隔离要求严格处理。

5.加强巡视和病情观察,认真做好护理记录和交接班。

6.患者出院、转出后,应按传染源性质进行严格的终末消毒。

停电和突然停电的应急程序

1.接到停电通知后,立即做好停电准备,备好应急灯和手电等,救治仪器如使用电动力工作时,需备替代的方法。

2.做好患者的安全保障工作,患者床旁应有1名医护人员在场。

3．如遇突然停电，立即检查有储电功能的仪器的运作情况，无储电的仪器（如血液透析机），应马上使用替代方法，维持正常运转。

4．使用呼吸机的患者，必须立即将呼吸机脱开，使用简易呼吸器进行人工呼吸，若呼吸机内置蓄电池，检查蓄电池是否能够维持呼吸机正常运转。

5．立即通知值班医师和护士长，统一指挥，病房全部人力投入患者紧急救治中。

6．立即电话通知电工组查询停电原因并尽快恢复用电，并电话通知医务处和护理部，夜间通知院总值班，协助临床解决停电造成的困难，必要时可由医院其他科室调配医护人员组织紧急抢救。

7．加强巡视，安抚患者。

遭遇暴徒的应急程序

1．遇到暴徒时，护理人员应保持头脑冷静，采取必要措施保护患者和自身安全。

2．设法报告保卫处，夜间通知院总值班，或寻求在场其他人员的帮助。

3．减少在场人员的焦虑、恐惧情绪，尽力保证患者的生命安全及国家财产。

4．暴徒逃走后，注意其走向，主动协助保卫人员的调查工作。

5．尽快恢复科室的正常医疗护理工作，保证患者的医疗安全。

火灾的应急程序

（一）环境概述

1．重症医学科患者危重，病情复杂，严重依赖生命支持设备，转运困难。

2．重症医学科床旁均有监护仪、呼吸机等用电设备，氧气接口等，一旦着火，危险性更大。

3．病房位于住院楼三楼，有前门两个，其中大门朝东偏南，连接主通道，可以通行病床，小门朝东偏北，只能通行轮椅，另有位于西北角的防火通道，可直通一楼外马路。

（二）组织结构

1．现场抢救须设定总指挥，按科室主任、副主任、主治医师、护士长、总住院医师顺序产生，如上述人员均不在场，由医护人员按年资顺序产生。

2．总指挥责任：评估火情，组织人员分组，向上级汇报，确定应对方案。

3．总指挥权力：有安排调度所有现场医护人员的权力，有确认应急方案的权力，有安排患者家属协助转移的权力。

（三）疏散原则

1．一切以患者的安全为先，转移疏散要先保证患者，其次为医师、护士等工作人员。

2．科室内部起火，应立即报警，同时灭火，组织现场人员，如3分钟内无法控制火情，启动撤离方案。如起火点邻近患者，应立即组织附近患者转移。

3．室外部起火，立即做好人员组织工作，服从医院整体安排，如火灾有蔓延到病房的可能，立即组织撤离。

4．撤离顺序和目的地由现场总指挥决定。

5．离门近的患者先撤离，保证撤离效率。

6．无呼吸机等生命支持设备的患者先撤离。

（四）现场分工

1．出现火情后，现场人员应立即向火场靠拢，听从总指挥安排，分组行动。

2．报警组

（1）立即拨打火警电话。

（2）按下紧急报警按钮。

（3）报警时，应描述清楚火灾地点、火源性质和燃烧物质。

3．灭火组

（1）明确火源，断电断气。

（2）使用灭火毯覆盖。

（3）使用干粉灭火器，对准起火点喷射灭火。

（4）准备消防水龙，必要时喷水灭火。

（5）灭火后，开窗通风，保护邻近患者气道安全，避免干粉对患者呼吸的影响。

4．疏散组

（1）发现火情到决定疏散期间，疏散组人员应整理患者床旁仪器设备和输液等管路，保证决定疏散后能最短时间内把患者撤离。

（2）需要呼吸机支持的患者，床旁至少安排一名医师和一名护士；不需要呼吸支持的患者，可由一名护士安排撤离。

（3）无呼吸机支持的患者先行撤离，可选择使用轮椅从前后两个门，或推床从前门撤离。

（4）有呼吸机的患者后撤离，需要使用简易呼吸器，根据火情紧急程度，由现场总指挥决定是否携带氧气。

（5）如需要循环支持的患者，应携带有蓄电池的微量泵及泵入药撤离。

（6）如前门因火情阻塞，情况严重无法撤离，则应抬抱患者，或使用担架从紧急通道楼梯处撤离。

5．抢救组

（1）抢救组负责转移过程中对患者的生命支持。

（2）抢救组可协调组织相关人员及设备，如急诊、麻醉科的医师协助抢救。

（3）首先选择较近的病房，如三段3、五段3病房进行抢救，如火势蔓延，再向楼外转移。

（4）总结经验。

（5）火情平息后，明确起火原因，杜绝隐患。

（6）持续进行平日设备检修和保养，明确保养记录，保证电路及设备不会因老化出现火灾隐患。

（7）定期检查应急照明系统。

（8）准备抢险担架，以备从楼梯等狭窄区域转移。

（9）明确急诊、手术室等类似科室的抢救设备和联络人员方式，如可移动呼吸机、微量泵等生命支持设备，以备紧急情况下协调使用。

地震的应急程序

1．地震来临，值班人员应冷静面对，关闭电源、水源、气源和热源，尽力保障人员的生命及国家财产安全。

2．发生强烈地震时，医护人员要协助、指引患者，将患者撤离病房，疏散至老楼东西花园或广场空地。撤离过程中，护理人员要注意维护秩序，安慰患者，减少患者的恐惧。

3．情况紧急不能撤离时，指导在场人员及患者寻找有支撑的地方蹲下或坐下，保护头颈和眼睛，捂住口鼻。

4．维持秩序，防止混乱发生。

有毒气体泄漏的应急程序

1．发现有毒气体泄漏后，立即用湿毛巾捂住口鼻，并通知上级领导及有关部门，协助组织疏散在场人员。

2．立即开窗通风，应用科室内所有通风设备，加强换气。

3．如毒气源在科室内或附近，设法关闭毒气阀门，叮嘱在场人员远离毒气源。

4．及时通知医师，积极救治出现中毒症状的患者，采取有效治疗及护理措施。

5．维护科室秩序，保证患者医疗安全，安抚患者及家属。

重症医学科护士紧急替代预案

1．科内备好护理人员联络网，每名护士休息期间做好随时备班准备。

2．排班时安排备班护士。

3．科内护理人员因疾病等原因须休假时，应提前与护士长联系，以便进行班次的调整。

4．如遇临时发生的工作人员不能到岗的情况，护士长根据工作情况，安排备班护士上班。

5．如遇重大抢救，护士长紧急调配科室内所有不上班的人员，根据需求安排人员上班，并进行紧急情况下的排班，同时通知护理部。

6．若护理人员需求超出科内人员安排范围，应立即上报护理部并请求人员支援。

重症患者意外拔除气管插管应急预案

1．保持患者呼吸道通畅，给氧。

2．立即通知医师。

3．做好抢救准备。

4．密切观察病情变化，积极处置，遵照医嘱实施抢救，必要时重新气管插管。

5．做好护理记录。

6．给予患者适宜的约束措施，防止患者再次拔除管路。

7．按照"患者管路滑脱预防及报告制度"上报护士长，并上报护理部。

呼吸机突然断电应急预案

1．立即断开呼吸机管路与患者气管插管的连接，并使用简易呼吸器对患者进行人工呼吸。

2．通知医师。

3．密切观察患者病情变化。

4．重新检查呼吸机电源是否连接好，必要时通知相关科室维修。

5．排查呼吸机故障的因素。

6．重新启动或更换呼吸机，试机正常后将呼吸机管路与患者相连。

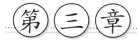

重症患者评分制度

1. 对入住与出 ICU 病房的患者实施危重程度评分的目的是用于评价 ICU 治疗效能、护理质量、预测死亡风险的状况,指导合理利用 ICU 资源。

2. 入住与出 ICU 病房的患者在接受监测和治疗前后最好进行危重程度评分。

3. 常用危重程度评分方法甚多,可根据各 ICU 自身的性质与功能选用适宜的评分方法。

(1) APACHE Ⅱ评分(急性生理和慢性健康评分Ⅱ)系统

(2) MODS 多脏器功能障碍评分

(3) TISS-28 治疗干预评分

(4) 根据自身 ICU 的性质与功能选用其他认为适宜的评分方法

4. 评分的途径可有"实时"评分及"回顾"评分,有条件的 ICU 可通过医院的"临床信息系统"实施"实时"动态的评分,无论采用何种评分系统都应严格遵循其规定的评分方法与程序,以确保科间、院际的评价信息比较的可信度。

5. 评分工作在医务处领导下实施,综合 ICU 与专科 ICU 都应进行,定期将评分结果报告院长和医院 ICU 质量与安全管理委员会,用于医院 ICU 资源利用状况及对危重症治疗质量的持续改进,并可作为外部(第三方)评价医院医疗服务质量与安全的重要指标。

ICU 常用评分系统

(一)急性生理与慢性健康评分

急性生理与慢性健康评分(acute physiology and chronic health evaluation,APACHE)是由 Knaus 于 1981 年建立第一代,1985 年提出 APACHE Ⅱ,至 2005

年推出第四代。APACHE Ⅱ 因为简便可靠，设计合理，预测准确，免费，目前使用最为普遍。作为重症患者病情分类和预后的预测系统，其分值越高，表示病情越重，预后越差，病死率越高。

APACHE Ⅱ 由 A 项、B 项及 C 项三部分组成。A 项：急性生理学评分，共 12 项。B 项：年龄评分，从 44 岁以下到 75 岁以上共分为 5 个阶段，依次评为 0～6 分。C 项：慢性健康评分，凡有重要器官或系统功能严重障碍或衰竭的慢性疾病，如行急诊手术或未手术治疗者加 5 分，择期手术治疗者加 2 分。

急性生理学评分：前 11 项由临床最常用的生命体征、血常规、血液生化和血气分析指标构成，各项指标依据其偏离正常值的程度分别计为 1～4 分，正常为 0 分。在评价肺氧合功能时，如吸氧浓度（FiO_2）<0.5，用动脉氧分压（PaO_2）作为评分指标；如 $FiO_2 \geqslant 0.5$，则用肺泡 - 动脉氧压差[$(A-a)DO_2$]作为评分指标。对血液酸碱度的测定仍首选动脉血 pH 值，如无血气分析则记录静脉血[HCO_3^-]。如为急性肾衰竭，则血肌酐（Cr）项的计分加倍。第 12 项为 Glasgow 评分（GCS），主要反映中枢神经系统功能，其评分越高，表示病情越轻，正常为 15 分，具体评分细则见表 1-3-1。以 15 减去 GCS 实际得分后再计入急性健康评分。

表 1-3-1　Glasgow 昏迷评分（GCS）

睁眼（E）		语言（V）		运动（M）	
自主睁眼	4	语言正常	5	遵嘱动作	6
语言刺激睁眼	3	语言混乱	4	疼痛定位	5
疼痛刺激睁眼	2	用词不恰当	3	疼痛刺激屈曲	4
不睁眼	1	声音无法理解	2	疼痛（异常）屈曲	3
		无语言	1	疼痛伸展	2
				疼痛无反应	1

年龄评分：从 44 岁以下到 75 岁以上共分为 5 个阶段，依次评为 0～6 分。

慢性健康评分：有下列器官或系统功能严重障碍或衰竭的慢性疾病，如行急诊手术或未手术治疗者加 5 分，择期手术治疗者加 2 分。心血管系统：休息或轻微活动时出现心绞痛或心功能不全的表现，如心悸、气急、水肿、肝大和肺部啰音等，或符合美国纽约心脏病协会制定的心功能Ⅳ级标准。呼吸系统：慢性限制性、阻塞性或血管性肺部疾病所致患者活动严重受限，不能上楼梯或做家务，或有慢性缺氧，高碳酸血症、继发性红细胞增多症，严重肺动脉高压（$>5.33kPa$），或需呼吸机支持。肝脏：活检证实肝硬化，伴门静脉高压，以往有门脉高压致上消化道出血、肝功能衰竭、肝性脑病或肝昏迷史。肾脏：接受长期透析治疗。免疫功能障碍：接受免疫抑制剂、化学治疗、放射治疗和长期类固醇激素治疗，或近期使用大剂量类固醇激素，或患有白血病、淋巴瘤或艾滋病等抗感染能力低下者。

Knaus 等认为，患有上述慢性疾病和器官功能障碍时，急诊手术较择期手术死亡率高，且未手术者的死亡率也高，这可能与未手术者因病情重而不能承受手术治疗有关，因此未手术和急诊手术同样计分。

以上 A、B、C 三项之和为 APACHE Ⅱ评分。APACHE Ⅱ评分具体评分细则见表 1-3-2。

表 1-3-2　APACHE Ⅱ评分系统

变量	4	3	2	1	0	1	2	3	4	得分
体温（℃）	≥41	39.0~40.9		38.5~38.9	36.0~38.4	34.0~35.9	32.0~33.9	30.0~31.9	≤29.9	
平均动脉压 mmHg	≥160	130~159	110~129		70~109		50~69		≤49	
心率 bpm	≥180	140~179	110~139		70~109		55~69	40~54	≤39	
呼吸频率 次/分	≥50	35~49		25~34	12~24	10~11	6~9		≤5	
PaO_2 FiO_2 <50%					>70	61~70		55~60	<55	
$AaDO_2$ FiO_2 ≥50%	≥500	350~499	200~349		<200					
动脉 pH	≥7.7	7.60~7.69		7.5~7.59	7.33~7.49		7.25~7.32	7.15~7.24	<7.15	
血浆 HCO_3	≥52	41.0~51.9		32~40.9	22~31.9		18~21.9	15~17.9	<15	
血浆钠 mmol/L	≥180	160~179	155~159	150~154	130~149		120~129	111~119	≤110	
血浆钾 mmol/L	≥7	6.0~6.9		5.5~5.9	3.5~5.4	3~3.4	2.5~2.9		<2.5	
肌酐 mg/L（急性肾衰竭者加倍）	≥3.5	2.0~3.4	1.5~1.9		0.6~1.4				<0.6	
HCT%	≥60		50~59.9	46~49.9	30~45.9		20~29.9		<20	
WBC	≥40		20~39.9	15~19.9	3~14.9		1~2.9		<1	
Glasgow coma score	E:		V:		M:		GCS=（　　）		15−GCS=	

总急性生理评分（APS）=12 项评分总和

A. 总急性生理评分(APS)=12 项评分总和			
B. 年龄评分		C. 慢性健康评分: 器官功能严重不足或免疫力低下患者的评分:	APACHE Ⅱ评分 = A、B、C 的和
年龄(岁)	评分值	a. 不能手术或急诊手术者 5 分	
<44	0	b. 择期手术者 2 分	A:APS 评分
45~54	2		B:年龄评分
55~64	3		C:慢性健康状况评分
65~74	5		
≥75	6		

APACHE Ⅱ的临床应用:动态重症疾病评分来评价医疗措施的效果;医疗质量和医疗费用控制评价;评估病情,有利于制订治疗方案;用评分选择手术时机;科研或学术交流,控制对照组间的病情可比性;预测预后,公式为 Ln(1/R−R)=−3.517+(APACHE Ⅱ得分×0.146)+ 病种风险系数 +0.603(仅用于急诊手术者)。

(二)治疗干预评价系统

治疗干预评价系统(therapeutic lntervention scoring system,TISS)是由 Cullen 1974 年建立,目的是对重症患者进行分类,确定医疗护理的劳动强度,以便安排工作量。

使用注意事项:每日同一时间由一名观察者收集资料;确认是否为前 24 小时内完成的治疗措施;总分应与病情一致,如与 APACHE 等没有一致,应检讨是否治疗措施适当;不得重复计分;对同一目的进行的多项干预,记录最高分,TISS 评分具体评分细则见表 1-3-3。

表 1-3-3 TISS 评分系统

评分	标准	
4 分	(1)心搏骤停或电除颤后(48 小时内)	(11)加压输血
	(2)控制呼吸,用或不用呼气末正压通气(PEEP)	(12)抗休克裤(MAST)
		(13)输血小板
	(3)控制呼吸,间断或持续用肌松药	(14)主动脉球囊反搏(IABP)
	(4)食管静脉出血,三腔管压迫止血	(15)24 小时内急诊手术
	(5)持续动脉内给药	(16)急性消化道出血灌洗
	(6)放置肺动脉漂浮导管	(17)急诊行内镜或纤维支气管镜检
	(7)心房和(或)心室起搏	(18)应用血管活性药物(>1 种)
	(8)病情不稳定者行血液透析	
	(9)腹膜透析	
	(10)人工低温	

续表

评分	标准	
3分	（1）静脉营养	（15）电转复治疗心律失常
	（2）备用起搏器	（16）应用降温毯
	（3）胸腔引流	（17）动脉置管测压
	（4）IMV 或辅助通气	（18）48 小时内快速洋地黄化
	（5）应用连续气道正压通气（CPAP）治疗	（19）测定心排出量
	（6）经中心静脉输高浓度钾	（20）快速利尿治疗体液超负荷或脑水肿
	（7）经鼻或口气管内插管	（21）积极纠正代谢性碱中毒
	（8）无人工气道者行气管内吸引	（22）积极纠正代谢性酸中毒
	（9）代谢平衡复杂，频繁调整出入量	（23）紧急行胸腔、腹膜后或心包穿刺
	（10）频繁或急测动脉血气分析、出凝血指标（>4 次 / 班）	（24）积极抗凝治疗（最初 48 小时）
		（25）因容量超负荷行静脉放血
	（11）频繁成分输血（>5U/24h）	（26）静脉应用 2 种以上抗生素
	（12）非常规静脉单次注药	（27）药物治疗惊厥或代谢性脑病（发病 48 小时内）
	（13）静滴一种血管活性药物	
	（14）持续静滴抗心律失常药物	（28）复杂性骨牵引
2分	（1）监测 CVP	（6）鼻饲
	（2）同时开放 2 条静脉输液	（7）因体液丢失过多行补液治疗
	（3）病情稳定者行血液透析	（8）静脉化疗
	（4）48 小时内的气管切开	（9）每小时记录神经生命体征
	（5）气管内插管或气管切开者接 T 形管或面罩自主呼吸	（10）频繁更换敷料
		（11）静滴垂体后叶素
1分	（1）监测 ECG	（11）压疮
	（2）每小时记录生命体征	（12）留置导尿管
	（3）开放 1 条静脉输液	（13）吸氧治疗（鼻管或面罩）
	（4）慢性抗凝治疗	（14）静脉应用抗生素（<2 种）
	（5）常规记录 24 小时出入量	（15）胸部物理治疗
	（6）急查血常规	（16）伤口、瘘管或肠瘘需加强冲洗、包扎或清创
	（7）按计划间歇静脉用药	
	（8）常规更换敷料	（17）胃肠减压
	（9）常规骨牵引	（18）外周静脉营养或脂肪乳剂输入
	（10）气管切开护理	

（三）多脏器功能障碍评分

Marshall 于 1995 年提出多脏器功能障碍评分（multiple organ dysfunction score，MODS），Richard 2001 年改良。

特点：参数少，评分简单，对病死率和预后预测准确。

不足：只反映 6 个常见器官功能的一个指标，不能全面反映其功能状态；对其他影响预后的因素没有考虑，MODS 评分具体评分细则见表 1-3-4。

表1-3-4 MODS评分系统

器官	变量	0分	1分	2分	3分	4分
呼吸系统	PaO_2/FiO_2, mmHg	≥301	226~300	151~225	76~150	<76
血液系统	血小板，10^9/L	≥150	100~149	50~99	20~49	<20
肝脏	胆红素，μmol/L	≤20	21~60	61~120	121~240	>240
PAHR 压力调整心率	HR•(CVP/MAP)	≤10	10.1~15	15.1~20	20.1~30	>30
中枢神经系统	Glasgow coma score	15	13~14	10~12	7~9	≤6
肾脏	肌酐，μmol/L	<100	101~200	201~350	351~500	>500

（四）全身性感染相关性器官功能衰竭评分

1994年欧洲重症医学会提出全身性感染相关性器官功能衰竭评分（sepsis related organ failure assessment，SOFA）系统。强调早期、动态监测，包括6个器官，每项0~4分，每日记录最差值。目前研究显示最高评分和评分动态变化对评价病情更有意义。此评分方法后来也被称之为序贯器官功能衰竭评分（sequential organ failure assessment，SOFA），SOFA评分具体评分细则见表1-3-5。

表1-3-5 SOFA评分系统

器官	变量	0分	1分	2分	3分	4分
呼吸系统	PaO_2/FiO_2, mmHg	≥400	300~399	200~299	100~199 on MV	<100 on MV
血液系统	血小板，10^9/L	≥150	100~149	50~99	20~49	<20
肝脏	胆红素，mg/dl	<1.2	1.2~1.9	2.0~5.9	6.0~11.9	>12.0
心血管系统	平均动脉压，mmHg	≥70	<70			
	多巴胺，μg/(kg•min)			<5	5~15	>15
	多巴酚丁胺，μg/(kg•min)			任何剂量		
	肾上腺素，μg/(kg•min)				≤0.1	>0.1
	去甲肾上腺素，μg/(kg•min)				≤0.1	>0.1
中枢神经系统	Glasgow coma score	15	13~14	10~12	6~9	<6
肾脏	肌酐，mg/dl	<1.2	1.2~1.9	2.0~3.4	3.5~4.9	≥5.0
	尿量，ml/d	≥500			<500	<200

On MV: 机械通气；

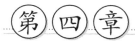

收治患者常规

所有收入 ICU 病房患者，均应经过总住院医师或其上一级医师的会诊，具体会诊及收治患者原则如下：

1. ICU 总值班主要负责院内危重症患者及高危手术患者术前优化和评估，院外会诊主要由高年资主治以上的医师会诊。术前患者会诊常规：充分评价手术风险，协助专科医师完善术前的准备，充分优化术前条件，对于存在心、脑、肺、肾等重要器官基础病的患者，术前还应进行相应专科的会诊，联系安排床位，向患者及家属交代手术风险及转入 ICU 的必要性和宣教。

2. 评价患者是否符合 ICU 收治的指征　术前会诊者根据手术的大小，术前基础病及器官功能情况判断术后是否需要转入 ICU。对于术前已合并器官功能不全、休克、高龄（大于 70 岁）、基础心脑血管疾病等的患者，评估为手术高危患者，会诊应建议术后需返 ICU 加强治疗和监护；对于存在手术大小不确定性，可根据术中情况，必要时返 ICU。院内危重症患者会诊常规：参加院内重症患者抢救，在收入 ICU 病房前，总住院医师应充分向家属交代病情，转入 ICU 治疗的费用和初步预后的判断，并尽量寻找病因，为转入 ICU 加强治疗和监护明确治疗方向和出路。

3. 评估患者转运的风险　手术后转入 ICU 主要由麻醉师负责；急诊抢救室转入由急诊医师负责；普通病房重症患者转运，总住院医师应协助并评估相应风险（详见转运常规）。

4. 收治患者向家属交代病情内容常规　初步简单介绍 ICU 具体治疗情况和每日费用、医保报销额度、探视制度和评价预后等，在转入 ICU 前即和家属做好充分交流，争取对 ICU 治疗和治疗期望值认可，降低潜在医疗风险。

5. 收治床位安排常规　所有患者转入 ICU 病房之前，均应当与护理小组长联系核实接收准备工作已完成,方可转入。床位均由总值班负责统筹安排,根据患者病情轻重制定合理优先权的收治原则。如常规预约手术患者,当日床位紧张,应尽快和外科手术医师联系,方便其作其他准备。

6. 不明原因肺炎除外流程　按照北京协和医院不明原因肺炎收治流程。

7. 慢性消耗性疾病的终末状态、不可逆性疾病和不能从 ICU 的监测与治疗中获得益处的患者,传染病和精神病患者不属于 ICU 收治范围。

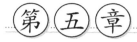

院内外转运常规

外院患者转入常规

1．应经过本科主治以上级别医师的会诊评估，并和总住院医师联系转运的具体时间以及安排接收的事宜。

2．原则上外院危重症患者转入 ICU，转运安全由当地医院负责，除特殊情况本科室可派人协助。

3．如遇特殊情况，ICU 床位紧张，外院患者已转至本院，由总住院医师联系安排在急诊抢救室临时治疗过渡。

院内转运常规

1．ICU 危重症患者外出检查转运常规

（1）对于病情较轻的患者，神志清楚，无呼吸衰竭，能自主维持气道，循环稳定（无血管活性药），由临床主管负责医师安排转运，转运前应和家属签署转运知情同意书。

（2）对于病情危重患者，呼吸循环支持条件高（需要机械通气及血管活性药物），转运前应由总住院医师或主治医师和专科医师评估转运风险和获益，转运前应向家属充分交代病情并签署转运知情同意书。转运前由住院医师以上的高年资医师为转运负责人（夜间外出检查由总住院医师为负责人），负责制定和统筹周密的转运计划以及实施。

转运前准备工作常规：

（1）气道的维持能力和通畅的判断，如已建立人工气道，转运前应充分吸痰；存在呼吸衰竭，气道维持困难，应进行气管插管以确保转运安全。

（2）建立有效的静脉通路。

（3）血管活性药物的剂量，微量泵的电池，移动呼吸机的氧源和电池充足，维持转运过程设备工作正常。

（4）转运全程及搬动过程保持平稳，搬运过程中应充分暴露并固定好患者身上的管道，避免脱落，转运时密切监护患者的基本生命体征。

（5）转运途中准备必需药物和设备：带储气囊的简易呼吸器，氧气瓶，气管插管用具，监护仪；根据具体情况还可携带简易吸痰器，移动呼吸机，常用血管活性药，镇静药等。

（6）在核实接收地做好相应准备后（普通吸氧的准备或呼吸机调试完成），病房方开始转运。

2. 其他科室转入 ICU 病房常规　原则上转运过程由转入科室负责，特殊情况下总住院医师可协助。

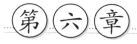

接触患者实施准则

接触患者常规

1. 所有人员接触患者以及各项操作前后都应严格执行六步洗手法洗手,所有本科人员应互相监督执行,并督促外来人员洗手。

2. 患者所属床单位及物品等同于患者,包括床、被子、听诊器、呼吸机、监护仪、护理单和床旁电脑等,接触这些物品前后要同样洗手。

3. 进入床单位必须戴口罩,使用后必须按医用垃圾处理。

4. 进行无菌操作前后应严格六步洗手法,操作前应洗手后佩戴合适型号的无菌手套,严格执行无菌原则,操作过程中如接触非无菌部位,必须重新洗手,更换无菌手套,如动静脉置管术、中心静脉导管换药、连接血滤滤器和管路等。进行清洁的无菌操作时严格执行六步洗手法后即可执行,如动静脉穿刺、更换静脉输液液体和更换静脉泵入药物等。

5. 当接触患者体液,如引流液、分泌物、排泄物及更换引流袋等时,必须佩戴一次性薄膜手套(PE 手套),接触后应该洗手。

6. 当接触隔离患者时可佩戴一次性橡胶手套(PVC 手套)。

7. 进入或离开 ICU 病房前后应洗手。

8. 戴手套前及脱手套后应洗手。

9. 照床旁胸片时,胸片垫板要求套黄色医用垃圾袋,每次更换。

保护性隔离患者护理常规

保护性隔离适用于抵抗力低或极易感染的患者,如严重烧伤、早产儿、白血病、脏器移植及免疫缺陷患者等。

1．安排患者在正压或相对隔离区域。

2．收治患者前，房间内台面、床头柜、医疗设备及门把手应用 0.05% 的有效氯消毒液擦拭，地面用浸泡过 0.1% 有效氯消毒液的地巾擦拭。

3．备好隔离衣，正确穿、脱和悬挂隔离衣；进入隔离单位前应严格洗手，戴好口罩和帽子，穿好隔离衣。

4．门上悬挂"保护性隔离"的标识牌；随时关好隔离单位的门。

5．操作前后认真洗手，操作时戴好手套。

6．物品专人专用，尽可能使用一次性物品；公用物品避免进入此区域内，如蒸馏水壶和会阴冲洗壶等，须经严格消毒后方可进入。

7．有人工气道的患者尽可能使用密闭式吸痰装置。

8．进行治疗或护理操作前，应将用物备齐，尽量将各种操作集中进行，避免反复穿脱隔离衣。

9．每日更换隔离衣，在患者的房间内进行操作后，需要严格洗手后方可离开房间，脱下隔离衣后，需再洗手。

10．房间内台面、床头柜、医疗设备及门把手应用 0.05% 的有效氯消毒液每日擦拭一次，地面用浸泡过 0.1% 有效氯消毒液的地巾擦拭两次。

接触性隔离患者护理常规

接触性隔离适用于经体表或伤口直接或间接接触而感染的疾病，如破伤风、全耐药性鲍曼不动杆菌和气性坏疽等。

1．尽可能将患者安置于负压或相对独立区域。

2．备好隔离衣，正确穿、脱和悬挂隔离衣；进入隔离单位时应戴好口罩和帽子，穿好隔离衣。

3．门上悬挂"接触性隔离"的标识牌；随时关好隔离单位的门。

4．物品专人专用，尽可能使用一次性物品；公用物品避免进入此区域内，如蒸馏水壶和会阴冲洗壶等。一旦进入，须经严格终末消毒后方可拿出。

5．有人工气道的患者尽可能使用密闭式吸痰装置。

6．进行治疗或护理操作前，应将用物备齐，尽量将各种操作集中进行，避免反复穿脱隔离衣。

7．操作前后认真洗手，操作时戴好手套。

8．凡患者接触过或是落地的物品均视为污染，经消毒后方可供他人使用；患者房间内的一切垃圾均视为医用垃圾，必须放入医用垃圾桶内。

9．医用垃圾须装入双层黄色垃圾袋内，标记"ICU隔离×月×日"字样；布类物品装入双层黄色塑料袋中，除做好以上标记外，还需标记物品名称及数目，如"治疗巾 3 块"，每日送洗衣房单独清洗；锐器等置于房间内的专用锐器桶内。

10. 每日更换隔离衣，在患者的房间内，需要严格洗手后方可离开房间，脱下隔离衣后，需再洗手。

11. 患者的物品终末消毒时，需要先在物品离开房间前进行消毒，然后再清洁、消毒或灭菌。

12. 房间内台面、床头柜、医疗设备及门把手应用 0.05% 的有效氯消毒液每日擦拭一次，地面用浸泡过 0.1% 有效氯消毒液的地巾擦拭 4 次。

六步洗手法实施细则

第一步：掌心相对，手指并拢，相互搓擦。
第二步：手心对手背，沿指缝相互搓擦，交换进行。
第三步：掌心相对，双手交叉指缝，相互搓擦。
第四步：一手握住另一手拇指旋转搓擦，交换进行。
第五步：弯曲各手指，使关节在另一手掌心旋转搓擦，交换进行。
第六步：将五个手指尖并拢放在另一手掌心旋转搓擦，交换进行。
注意事项：

1. 当手上有可见污物时，需用流动水冲洗，涂抹皂液进行六步洗手法；除此以外，可用免洗手消毒液进行六步洗手法搓洗双手。

2. 洗手前将衣袖捋至腕关节以上。

3. 淋湿双手（感应式水龙头）后涂抹皂液。

4. 分六步洗手，每步搓洗至少 10～15 秒。

5. 搓洗后再次用流动水冲洗，由腕部向指尖冲洗。

6. 最后用纸巾擦拭双手。

7. 免洗手消毒液不能用于沾染可见污染物的情况。

免洗手消毒液洗手方法

1. 取适量的速干手消毒剂于掌心。

2. 严格按照六步洗手法揉搓的步骤揉搓 15 秒。

3. 揉搓时保证手消毒剂完全覆盖手部皮肤，直至手部干燥（充分待干）。

4. 免洗手消毒液不能用于沾染可见污染物的情况。

其他科室人员进 ICU 常规

1. 进入病区请穿进门用大衣和穿鞋套。

2. 进入病室前请洗手或用速干手消毒剂消毒双手。

3. 进入病室及治疗室时，需要戴好口罩。

4. 操作完成后请洗手或用速干手消毒剂消毒双手。

5. 为患者做检查顺序：保护性患者——普通患者——隔离患者。

6. 检查不同患者之间，请洗手或用速干手消毒剂消毒双手，更换手套。

终末消毒常规

1. 所有使用的一次性物品根据是否接触过患者放入医用及生活用垃圾桶内。

2. 房间内台面、床头柜、床头桌及台面上小桌、门及门把手应用 0.05% 的有效氯消毒液擦拭，地面用浸泡过 0.1% 有效氯消毒液的地巾擦拭。

3. 医疗设备包括监护仪及其导线、排痰仪、血滤机、注射泵及输液泵等均使用 0.05% 的有效氯消毒液擦拭，排痰仪及血滤机挂"清洁"小牌；呼吸机推出后挂"污染"小牌，由呼吸治疗中心进一步处理。

4. 可重复使用的物品应该放入 0.05% 的有效氯消毒液内浸泡，体温表、尿杯和尿桶需要单独浸泡。

5. 心电图机和超声等共用仪器，每次使用后由使用者消毒一次。

6. 接触性隔离及消化道隔离患者的物品终末消毒时，需要先在离开房间前进行消毒，然后再清洁、消毒或灭菌；被褥需要装入双层黄色塑料袋中，标记"ICU 隔离 × 月 × 日"字样，还需标记物品名称及数目，送洗衣房清洗。

7. 肺结核患者使用的被褥需要阳光下暴晒 2 小时再进行消毒，使用的呼吸机需要通风 24 小时后再进行消毒处理。

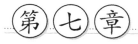

护理记录常规

重症医学科护理记录单书写规范

ICU护理记录单分为两部分,首页(曲线表格页)和附页(患者病情及护理工作描述页),其中首页每个患者每天记录一页(如遇特殊情况可另行添加),附页可按页记录,根据页码附于首页之后,并与首页固定牢靠。

(一)护理记录单组成

1. 首页正面

(1)首页正面顶部为记录单眉栏。

(2)首页整版为表格设计,左侧大部为主体表格,右侧分上下有TPN配药内容表和24小时出入量平衡总结表。

(3)主题表格横坐标为时间,以小时为单位,起始坐标为6am,结束坐标为次日6am,共24小时。纵坐标分为9个大项,依次为:生命体征数据坐标、CVP、Glasgow评分、呼吸支持(包括呼吸形式、VT、FiO_2、f、PS和PEEP)、泵入药、摄入量、排出量、每小时平衡和注射用药。

(4)TPN配药内容表为空白表格,护士将每日患者所输注的TPN或常规补液内容记录于此。

(5)24小时出入量平衡总结表用来统计患者日间(6am~6pm)、夜间(6pm~6am)、全天合计的摄入量、排出量及出入平衡。

2. 首页反面

(1)首页反面上部为24小时护理治疗执行表,横坐标为时间,起始坐标为6am,结束坐标为次日6am,以小时为单位;纵坐标为护理治疗内容。

(2)首页反面下部为交接班记录,左侧为日间交接班记录,右侧为夜间交接班记录。

3．附页

附页用来记录患者的详细病情变化及给予的治疗和护理，顶部为眉栏，下面的表格分为时间、病情记录和签名 3 栏。

（二）如何记录 ICU 护理记录单

1．收治患者时，将首页及附页的眉栏填好，要求填写完整、正确，不可涂改。

2．在生命体征数据坐标记录患者生命体征数据，每小时记录一次（体温每 4 小时记录一次），并用不同颜色直线连接，最终绘制成为 24 小时生命体征曲线图。其中氧合用黑点描记，黑色连线；心率用红点描记，红色连线；体温用蓝"×"描记，蓝色连线；血压高压用黑色"∨"描记，低压用黑色"∧"描记，黑色连线。

3．CVP 数值应每 2 小时记录一次，病情变化较大时应每小时记录一次。

4．Glasgow 评分应每 4 小时记录一次，病情变化时，随时记录。

5．呼吸支持项中，应按时间点详细记录患者的各种呼吸支持参数，包括呼吸形式、VT、FiO_2、PS 和 PEEP；当有变化时，于该时间点记录变更数值，并与前面数值用"→"连接；同时在记录单附页上记录详细时间，写明变更数值，30 分钟后记录效果评价，并签字；当某项支持停止时，于停止时间处写"停"，并与前面数值用"→"连接，同时在记录单附页上详细记录停止时间，并签字，30 分钟后记录停药后效果评价。f 为实际监测到的患者呼吸次数，每小时记录一次。当患者未应用机械通气时，可在呼吸形式一行，按相应时间记录患者的吸氧方式，其他机械通气支持参数不填，当吸氧方式有变化时，于该时间点记录变更方式，并与前面数值用"→"连接，同时在记录单附页上记录详细时间，写明变更方式，30 分钟后记录效果评价；当吸氧停止时，于停止时间处写"停"并与前面数值用"→"连接，同时在记录单附页上详细记录停止时间，并签字，30 分钟后记录患者氧合状况。

6．泵入药项记录患者泵入药物的详细情况，在纵坐标的空白标题栏中注明泵入药物的名称及应用单位，按相应时间点准确记录泵入药物剂量；当有变化时，于该时间点记录变更数值，并与前面数值用"→"连接，同时在记录单附页上记录详细时间，写明变更数值，并与医师共同签字，30 分钟后记录效果评价；当开始应用某项泵入药物时，在纵坐标的空白标题栏中注明泵入药物的名称及应用单位，按相应时间点准确记录泵入药物剂量，同时在记录单附页上记录详细时间，写明应用数值，并与医师共同签字，30 分钟后记录效果评价；当某项药物泵入停止时，于停止时间处写"停"并与前面数值用"→"连接，同时在记录单附页上详细记录停止时间，并签字，30 分钟后记录停药后效果评价。

7．摄入量项记录患者摄入液体的详细情况，在"口服／鼻饲"一行中按时间点记录口服或鼻饲的液体量，如给过患者口服药，在本行的相应时间点打"√"；

在纵坐标的空白标题栏中可注明摄入静脉液体名称，按时间点记录摄入液体量，如有中途医嘱弃液的情况，可在记录改组液体量的右上角画"（ ）"，中间写明弃去液体的数量，同时在记录单附页上记录详细时间，写清弃液名称及数量，并与医师共同签字；当患者应用血滤治疗时，将"前稀释／后稀释""5% 碳酸氢钠"写在纵坐标的空白标题栏中，在相应时间点记录每小时前稀释／后稀释及5% 碳酸氢钠的泵入速度，当有变化时，于该时间点记录变更数值，并与前面数值用"→"连接，同时在记录单附页上记录详细时间，写明变更数值，并与医师共同签字，30 分钟后记录效果评价，当血滤停止时，于停止时间处写"停"并与前面数值用"→"连接，同时在记录单附页上详细记录停止时间，并签字；"小计／余液"行中，可记录上一班剩余的液体量，一般记录在 6am 或 6pm 处。

8．排出量项记录患者出量情况，尿量为每小时记录一次，当患者每小时尿量小于 30ml 时，在记录单附页上记录详细时间，写明尿量及医师处理，1 小时后再次记录尿量说明措施结果；在纵坐标的空白标题栏中，可根据患者具体情况记录患者出量种类，在相应时间点准确记录出量。

9．每小时平衡项记录患者应用血滤治疗时的每小时血滤平衡数值，在相应时间点准确记录。当有变化时，于该时间点记录变更数值，并与前面数值用"→"连接，同时在记录单附页上记录详细时间，写明变更数值，并与医师共同签字，30 分钟后记录效果评价；当血滤停止时，于停止时间处写"停"并与前面数值用"→"连接，同时在记录单附页上详细记录停止时间，并签字。

10．注射用药项记录患者注射用药内容，在纵坐标的空白标题栏中写明注射用药内容，在相应时间点准确记录用药剂量。

11．首页每 12 小时总结一次（6am；6pm）。总结时，将所有呼吸治疗、泵入药物及血滤相关设置内容用"→"连线至 6am 或 6pm 时间点纵线处，在 6am 或6pm 纵线后重新注明相关内容数值；将摄入量总结在 6am 或 6pm 时间点纵线后注明余液量；结清 12 小时的出入量，在 24 小时出入量总结表中填写清楚，并确保准确无误。

12．首页反面的 24 小时护理治疗执行表，护士可根据所做治疗在相应时间点的格子里打"√"，用来表明该项治疗已经做过；如有特殊治疗，可在纵坐标的空白标题栏中加入治疗名称。

13．日间／夜间交接班记录，护士在交接班时，由接班护士按表格中交接班内容逐一填写，并签字。

14．附页记录要求时间精确到分钟，记录内容尽可能详细、客观，应用医学术语，与首页记录内容相呼应，同时要求做到患者的任何病情变化在附页中均有描述，并有相应的处理措施，在措施执行后，要有明确的效果评价；签名要清晰、规范。

如何应用 CIS 记录 ICU 护理记录

床旁 CIS 系统配置包括电脑主机、显示器、键盘及鼠标各一，电源插口和网线接口分别应与墙壁电源插口和网线接口连接，显示器信号源及电源应与主机相连接，鼠标及键盘接口应与主机相连接，应确保显示器及主机后侧电源和信号源接口连接紧密。在床位未收治患者时常规关闭主机及显示器，收治患者时应启动主机开关和显示器开关。

应用 CIS 记录 ICU 护理记录的步骤及注意事项：

● 系统登录

1. 练习操作系统（绿）公共账户"CISUSER"，密码"12345"，供访客练习操作。

2. 正式操作系统（红）公共账户"ICU"，密码"123"，供访客浏览。

3. 正式操作系统用户名为个人工号，初始密码为"123"，首次登录时提示修改密码，首次登录时按提示修改密码，左键单击"确定"进入操作系统。

4. 当前床位为空时默认打开"ICU 统计信息"的"已入院患者"界面，收有患者时则默认打开"流程单"界面。

5. 操作者应使用个人账号（资格允许）进行系统内容的编辑和保存。

6. 输入内容后应及时保存，系统已设置为停用 2 分钟后自动退出到登录界面。

7. 请勿在正式操作系统界面进行操作练习。

8. 请勿随意添加或删除客户端电脑文件。

● ICU 统计信息

1. "ICU 统计信息"包括"我的患者"、"已入院患者"和"已出院患者"界面。

2. 在"已入院患者"界面时，左键选中可拖动任意患者至"我的患者"界面，方便管理个人责任患者。

3. 在"已入院患者"界面时，可通过右键点击"空床位"选择"立即收入"或"收入患者"收入患者。

4. 接收患者前应检查主界面其他空床位置是否已传入该患者信息，若已传入，则将患者拖到当前床位进行编辑；若无则在立即收入后先保存患者姓名、病案号及患者类型后再做其他编辑，以防止输入过程中患者信息传入导致因病案号冲突无法保存编辑内容。

5. 在"已入院患者"界面时，可通过右键点击某患者，选择"移动 / 交换"为患者转床，或在该界面直接拖动患者至某床，目标床位有无患者均可实施。

6. 在"已入院患者"界面时，可通过右键点击某患者，选择"转出"转出患者。

7. 因失误转入或创建的新患者应"转出"到"放弃输入"。

8. "已出院患者"显示近期转出患者简略信息。

9. 禁用"转移"到"一般病房"。

● 个人资料

1. 部分患者个人信息可由 HIS(医院医嘱系统)自动传入。

2. 个人信息无法由 HIS 自动传入时,可依据病案首页和其他病历文件填写完整,并确保填写无误。

3. 患者全名只在"姓名"中输入。

4. "年龄"由"出生日期"计算生成。

5. "体表面积"由"体重"和"身高"计算生成,患者使用 PICCO 监测血流动力学前输入患者体重和身高并保存。

6. 如患者需要隔离时,在"防范措施"中选择隔离方式。

7. "特别提示"为护理患者时应注意的特别事项。

8. DNIT 为患者或家属放弃治疗时间。

9. 患者转出前应填写"出院/科日期时间"和"出院/科位置"。

10. "住院时间"和"住 ICU 天数"为自动计算生成。

11. 请特别注意:"病案号"输入错误会导致所有化验检查结果无法传入。

● 护理记录 I

1. "生命体征"、"呼吸支持"和"泵入药…"为默认打开界面,需每小时填写,并及时注释和联合签署。

2. 使用"添加行"添加所需内容或自由形式,添加时注意是否需要"更改时间"在制表时间之前。

3. ABP、血温可由监护仪及外置 PICCO 仪器自动传入数据,使用时勿忘添加项目,外置 PICCO 对应"ABP(CCO)"。

4. 开始行血流动力学监测时,在血流动力学监测项目处选择"PICCO",结束时选择"血流动力学监测结束"。

5. 每次输入"CVP"数据时注释"右心房水平"。

6. 每 2 小时输入一次"Perf(%)"。

7. 使用呼吸机结束时,在呼吸模式项目处选择"无/关闭呼吸器",结束吸氧时选择"无/关闭氧气"。Drager 呼吸机待机时需断开数据线,避免呼吸机传入数据,无数据传入内容需手工添加。

8. 泵入药物或液体时,在"泵速/滴速"一栏输入数值后才可自动带入数据,且在开始和结束时勿忘选择"开始"和"延缓"。

9. 开始进行血液净化时,在"血滤方式"项目处选择相应方式,结束时选择"血滤结束"。

10. 开始行 ECMO 时,在 ECMO 方式项目处选择相应方式,添加并输入

ECMO 参数，结束时选择"ECMO 结束"。

11. 开始行 IABP 时，在 IABP 反搏比例项目处选择相应比值，结束时选择"治疗结束"。

12. 药物灌肠及膀胱冲洗不计入出入平衡，请不要添加灌肠和冲洗出量。

13. 用药量及用药时间与实际相符，夜班登记 24 小时出入量前检查平衡计算有无出入，引流液登记是否完全。

14. 及时断开不需要的项目，保持界面简洁。

● 护理记录Ⅱ

1. "护理评估"为选择式、输入式和自由形式，需每小时填写并与医嘱对应。

2. 自由形式需要输入"√"时，可先由其他位置复制后粘贴到输入状态的自由形式框格内。

3. 使用"添加行"添加所需内容或自由形式，添加时注意是否需要"更改时间"在制表时间之前。

4. 若患者有检查化验时，勿忘在护理记录Ⅱ中"检验 / 检查"选择输入。

5. 及时断开不需要的项目，保持界面简洁。

● 护理记录Ⅲ

1. 收入患者和交接班（7:30 和 19:30）时均应填写。

2. 使用"添加行"添加所需内容或自由形式，添加时注意是否需要"更改时间"在制表时间之前。

3. 设置制表时间，按顺序输入所需项目数值并完成保存。

4. 添加所有导管及引流管项目时，导管"护理"栏加钩"置管"一次，拔出时钩选"已拔出"，并填写拔管时间和原因。

5. 及时断开不需要的项目，保持界面简洁。

● 护理记录Ⅳ

1. 收入患者和交接班时（7:30 和 19:30）均应填写。

2. 设置制表时间，按顺序输入所需项目数值并完成保存。

3. 根据患者皮肤状况如实填写。

4. 患者皮肤完好或有除压疮外的其他皮肤问题时只需填写"护理评估"。

5. 患者出现压疮时填写"压疮"下述内容，创面较多时可使用"添加行"添加"压疮"表格。

6. 压疮创面严重时应加强创面护理并记录。

7. 及时断开不需要的项目，保持界面简洁。

● 转出患者

1. 患者转出时应记录相应时间点的生命体征，并加以注释。

2. 在入院文档中填写"出院 / 科日期时间"和"出院 / 科位置"。

3．打印护理记录单并装订盖章。

4．在"ICU 统计信息"的"已入院患者"界面右键点击该患者一行，左键点击"转出"，选择目的病室后点击"确定"完成患者转出。

5．意外将患者转出时可先选中相应床位后，在菜单栏"患者／图标"中选择"取消出院"，在弹出的窗口中选中相应患者后点击"确定"即可恢复。

● 护理记录单的打印

1．进入需要打印护理记录单的患者界面，单击工具栏"打印机"图标。

2．复选"护理记录Ⅰ、Ⅱ、Ⅲ、Ⅳ"，单击"确定"。

3．选择"用户设定"设定打印时间范围，常规由夜班护理人员完成打印，打印时间设定为前一天 7:00am 至第二天 6:59am。护理记录Ⅰ、Ⅱ制图时间间隔为 1 小时，护理记录Ⅲ、Ⅳ制图时间间隔为 12 小时，点击"打印"。

4．默认打印界面为一面 2 页，待护理记录Ⅰ、Ⅱ、Ⅲ、Ⅳ均可预览时，点击右上角"确认打印"图标。

5．打印结束后完成装订，盖章。

6．盖章时切忌多盖、漏盖、错盖和倒盖。

7．患者死亡时不打印全程披露。

● 注意事项

1．按需求在"表格／清单"中填写"接收病人"、"床旁交班"等相关 Checklist。

2．血气分析检验完成后，在"检验数据／床旁血气分析"处选择血液"样本类型"。

3．患者监测血糖时勿忘在"血糖—胰岛素"中填写血糖值。

4．患者监测活化部分凝血酶时间（APTT）时勿忘在"APTT—肝素"中填写 APTT 值。

5．患者使用 PICCO 监测血流动力学时勿忘在"血流动力学监测"栏每小时确认保存仪器传入数据，使用外置仪器时，自觉使用数据转换线与系统连接。

6．请勿拆卸 PICCO 外置机器后侧连接数据转换线的转换接头。

7．患者使用"金宝"血滤机进行"血液滤过"时，点击工具栏"添加文档"（左二）选择添加"血液净化"至流程单中，用时务必在开机前将机器与系统连接，并每小时确认保存仪器传入数据。

8．数据转换线种类：NPB840、EVITA2 DURA（Drager）、Servo I（适用于 Servo I/S）、Prisma Flex（金宝血滤机）、PICCO（外置）和 BIS Monitor。请大家自觉主动连接仪器以获得更多数据。

9．仪器数据无法传入时，尝试更换仪器数据接口、数据转换线或网线。

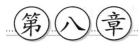

查 对 制 度

医嘱查对常规

1. 处理长期医嘱或临时医嘱时，要记录处理时间，签全名，若有疑问必须问清后方可执行。

2. 临时医嘱处理时，一名核对人必须签字，长期医嘱处理时必须两名核对人签字。

3. 每周大核对医嘱一次，在医嘱核对本上记录核对情况并签字，如有疑问及时纠正。

4. 长期医嘱应定期重整，整理后的医嘱须两人核对后方可执行。

5. 在抢救时或手术中执行口头医嘱时，护士应复述一遍，得到医师确认后方可执行，并暂保留用过的空瓶。

给药查对常规

1. 给药前必须严格三查八对。

三查：用药前查、用药中查、用药后查。

八对：对姓名、床号、药名、剂量、浓度、用药时间、用法及药品有效期。

2. 清点药品时和使用药品前要检查药品质量，有无变质、混浊、沉淀和絮状物等，检查标签、有效期及批号，如不符合不得使用。

3. 摆药后必须经第二人核对后方可执行。

4. 对易导致过敏的药，给药前需询问患者有无过敏史；使用毒、麻、限、剧药时，要经过反复核对；静脉给药要注意有无变质、瓶口松动和裂缝。同时使用多种药物时，要注意配伍禁忌。

护理组长交班查对常规

1. 清点毒麻药后两人签字确认。

2. 清点贵重药品，如有疑问，与上一班及时确认。

3. 清点贵重耗材数目，如有疑问，与上一班及时确认。

4. 查看抢救仪器是否齐全且处于完好备用状态。

5. 交接转入、手术和入院患者情况。

6. 交接需要注意的医院、护理部和科室重要事件。

7. 交接寒战、高热患者及相关报告回报情况。

8. 交接患者病情及相关事宜。

9. 检查特护记录单完整性。

输血查对常规

1. 血液送至病房后，护士与送血人员进行正确核对。

（1）持输血记录单与病历或诊断牌核对患者姓名和病案号，确认输血患者。

（2）输血记录单与血袋标签逐项核对，包括科室、患者姓名、病案号、血型（包括 Rh 因子）、血液成分和有无凝集反应；献血者编码、血型（包括 Rh 因子）、储血号及血液有效期，确认输血记录单和血袋标签上的血型（包括 Rh 因子）和储血号一致。

（3）检查血袋有无破损及渗漏，血袋内血液有无溶血及凝块。

（4）检查、核对无误后，双方在输血记录单上签字。

2. 必须由操作护士和核对者双人持患者病历、输血记录单和血袋共同核对患者姓名、病案号、血型（包括 Rh 因子）、献血者血型、储血号、血液成分、产品编码、血量、有无凝集反应及血液有效期。

3. 让患者自述姓名及血型（包括 Rh 因子），如患者不能自述姓名及血型，应该核对患者的腕带。核对无误后，操作护士和核对者同时在血库下发的"输血记录单"上签字。

4. 血液输完后，空血袋在常温下保留 24 小时。交叉配血报告单粘贴在病历中。

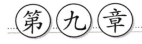

第九章

会 诊 制 度

ICU 请会诊常规

1. 会诊的提出：会诊由病房主治医师决定，住院医师填写会诊单，须详细填写申请单的申请会诊项目，简要重点描述患者的病情及诊疗情况、申请会诊的理由和目的，申请时间具体到日，经主治医师审核并签字。

2. 会诊时间要求：一般会诊48小时内完成，急会诊必须在10分钟内到位（院址分散的酌情适当放宽时限），抢救须随请随到，紧急状况下可以电话邀请，被邀请科室不得以任何理由拒绝会诊，坚决拒绝电话会诊。

3. 会诊医师的资格认定：由有执业资质的总住院医师（二线）或主治医师职称以上的医师承担院内会诊工作。如被邀请科室的会诊医师因故不能及时到场，须请该科其他同级医师或上级医师代为会诊。对特殊或疑难重症患者需要专家或科主任会诊者，须经科主任同意。院内急会诊时，如二线医师正在手术或抢救患者，由三线医师或上级医师及时完成会诊。

4. 会诊医师职责：详细阅读病历，了解患者的病情，亲自诊察患者，会诊后须书写会诊记录。会诊记录包括会诊意见和建议、会诊医师的科室、会诊时间及会诊医师签名，会诊过程中要严格执行诊疗规范，充分尊重患者的知情权，对疑难病例、诊断不清或处理有困难时，须及时请本科上级医师协助会诊。会诊时须有ICU医师陪同，介绍病情。

5. 全院会诊：由科室主任提出和组织，同时要向医务处汇报。申请科室填写会诊单，写明病情、会诊目的和要求，全院会诊可实行点名会诊，未点名者应邀科室应安排副主任以上医师参加，必要时可邀请分管院领导或医务处同志一起参加。全院会诊由科主任主持，并指定专人记录，会诊结束时主持人应进行总结,会诊结束后由主管医师及时将会诊意见记录在病程记录中。

6. 院外会诊:凡本院无法解决的疑难重症患者或由于本院缺科不能解决诊治问题时,可由科主任提出,由主管医师填写会诊单,由主任签字后送医务处,由医务处联系解决。一般的院外会诊由主治医师接待,院外大会诊时,由科主任主持,指定专人记录,必要时可请院领导或医务处派人参加。院外急会诊由科主任提出申请,与医务处或行政值班联系,需填写会诊单,应将病情、会诊目的和要求报医务处,以便与被邀单位联系。院外会诊由医务处联系,待日期和时间确定后,医务处应及时通知申请科室进行准备,同时联系解决交通工具问题。

7. 患者在 ICU 期间,所有医疗护理应由 ICU 医师、护士负责,所有会诊意见仅作为 ICU 医师、护士临床医疗护理的参考。

ICU 对外会诊常规

1. 会诊时间要求:接到会诊要求后,一般会诊 48 小时内完成,急会诊必须在 10 分钟内到位(院址分散的酌情适当放宽时限),抢救须随请随到,紧急状况下接到电话会诊邀请时不得以任何理由拒绝会诊,绝对不允许电话会诊。

2. 会诊医师的资格认定:由有执业资质的总住院医师(二线)或主治医师职称以上的医师承担院内会诊工作。如因故不能及时到场,须请其他同级医师或上级医师代为会诊。对特殊或疑难重症患者需要专家或科主任会诊者,须上报科主任同意。

3. 会诊医师职责:详细阅读病历,了解患者的病情,亲自诊察患者,会诊后须书写会诊记录。会诊记录包括会诊意见和建议,会诊医师的科室、会诊时间及会诊医师签名,会诊过程中要严格执行诊疗规范,充分尊重患者的知情权,对疑难病例、诊断不清或处理有困难时,须及时请上级医师协助会诊。会诊时须有申请科室患者主管医师陪同,介绍病情。

4. 院外会诊严格按照《协和医院医师外出会诊管理暂行规定》执行。

第二篇 常见病症

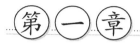

休克诊疗常规

第一节 休克总论

一、休克的定义

机体有效组织灌注显著且普遍降低,导致氧输送不能满足组织氧需求,出现组织缺氧进而导致可逆性细胞损伤,若组织灌注不足持续存在,细胞损伤将进入不可逆状态。

二、休克的分类

1972 年,Hinshaw 与 Cox 率先根据血流动力学特点进行休克分类。目前,此休克分类法在国际上被广泛应用。按此分类法休克共分 4 种类型:

1. 低容量性休克　特点是循环血容量减少,心室舒张期充盈压力降低以及容积减少,因此心排出量降低。原因:脱水,内失血或外失血,腹泻或呕吐,大面积烧伤早期,多发性创伤,急性胰腺炎早期等。

2. 心源性休克　特点是心肌收缩力减弱,心脏泵功能衰竭。心室舒张期充盈压力与容积均增高,但心排出量下降。原因:急性心肌梗死或心律失常、严重心肌病等。

3. 心外阻塞性休克　特点是心脏血流通道受阻,心包舒张充盈压力增高,后负荷过度增高,而心排出量降低并非起因于心肌功能本身。原因:心包填塞,巨块型肺栓塞,主动脉夹层动脉瘤等。

4. 分布性休克　特点是周围血管运动调节功能丧失,小动脉与小静脉过度舒张,周围血管阻力极度下降。但不同区域、不同器官的血管阻力可以不变、增高或者降低,导致血流分布不均。心排出量可明显增加,但低血压仍然存在,有效组织灌注不足。最常见原因:感染性休克。

三、休克的监测

1. 一般临床监测 包括皮温与色泽、心率、血压、尿量和精神状态等监测指标。然而,这些指标在休克早期阶段往往难以看到明显的变化。

2. 有创血流动力学监测

(1)平均动脉压(MAP)监测:一般来说,有创动脉血压(IBP)较无创动脉血压(NIBP)高 5~20mmHg。低血容量休克时,由于外周血管阻力增加,NIBP测压误差较大,IBP 测压可靠,可连续监测血压及变化。此外,IBP 还可提供动脉采血通道。

(2)中心静脉压(CVP)和肺动脉楔压(PAWP)监测:用于监测容量状态和指导补液,有助于了解机体对液体复苏的反应性,及时调整治疗,并有助于已知或怀疑存在心力衰竭的休克患者的液体治疗,防止过多输液导致的肺水肿。

(3)心排出量(CO)和每搏量(SV)监测:休克时,CO 与 SV 可有不同程度降低。连续地监测 CO 与 SV,有助于动态判断容量复苏的临床效果与心功能状态。

近年来有较多研究表明,受多种因素的影响,CVP 和 PAWP 与心脏前负荷的相关性不够准确。目前的一些研究显示,通过监测收缩压变化率(SPV)、每搏量变化率(SVV)、脉压变化率(PPV)、血管外肺水(EVLW)和胸腔内总血容量(ITBV)进行失血性休克时患者的液体管理,可能比传统方法更为可靠和有效。而对于正压通气的患者,应用 SPV、SVV 与 PPV 则可能具有更好的容量状态评价作用。值得强调的是,任何一种监测方法所得到的数值都是相对的,因为各种血流动力学指标经常受到许多因素的影响。单一指标的数值有时并不能正确反映血流动力学状态,必须重视血流动力学的综合评估。在实施综合评估时,应注意以下三点:①结合症状和体征综合判断;②分析数值的动态变化;③多项指标的综合评估。

3. 氧代谢监测 休克的氧代谢障碍概念是对休克认识的重大进展,氧代谢的监测发展改变了休克的评估方式,同时使休克的治疗由以往狭义的血流动力学指标调整转向氧代谢状态的调控。传统临床监测指标往往不能对组织氧合的改变具有敏感的反应。此外,经过治疗干预后的心率、血压等临床指标的变化也可在组织灌注与氧合未改善前趋于稳定。因此,应同时监测和评估一些全身灌注指标(如 DO_2、VO_2、血乳酸、SvO_2 或 $ScvO_2$ 等),以及局部组织灌注指标(如胃黏膜 pHi 或消化道黏膜 PCO_2 等)。

4. 实验室监测

（1）血常规监测：动态观察红细胞计数、血红蛋白（Hb）及血细胞比容（HCT）的数值变化，可了解血液有无浓缩或稀释，对低血容量休克的诊断和判断是否存在继续失血有参考价值。血红蛋白（Hb）<70g/L，应给予输血治疗。有研究表明 HCT 在 4 小时内下降 10% 提示有活动性出血。

（2）电解质监测与肾功能监测：对了解病情变化和指导治疗十分重要。

（3）凝血功能监测：在休克早期即进行凝血功能的监测，对选择适当的容量复苏方案及液体种类有重要的临床意义。有研究认为，血栓弹力描记图（TEG）结果和创伤程度评分（injury severity score, ISS）与血小板记数、PT、APTT 以及受伤来源相比，更能提示伤后第一个 24 小时内血液输注的危险性高低。TEG 是新型、简易的监测创伤患者凝血功能的参数之一。

四、休克的诊断

休克的早期诊断对预后至关重要。传统的诊断主要依据病史、症状和体征，包括精神状态改变，皮肤湿冷，收缩压下降（<90mmHg 或较基础血压下降 40mmHg）或脉压差减少（<20mmHg），尿量 <0.5ml/(h·kg)，心率 >100 次 / 分，CVP<5mmHg 或 PAWP<8mmHg 等指标。然而，传统诊断标准的局限性已被人们充分认识。近年来，人们认识到氧代谢与组织灌注指标对休克早期诊断的重要参考价值，血乳酸（>2mmol/L）和碱缺失（<-5mmol/L）是休克早期诊断的重要指标。对于每搏量（SV）、心排量（CO）、氧输送（DO_2）、氧消耗（VO_2）、胃黏膜 CO_2 张力（$PgCO_2$）、混合静脉血氧分压（SvO_2）等指标，人们也认识到具有一定程度的临床意义，尚需要进一步循证医学证据支持。

五、休克的治疗

1. 病因治疗　休克所导致的组织器官损害的程度与容量丢失量和持续时间直接相关。如果休克持续存在，组织缺氧不能缓解，休克的病理生理特征将发生进一步改变。所以，尽快纠正引起休克的病因是治疗休克的基本措施。对于低血容量休克，由于失血引起的休克出血部位明确，早期进行手术止血非常必要。对于感染性休克，控制或去除感染灶，早期正确应用抗生素是休克纠正的关键。对于梗阻性休克，解除心脏流出道梗阻是休克救治的关键。对于心源性休克，心脏功能的支持与恢复是救治的关键。

2. 液体复苏　液体复苏治疗时可以选择两种液体：晶体溶液（如生理盐水和等张平衡盐溶液）和胶体溶液（如白蛋白和人工胶体）。由于 5% 葡萄糖溶液会很快分布到细胞内间隙，因此不推荐用于复苏治疗。没有足够循证医学证据证明高张盐水作为复苏液体选择有利于低血容量休克的治疗。应用人工胶体进行复苏时,应注意不同人工胶体的安全性问题。休克液体复苏时选用晶体或胶体液同样有效。复苏前可进行容量负荷试验以对输液速度及容量进行指导。

液体复苏的速度:休克时进行液体复苏刻不容缓,输液的速度应快到足以迅速补充丢失液体,以维持组织灌注。因此必须迅速建立至少两条大内径的快速外周静脉通路(14~16号),在紧急容量复苏时,不应该首先选择放置中心静脉导管作为液体通路,因为肺动脉导管和中心静脉三腔导管等中心静脉导管的内径较细,不足以保证容量复苏的速度。

3. 血管活性药与正性肌力药 休克治疗的首要目标是维持适宜的血压。两次世界大战的经验告诉我们,组织的血流灌注比单纯的血压维持更为重要。但是,灌注压力与血流量其实密不可分。健康人存在自身调节机制,血压在相当大的范围内波动时,其组织血流量不受影响。但是,危重病患者缺乏自身调节能力,其组织血流灌注在很大程度上依赖于血压水平,血压降低时血流量明显减少,而血压升高时血流量显著增加。因此,在对组织灌注指标进行评估之前,首先要求维持充分的灌注压力。所谓适宜的血压目标,根据休克的病因以及患者既往血压水平有所不同。

对于创伤导致的活动性出血,强调将动脉收缩压维持在适宜水平。此时,动脉收缩压过高可能加重出血;反之,动脉血压过低可能影响其他组织的灌注。通常以动脉收缩压不超过 90mmHg 为宜。当然,如果出血已经得到有效控制,血压的维持水平应当以保证器官功能为目标。在纠正因组织低灌注造成的器官功能损害时,强调平均动脉压的重要性,因为平均动脉压反映了重要脏器的灌注压力。例如,脑灌注压(CPP)= 平均动脉压(MAP)- 颅内压(ICP),而腹腔灌注压(APP)= 平均动脉压(MAP)- 腹腔内压(IAP)。因此,在治疗重度颅脑损伤或腹腔间隙综合征时,除积极降低颅内压或腹腔内压外,还需要提高平均动脉压,以维持必要的组织灌注压力。

对血压进行评估时还需要考虑患者平时的血压水平。如果高血压患者的既往血压控制不佳,"正常水平"的血压实际上意味着存在低灌注。因此,动脉血压的目标值应当以患者平时血压为准,而不应简单地设定某一个经验数值(如 65mmHg)。通过积极调整循环容量若无法维持适宜的血压,则需要使用血管活性药物。

分布性休克和梗阻性休克则应选择具有 α 受体兴奋作用的药物(如多巴胺、肾上腺素或去甲肾上腺素)或其他种类的升压药(如血管加压素)。

4. 酸中毒 休克时的组织灌注不足,产生代谢性酸中毒,其严重程度与创伤的严重性及持续时间有关。快速发生的代谢性酸中毒可能引起严重的低血压、心律失常和死亡。临床上使用碳酸氢钠能短暂改善休克时的酸中毒,但是,不主张常规使用。研究表明,代谢性酸中毒的处理应着眼于病因处理和容量复苏等干预治疗,在组织灌注恢复过程中酸中毒状态可逐步纠正,过度的血液碱化使氧解离曲线左移,不利于组织供氧。因此休克的治疗中,碳酸氢盐的治疗只用于紧急情况或 pH<7.15 时。

5. 肠黏膜屏障功能的保护　休克时,肠道低灌注和缺血缺氧发生得最早、最严重。肠黏膜屏障功能迅速减弱,肠腔内细菌或内毒素向肠腔外转移机会增加。此过程即细菌移位或内毒素移位,该过程在复苏后仍可持续存在。近年来,人们认为肠道是外科应急条件下的中心器官,肠道的缺血再灌注损伤是休克创伤病理生理发展的共同通路。保护肠黏膜屏障功能,减少细菌与毒素移位,已成为休克治疗和研究工作重要内容。

6. 体温控制　严重休克常伴有顽固性高热或严重低体温、严重酸中毒和凝血障碍。失血性休克合并低体温是一种疾病严重的临床征象。回顾性研究显示,低体温往往伴随更多的血液丢失和更高的病死率。低体温(<35℃)可影响血小板的功能、降低凝血因子的活性和影响纤维蛋白的形成。低体温增加创伤患者严重出血的危险性,是出血和病死率增加的独立危险因素。

六、复苏终点与预后评估指标

1. 临床指标　传统复苏目标为患者的心率(<120 次/分)、血压(平均动脉压>60mmHg)、神志改善和尿量[>0.5ml/(h·kg)]。但越来越多临床研究发现,休克复苏达到传统指标后的患者仍然存在组织低灌注,这种状态的持续最终可能导致患者死亡。传统临床指标对于指导休克治疗有一定的临床意义,但是不能作为复苏的终点目标。

2. 氧输送与氧消耗　人们曾把心指数>4.5L/(min·m²)、氧输送>600ml/(min·m²)及氧消耗>170ml/(min·m²)作为包括低血容量休克在内的创伤高危患者的复苏目标。研究结果证明,该指标并不能够降低创伤患者的病死率。研究发现,复苏后达到超正常氧输送指标的创伤患者生存率较无达标的患者无明显改善,但是,开始复苏时已达到上述指标的患者生存率明显上升。所以,此指标似乎可作为一个预测预后的指标,而非复苏终点目标。

3. 混合静脉氧饱和度(SvO_2)　SvO_2 的变化可反映全身氧摄取,在理论上能表达氧供和氧摄取的平衡状态。目前仍缺乏在低血容量休克中研究的证据,至今还缺少与乳酸、DO_2 和胃黏膜 pH 作为复苏终点的比较资料。

4. 血乳酸　正常值为 1~2mmol/L。以 BL 清除率正常化作为复苏终点优于 MAP 和尿量,也优于以 DO_2、VO_2 和 CI 作为复苏终点。以达到血乳酸浓度正常(≤2mmol/L)为标准,有人称复苏的第一个 24 小时为"银天"(silver day),在此时间内患者的血乳酸降至正常,患者的存活率为 100%。血乳酸的水平与低血容量休克患者的预后密切相关,持续高水平的血乳酸(>4mmol/L)预示患者的预后不佳。血乳酸清除率比单纯的血乳酸值能更好地反映患者的预后。

5. 碱缺失 碱缺失可反映全身组织酸中毒的程度。碱缺失可分为三度：轻度（$-2\sim-5mmol/L$），中度（$-6\sim-14mmol/L$），重度（$\leqslant-15mmol/L$）。与创伤后开始 24 小时晶体和血液补充量相关。碱缺失加重与进行性出血大多有关。碱缺失增加而似乎平稳的患者需细心检查有否进行性出血。碱缺失与患者的预后密切相关，碱缺失的值越低，MODS 发生率、死亡率和凝血障碍的概率越高，住院时间越长。

6. 胃黏膜内 pH（pHi）和胃黏膜内 CO_2 分压（$PgCO_2$） pHi 反映内脏或局部组织的灌流状态，对休克具有早期预警意义，与低血容量休克患者的预后具有相关性。已有研究证实，$PgCO_2$ 比 pHi 更可靠。当胃黏膜缺血时，$PgCO_2$ 大于 $PaCO_2$，$P(g-a)CO_2$ 差别大小与缺血程度有关。$PgCO_2$ 正常值小于 $6.5kPa$，$P(g-a)CO_2 < 1.5kPa$，$PgCO_2$ 或 $P(g-a)CO_2$ 值越大，表示缺血越严重。pHi 复苏到 >7.30 作为终点并且在 24 小时内达到这一终点与超正常氧输送为终点的复苏效果类似，但是比氧输送能更早、更精确地预测患者的死亡和 MODS 的发生。

第二节 低血容量休克诊疗常规

一、定义

低血容量休克是指各种原因引起的外源性和（或）内源性容量丢失而导致的有效循环血量减少、组织灌注不足、细胞代谢紊乱和功能受损的病理生理过程。

二、病因与早期诊断

低血容量休克的循环容量丢失包括外源性和内源性丢失。外源性丢失是指循环容量丢失至体外，失血是典型的外源性丢失。如创伤、外科大手术的失血、消化道溃疡、食道静脉曲张破裂、动脉瘤、宫外孕及产后大出血等疾病引起的急性大失血等。外源性丢失也可以由呕吐、腹泻、脱水和利尿等原因所致。内源性容量丢失是指循环容量丢失到循环系统之外，但仍然在体内，其原因主要为血管通透性增高，循环容量的血管外渗出或循环容量进入体腔内。

低血容量休克的早期诊断对预后至关重要。主要应关注组织灌注不足的早期识别，可以参见休克总论中早期诊断的方法。

低血容量休克的发生与否及其程度，取决于机体血容量丢失的多少和速度。以失血性休克为例估计血容量的丢失，见表 2-1-1。成人的平均估计血容量占体重的 7%（或 $70ml/kg$）。一个 70kg 体重的人约有 5L 的血液。血容量随着年龄和生理状况而改变。以占体重的百分比为参考指数时，高龄人的血容量较少

（占体重的 6% 左右），而儿童的血容量占体重的 8%～9%，新生儿估计血容量占体重的 9%～10%。可根据失血量等指标将失血分成四级。大量失血可以定义为 24 小时内失血超过患者的估计血容量或 3 小时内失血量超过估计血容量的一半。

表 2-1-1　失血的分级（以 70kg 为例）

参数	I	II	III	IV
失血量（ml）	＜750	750～1500	1500～2000	＞2000
失血量（%）	＜15%	15%～30%	30%～40%	＞40%
心率（bpm）	＜100	＞100	＞120	＞140
血压	正常	下降	下降	下降
呼吸频率（bpm）	14～20	20～30	30～40	＞40
尿量（ml/h）	＞30	20～30	5～15	无尿
神经系统	轻度焦虑	中度焦虑	萎靡	昏睡

三、监测（同休克总论）

四、治疗

1. 病因治疗　休克所导致的组织器官损害的程度与容量丢失量和持续时间直接相关。如果休克持续存在，组织缺氧不能缓解，休克的病理生理特征将发生进一步改变。所以，尽快纠正引起容量丢失的病因是治疗低血容量休克的基本措施。对于出血部位明确的失血性休克患者，早期进行手术止血非常必要。对于存在失血性休克又无法确定出血部位的患者，进一步评估很重要。因为只有早期发现、早期诊断才能早期进行处理，可以借助床旁超声或 CT 尽早明确诊断以早期处理。

2. 液体复苏　同休克总论。

3. 输血治疗　输血及输注血制品在低血容量休克中应用广泛。输血也可能带来一些不良反应甚至严重并发症。失血性休克时，丧失的主要是血液，但是，补充血容量时，并不需要全部补充血液。关键是应抓紧时机及时进行容量复苏。

（1）浓缩红细胞：为保证组织的氧供，血红蛋白降至 70g/L 时应输血。对于有活动性出血的患者、老年人以及有心梗风险的人，使血红蛋白保持在 100g/L 也是合理的。没有活动性出血的患者每输注一个单位的浓缩红细胞，其血红蛋白升高 10g/L，血细胞比容升高 3%。应该认识到输血带来的不良反应，如传播疾病、凝血功能影响、免疫抑制、红细胞刚性增加、残留的白细胞分泌促炎和细胞毒性介质等。资料显示，输血量增加是导致患者不良预后的独立因素。所以临床必须对输血采取谨慎态度。目前临床一般制订的输血标准为 70g/L。

（2）血小板：每 50～70ml 血小板液中含 $5.5×10^{10}$ 血小板。血小板输注主要用于患者血小板数量减少或功能异常伴有出血倾向或表现。血小板计数 $>100×10^9/L$，可以不输注；血小板计数 $<50×10^9/L$，应考虑输注；血小板计数在（50～100）$×10^9/L$ 之间，应根据是否有自发性出血或伤口渗血决定；如术中出现不可控渗血，确定血小板功能低下，输注血小板不受上述控制。对大量输血后并发凝血异常的患者联合输注血小板和冷沉淀可显著改善止血效果。

（3）新鲜冰冻血浆：1U（250ml）新鲜冰冻血浆含接近正常水平的所有凝血因子，包括 400mg 纤维蛋白原，能提高患者凝血因子水平约 3%。应在早期积极改善凝血功能，早期复苏时，红细胞与新鲜冰冻血浆的输注比例应为 1:1。

（4）冷沉淀：内含凝血因子 V、VIII、XII 和纤维蛋白原等，适用于特定凝血因子缺乏所引起的疾病。对大量输血后并发凝血异常的患者及时输注冷沉淀可提高血循环中凝血因子及纤维蛋白原等凝血物质的含量，缩短凝血时间，纠正凝血异常。

（5）Hb 代用品：Hb 代用品是能运输和释放氧到组织的非细胞液，具有容易获得，无需配血，无病毒和细菌污染，无血液免疫抑制作用，保存时间长，黏度低等优点。Hb 代用品近年发展较快，包括全氟化碳、来源于人和动物过期血的 Hb 及重组的 Hb 等。

4. 血管活性药与正性肌力药　低血容量休克的患者，一般不常规使用血管活性药，研究证实这些药物有进一步加重器官灌注不足和缺氧的风险。通常临床仅在足够的液体复苏后仍存在低血压，或者输液还未开始的严重低血压患者，才考虑使用血管活性药与正性肌力药。

五、复苏终点与预后评估指标（同休克总论）

六、未控制出血的失血性休克复苏

未控制出血的失血性休克是低血容量休克的一种特殊类型，常见于严重创伤（贯通伤、血管伤、实质性脏器损伤、长骨和骨盆骨折、胸部创伤和腹膜后血肿等）、消化道出血和妇产科出血等。未控制出血的失血性休克患者死亡的原因主要是大量出血导致严重持续的低血容量休克，甚至心搏骤停。

对未控制出血的贯通伤失血性休克患者，早期采用延迟复苏，收缩压维持在 80～90mmHg，保证重要脏器的灌注，并及时止血。出血控制后再进行积极容量复苏。

对合并颅脑损伤的多发伤患者、老年患者及高血压患者应避免延迟复苏。

第三节 心源性休克诊疗常规

一、定义

心源性休克是泵血功能衰竭，心脏排血不足，组织缺血缺氧导致进一步微循环障碍引起的临床综合征。心源性休克是心脏泵衰竭的极期表现，可由多种病因引起，主要原因是大面积心肌梗死、急性心肌炎、心脏术后心肌顿抑和严重感染时应激性心肌病等。

二、临床表现

表现为呼吸困难、端坐呼吸、咯粉红色泡沫痰、晕厥、神志淡漠和濒死感等。血压降低，收缩压低于 12.0kPa（90mmHg）或者原有高血压者，其收缩压下降幅度超过 4.0kPa（30mmHg）；心率增加，脉搏细弱；面色苍白，肢体发凉，皮肤湿冷、有汗；有神志障碍；尿量每小时少于 20ml；肺毛细血管楔压（PCWP）低于 2.67kPa（20mmHg），心指数（CI）低于 $2L/(min \cdot m^2)$。

三、诊断要点

凡确诊为急性心肌梗死和心肌炎患者，出现下列情况应考虑合并心源性休克：①收缩压≤90mmHg 或高血压患者低于原血压 80mmHg，至少持续 30 分钟；②脏器低灌注：神志改变、发绀、肢端发冷和尿量减少（<30ml/h）；③除外由于疼痛、严重心律失常、低血容量和药物等因素引起的低血压或休克。

四、治疗方案及原则

即使得到最好的治疗，患者预后仍很差。死亡率在内科治疗患者中为 70%，外科干预后患者死亡率为 30%～50%。

1. 病因治疗对急性心肌梗死合并心源性休克患者，最好采取经皮腔内冠状动脉成形术（PTCA）进行血管再通；如没有上述条件，建议只要无禁忌证，立即予静脉溶栓治疗。对于严重感染时应激性心肌病积极控制感染，等待心肌功能恢复。

2. 抗休克的监测与治疗原则同休克总论，特殊治疗包括吸氧监护、容量复苏、血管活性药物使用、纠正酸中毒和抗心律失常治疗等。

3. 其他治疗措施如主动脉内球囊反搏术，用于严重的、难治的、其他方法无效的心源性休克。

4. 防治并发症，如 ARDS、急性肾衰竭和 DIC 等。

五、心内科特殊处置

1．一般紧急处理所有患者均需建立静脉通路、高流量面罩吸氧及心电监测。绝对卧床休息，止痛，心电监护，留置尿管以观察尿量。

2．药物干预包括镇痛、溶栓、血管活性药物和抗心律失常药物等。

3．条件允许行介入治疗或冠脉搭桥术，特别是对有左主干或三支冠脉病变者；采取紧急冠脉搭桥术，能提高生存率。

第四节　感染性休克诊疗常规

一、早期复苏

患者由于严重感染或感染性休克导致组织低灌注时（表现为经过最初的液体复苏后持续低血压或者血乳酸浓度≥4mmol/L），应当按照本常规进行早期复苏。在进行早期复苏的最初 6 小时内，由严重感染导致的休克所存在的组织低灌注复苏目标包括以下方面：①中心静脉压（CVP）：8～12mmHg；②平均动脉压（MAP）：≥65mmHg；③尿量：≥0.5ml/（kg·h）。中心静脉（上腔静脉）或者混合静脉氧饱和度分别≥70% 或者≥65%（1C）。严重感染或者感染性休克在最初 6 小时复苏过程中，虽然经过液体复苏 CVP 已经达到了目标，但是对应的 $ScvO_2$ 没有达到70% 或者 SvO_2 65%，可以为患者输入浓缩红细胞达到血细胞比容≥30% 或者同时输入多巴酚丁胺［最大剂量为 20μg/（kg·min）］来达到目标。

二、病原微生物获取及确定病灶

如果在得到细菌培养之前不使用抗生素且不会对因为没有及时应用抗生素给患者带来有临床意义的延误，那么就选择此方法。为了可以更为有效地培养得到感染病原微生物，对患者至少需要两处血液标本：一是经皮穿刺，另外一个是经大于 48 小时血管内置管处留取血液标本。其他方面的培养（在条件许可的情况下尽可能留取），包括尿液、脑脊液、伤口、呼吸道分泌物或是其他体液，这些也有可能是感染的病灶所在，所以在不会对因为没有及时应用抗生素给患者带来有临床意义的延误的前提下，在应用抗生素之前取得这些标本。

对患者进行快速及时的影像学检查以期早期确定潜在的感染病灶。一旦明确了感染病灶的存在就应当立即取得感染病灶的标本。但是有些患者由于病情不稳定而不能进行有创的操作或者根本没有办法转运出 ICU，在此种情况下，床旁超声是最有效的方法。

三、抗生素治疗

在确认感染性休克或者严重感染还没有出现感染性休克时,在1小时之内尽早静脉使用抗生素进行治疗。在进行抗生素应用之前留取合适的标本,但是不能为留取标本而延误抗生素的使用。

最初的经验性抗感染治疗包括一种或多种药物可以对抗所有可能的病原微生物(细菌和/或真菌),并且要有足够的药物浓度可以渗透到可能导致严重感染的感染病灶中去。

抗生素治疗方案应当每天进行评价以达到理想的临床治疗效果,防止细菌耐药的产生,减少对患者的毒性以及降低患者的费用。

对已知或者怀疑患者是假单胞菌属感染引起的严重感染,可以采取联合治疗方法。

对中性白细胞减少症的患者进行经验性的联合治疗方法。

对于严重感染患者,在应用经验性治疗时,联合治疗不超过3~5天。一旦敏感的病原找到,则应该选择最恰当的单一的治疗。

治疗疗程一般为7~10天,但是对于临床治疗反应慢、感染病灶没有完全清除或是包括中性白细胞减少症患者在内的免疫缺陷的患者,应当恰当延长其治疗疗程。

如果患者现有的临床症状被确定为非感染性因素引起,应迅速停止抗生素治疗,以减少患者可能被抗生素耐药细菌引起感染和与药物相关的副作用风险。

四、病灶处理

对一些需要紧急处理的特定解剖学感染要及时做出诊断,如坏死性筋膜炎、弥漫性腹膜炎、胆管炎和肠梗死,要尽可能快地寻找病因并诊断或者排除诊断,且要在症状出现的6小时以内;所有表现为严重感染的患者,须对其感染灶的病原学控制情况做出评估,尤其是当患者有脓肿引流或者有局部感染灶,感染后坏死组织清创,摘除可引起感染的医疗工具,或者对已经发生的微生物感染的处理。

当确定胰腺周围坏死并可能成为潜在的感染灶时,最好等到能够明确划分有活力的组织和坏死组织之后,再进行干预措施。

在需要进行病灶处理时,最好采用对生理损伤最小的有效干预措施,例如对脓肿进行经皮引流而不是外科引流。

在建立其他的血管通路后,要立即去除那些可能成为严重感染或感染性休克感染灶的血管内工具。

五、液体复苏

复苏液体种类的选择同休克总论。液体复苏的初始治疗目标是使 CVP 至少达到 8mmHg（机械通气患者需达到 12mmHg）。之后通常还需要进一步的液体治疗。对怀疑有血容量不足的患者进行液体冲击时，在开始的 30 分钟内要至少用 1000ml 的晶体液或 300～500ml 的胶体液。对严重感染导致器官灌注不足的患者，需要给予更快速度、更大剂量的液体治疗。当只有心脏充盈压（CVP或肺动脉楔压）增加而没有血流动力学改善时，应该降低补液速度。

六、血管活性药物及正性肌力药物

原理：即使在低血容量还没有得到纠正时，就该使用血管加压类药物以保证低血压时的血流灌注。使用去甲肾上腺素时应该逐渐加量直到 MAP 达到 65mmHg，才能维持组织灌注。另外，在制定 MAP 治疗目标时，应该考虑到患者以前存在的并发症。

去甲肾上腺素或多巴胺作为纠正严重感染休克时低血压的首选血管加压药物（在建立中心静脉通路后应该尽可能快地给药）。不推荐将肾上腺素血管加压素作为严重感染休克的首选血管加压药物。如果去甲肾上腺素或多巴胺效果不明显时，可以将肾上腺素作为备选的药物。

不推荐将低剂量的多巴胺作为肾脏保护药物。原理：一项大型的随机临床试验和 Meta 分析在比较低剂量多巴胺和安慰剂的作用时，均没有发现差异。因此，目前尚无可用数据支持低剂量多巴胺可以维持肾功能。

所有需要血管升压药物的患者在条件允许情况下应尽可能快地建立动脉通路。原理：休克状态时，动脉导管测血压更准确，数据可重复分析，这些连续的监测数据有助于人们根据血压情况制定下一步的治疗。

在出现心脏充盈压升高和心排出量降低而提示出现心肌功能障碍时，应静脉滴注多巴酚丁胺。不要使用增加心指数达超常水平的疗法。

七、糖皮质激素

对于成人脓毒性休克患者，只建议在血压对于液体复苏和血管加压药治疗不敏感时静脉给予肾上腺皮质激素。对于需接受皮质醇的成人严重感染患者亚群的鉴别，不建议进行 ACTH 兴奋试验。虽然有试验显示那些对 ACTH 没有反应的患者比有反应的患者能够从类固醇获得更多益处，但所有患者都能获得好处。对于严重感染患者，如果可用琥珀酸氢化可的松，则不用地塞米松。不再建议在这种情况下进行 ACTH 试验。地塞米松能够导致即刻和延长的 HPA 轴抑制。

严重感染或严重感染休克患者每日琥珀酸氢化可的松用量不大于300mg。随机、前瞻临床试验和 Meta 分析得出结论：对于严重感染或严重感染休克，高剂量类皮质甾酮疗法是无效或有害的。

八、输血治疗

一旦发现成人组织低灌注难以减轻，如心肌缺血、严重低氧血症、急性出血、发绀型心脏病或乳酸酸中毒，当血红蛋白下降低于 7.0g/dl（70g/L）时输注红细胞，使血红蛋白维持在 7.0～9.0g/dl（70～90g/L）。

严重感染贫血时，不推荐促红细胞生成素作为特殊治疗，但有其他可接受的原因，如肾衰竭诱导的红细胞生成障碍时可用。

在没有出血或有计划的侵入性操作时，如果凝血实验正常，不建议用新鲜冷冻血浆。新鲜冷冻血浆对于重症患者预后的影响，尽管没有临床研究评价，但当证实有凝血因子缺乏（凝血酶原时间、国际标准化比率或部分凝血活酶延长）、活动性出血或外科手术或侵入性操作前，专业组织已经推荐新鲜冷冻血浆。另外，伴有轻度凝血酶原时间异常的无出血患者输注新鲜冷冻血浆通常不能纠正凝血酶原时间。

在严重感染和严重感染休克治疗时，不推荐抗凝血酶。

严重感染患者，当血小板计数 <5000/mm³（5×10⁹/L），无论是否有出血，都推荐输注血小板。当血小板计数在 5000～30 000/mm³[（5～30）×10⁹/L]并且有明显出血危险时，可以考虑输注血小板。外科手术或侵入性操作特别需要高血小板计数[≥50 000/mm³（50×10⁹/L）]。推荐考虑血小板减少的病因、血小板功能异常、出血危险和出现的伴随紊乱。

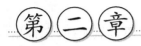

急性呼吸窘迫综合征 ARDS

一、诊断与鉴别诊断

1. 明确 ALI/ARDS 的诊断，即满足 1992 年欧美联席会议 ARDS 的诊断标准：①急性起病；② $PaO_2/FiO_2 < 200$（ARDS）或 300（ALI）；③双肺弥漫渗出影，早期可不典型；④无左房压升高的证据。

2. 同时应立即进行鉴别诊断，除外其他易混淆的诊断。如静水压升高导致的肺水肿、肺栓塞、气胸、肺不张和胸腔积液等。

二、一般治疗

1. 明确 ALI/ARDS 诊断后，应立即给予吸氧，以维持 $SpO_2 > 94\%$。

2. 体位为半坐位，保持床头抬高 30°～45°。

3. 注意胸部物理治疗，进行体位引流及促进患者排痰。

4. 如血流动力学稳定，无组织灌注不足时，应采用限制液体原则，进行零平衡或负平衡，必要时监测 CVP。

三、无创通气

1. 如无无创通气的禁忌时，应尽快开始无创通气治疗；无创通气禁忌有意识不清、上呼吸道梗阻、上腹饱胀、大量误吸、近期颌面部外伤或手术、近期有食道或胃部吻合术以及颌面部畸形不能紧扣面罩者。

2. 无创通气技术：①尽量选用有持续气道压力及容量监测的专用无创呼吸机；②选用适合患者面部的面罩或鼻罩；③模式可选用压力支持或压力控制，维持平台气道压力≤$30cmH_2O$，潮气量在 6～8ml/kg，PEEP 一般不超过 $15cmH_2O$；

④注意监测漏气及呼吸机报警；⑤密切监测 HR、BP、EKG 及 SpO₂；⑥密切监测意识状态；⑦注意是否有上腹饱胀或胃潴留；⑧无创通气初始应严密监测血气，呼吸改善后至少每 12 小时测量一次血气；⑨密切监测患者耐受情况，每 2～4 小时脱离 1 次呼吸机，脱机时可使用普通面罩或储氧面罩吸氧，并应尽可能促进患者排痰。

3. 如患者出现以下情况，应终止无创通气，进行气管插管机械通气：①无创通气不能间断脱机超过 8 小时；②无创通气不能纠正的缺氧及呼吸困难；③逐渐加重的意识障碍；④气道难以维持或排痰困难；⑤不能耐受无创通气；⑥重症肺炎预期感染控制时间超过 3 天。

四、气管插管及机械通气

1. 适应证：①普通氧疗（氧流量在 8L/min）不能纠正缺氧及呼吸困难；②无创通气禁忌及疗效不佳、不能耐受者；③需要进行持续药物镇静或肌松者；④需要加强气道引流者。

2. 进行气管插管后机械通气策略采用小潮气量肺保护策略，即控制平台气道压力≤30cmH₂O，潮气量在 6～8ml/kg，选择维持动脉血氧饱和度>94% 的最低吸入氧浓度。

3. 机械通气时，应予以适当镇静镇痛，维持 ramsay 评分在 3～4 分。

4. 机械通气后，应密切监测血流动力学及呼吸机制，定期监测血气。初始应 4～6 小时一次，稳定后至少每 12 小时一次血气。

五、肺复张

1. 诊断 ALI/ARDS 后，如无肺复张禁忌，应尽快开始肺复张。

2. 肺复张禁忌如下：①未纠正的严重心肌缺血；②危及生命的颅内高压；③张力性气胸和纵隔气肿未解除；④心包填塞；⑤肺栓塞导致的肺动脉高压；⑥快速性心律失常心室律超过 140bpm；⑦低血容量休克。

3. 肺复张方法：①肺复张前应纠正低血容量状态和心律失常；②判断肺复张潜能，采用 CPAP 40cmH₂O、40 秒，观察动脉血氧饱和度变化，判断肺复张是否有效；③如肺复张有效，采用逐步肺复张法，滴定开放肺泡压力及维持肺泡开放压力；④如无效且血流动力学稳定者，可采用 CPAP 50cmH₂O、40 秒，观察动脉血氧饱和度变化。仍无效，可初步判断肺复张无效。

六、俯卧位通气

1. 诊断 ALI/ARDS 后，如无俯卧位通气禁忌，可进行俯卧位通气；对于严重误吸及意识障碍需要体位引流者，如无禁忌，应尽快进行俯卧位通气。

2. 俯卧位通气禁忌：①血流动力学不稳定者；②颅内血肿或颅内高压者；③严重心律失常者；④管路难以固定及保持者；⑤颜面部及胸腹部不能受压者；⑥未稳定的骨折。

3. 俯卧位通气方法：①改变患者体位时至少需要 4 名医护人员；②俯卧位前应进行胃减压，终止鼻饲；③俯卧位前给予适当镇静镇痛，避免患者躁动；④翻身时应保持各管路位置，避免脱出；⑤俯卧位时，头胸部及大腿下垫枕头，防止上述部位皮肤压伤，腹部悬空避免增加腹腔内压力；⑥背部贴心电电极，进行心电监护；⑦俯卧位时应加强肺部物理治疗，加强痰液引流；⑧俯卧位时如有氧合改善不满意，可尝试肺复张，CPAP 40cmH$_2$O、40 秒；⑨持续俯卧位时间一般不超过 4 小时，每日俯卧位时间一般不超过 12 小时。

4. 出现以下情况时应立即终止俯卧位通气，改为仰卧位，即气管插管脱出、氧饱和度急剧下降、严重心律失常、严重血压下降和心搏骤停。

七、高频振荡通气

1. 如有肺复张或俯卧位通气治疗禁忌，或经上述治疗仍存在不能纠正的缺氧，定义为 PaO$_2$/FiO$_2$ < 80。

2. 无高频通气禁忌：①不能耐受深度镇静镇痛或肌松；②血流动力学极不稳定；③危及生命的颅内高压。

3. 高频通气的方法：①深度镇静镇痛，ramsay 评分 6～7 分，必要时肌松；②初始设置纯氧吸入，选用常频通气时的平台气道压力为初始平均气道压力，选用振动频率 6～8Hz，振幅 40～70cmH$_2$O，观察胸壁振动，调整振幅使胸壁振动延续到骨盆处为宜，吸气时间百分比为 33%；③密切监测血气，调整设置，如氧合不满意，可逐步增加平均气道压力，如二氧化碳潴留，可调整振幅和吸气时间；④振幅增大时，应调整基础流速（bias flow），以减少无效腔，清除二氧化碳；⑤高频通气时应注意痰液引流，避免痰液堵塞气道。

八、ECMO

1. 经上述治疗措施，仍存在缺氧即 PaO$_2$/FiO$_2$ < 80 时，无应用 ECMO 禁忌时，可考虑使用 ECMO。

2. 应用前，充分与患者家属交待病情。

3. 采用 VV-ECMO 模式，使用方法参见 ECMO 管理措施。

九、撤离呼吸机

如满足以下条件可考虑脱离呼吸机：①原发疾病被控制；② PaO$_2$/FiO$_2$ > 200；③呼吸困难明显缓解；④呼吸支持条件可减低到 PS（压力支持通气模式）8～

$10cmH_2O$、PEEP $4\sim6cmH_2O$ 时。

十、拔除气管插管

1. 如满足撤离呼吸机条件,脱机成功 > 2 小时,气道能维持者,可考虑拔除气管插管。

2. 拔管前应充分气道引流。

3. 拔管后应注意气道护理和胸部物理治疗,可辅助进行无创通气。

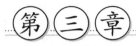

AECOPD 及重症哮喘诊疗常规

第一节　COPD 急性发作诊治常规

一、诊断常规

（一）临床症状及用药史

反复咳痰喘每年至少 3 个月，至少持续 2 年以上。呼吸困难加重、痰量增加或痰液性状变化提示急性加重。

活动耐量评价，平时是否应用支气管扩张类药物，是否需要氧疗或呼吸支持治疗。

（二）既往史

吸烟史、环境或职业污染暴露史。

（三）查体

桶状胸，辅助呼吸肌活动情况，呼吸频率；双肺叩诊过清音；双肺呼吸音低，呼气相哮鸣音。

（四）辅助检查

1. CXR/CT　肺过度充气和肺纹理减少，肺大疱；肺内有无片状渗出。

2. ECG 低电压和 R 波演变不良，肺源性心脏病电轴右偏，右室肥厚或右束支传导阻滞。

3. 动脉血气　慢性 COPD 患者 $PaCO_2$ 升高，但 pH 值一般代偿 7.35~7.45，急性加重时 $PaCO_2$ 明显升高，pH 值失代偿 <7.35。

4. 肺功能（对急性发作诊断意义不大）　急性发作一般难以配合肺功能检查，临床 FEV_1 和 PEF 并不可靠，只根据肺功能情况评价肺的基础情况。

严重急性发作：胸腹矛盾运动，辅助呼吸肌参与，意识状态恶化，低血压或出现右心功能不全。

二、治疗常规

（一）去除和控制诱发因素

急性诱发因素包括：支气管 - 肺部感染（80% 左右）、肺栓塞、胸腔积液和气胸等。积极留取病原学证据、合理应用抗生素、加强痰液引流和控制肺部感染是主要处理措施。

（二）支气管扩张剂

1. 吸入型 β_2 肾上腺素受体激动剂（沙丁胺醇和特布他林） 病情严重时可静脉应用。

2. M 胆碱受体阻滞剂（异丙托溴胺，噻托溴铵）。

3. 口服或静脉应用茶碱，监测茶碱浓度（5～10mg/L）。

（三）糖皮质激素

雾化吸入糖皮质激素，急性发作患者多应用气雾剂吸入，可通过呼吸机或手动予以患者吸入（但具体疗效均不确切，需要操作医师评估）。

静脉或口服应用激素，推荐甲基泼尼松龙 30～40mg/d，疗程 10～14 天。

目前何时开始应用激素及如何减量、减量速度等均无明确定论。临床主要根据患者情况决定激素的具体应用，但一般疗程不超过 2 周。

（四）其他治疗

白三烯受体拮抗剂，合成酶抑制剂，化痰药物，色甘酸钠，氦氧混合气体，环孢素和甲氨蝶呤等。

（五）呼吸支持

1. 无创正压通气（NPPV） 基本条件：意识清楚，咳痰能力较强，血流动力学稳定，具有较好的主动配合能力。

pH > 7.35，$PaCO_2$ > 45mmHg，缓解一定呼吸肌疲劳，预防进一步加重。

pH 在 7.25～7.35 及有明显呼吸困难（辅助呼吸肌参与，呼吸频率 > 25bpm）的 AECOPD 积极推荐应用。

严重呼吸性酸中毒（pH < 7.25）前提下短时间试用（1～2 小时），如可以纠正或缓解呼吸困难可继续，如不行则及时行有创机械通气。

设置通气模式：应为患者设置个体化合理治疗参数，BIPAP 为最常用和有效模式。一般逐渐增加 IPAP 和 EPAP 参数，达到患者可耐受满意的参数水平。

2. 有创正压通气 用于严重意识障碍、严重呼吸窘迫或抑制的患者。

设置通气模式：

（1）初始设置：VT 6～8ml/kg，呼吸频率 10～15bpm，增加吸气流速（40～

60L/min)等措施促进呼气，增加呼气时间，改善 DPH 的发生。

（2）维持平台压 <30cmH$_2$O，维持 SpO$_2$>90% 的 FiO$_2$。

（3）给予合适水平的外源性 PEEP（内源性 PEEP 的 80%）防止气道动态塌陷，降低呼吸功耗。临床可通过测定静态 PEEPi（内源性 PEEP）来设定，也可以逐渐增加 PEEP 水平，直至应用 PEEP 后的呼气末容积稍低于 PEEPi 对应的呼气末肺容积为止。在临床治疗过程中需动态评价 PEEPi，调整 PEEP 的设置。

（4）注意加强 PaCO$_2$ 的监测，避免下降过快所致的严重碱中毒。

3．撤机的指征

（1）诱发因素得到有效控制。

（2）神志清楚，可以主动配合。

（3）通气及氧合功能好。

（4）自主呼吸能力恢复，能自主咳痰。

（5）血流动力学稳定，无活动性心肌缺血，未使用升压药物或升压药剂量小。

当满足上述条件时，可逐步降低呼吸机条件，进行 SBT 试验，脱离呼吸机。

4．有创 - 无创序贯撤机　接受有创正压通气的 COPD 在未达到拔管撤机标准之前撤离 IPPV，继之以 NPPV，减少 IPPV 的时间及相关并发症。能降低院内感染率，增加患者存活率。主要关键点是把握切换点，一般是在患者诱发因素得到缓解，能够主动配合，痰液引流问题不突出，但是呼吸肌疲劳仍明显，需要较高水平的通气支持时，此时进行有创无创的切换，可以改善患者预后。

第二节　重症哮喘的诊疗常规

一、诊断常规

（一）临床表现及有无诱因
主要表现为呼吸困难，咳痰或喘息。

（二）既往史
既往夜间或运动诱发相关症状，症状的昼夜或季节变化规律或曾因哮喘住院等病史。

（三）查体表现
烦躁不安，呼吸频率 >30bpm，胸廓饱满，胸廓运动幅度下降，辅助呼吸肌参与工作，双肺大量哮鸣音，心率 >120bpm，更重者出现嗜睡或意识模糊，胸腹矛盾运动，哮鸣音可消失（静息肺）。

（四）影像学及辅助检查（ABG，最重要）
1．CXR/CT　肺充气过度，气胸或纵隔气肿，ECG 呈肺性 P 波，电轴右偏。

2．血气分析　$PaO_2 < 60mmHg$，伴或不伴有 $PaCO_2$ 潴留，动脉 pH 值下降。

3．严重程度分级。

二、治疗常规

（一）基础治疗

1．解除诱发因素　及时脱离致敏原，如感染诱发哮喘加重，及时控制感染。除非有证据证明肺部感染，一般不提倡预防性应用抗生素。

2．解除支气管痉挛（雾化吸入药物，茶碱，静脉激素）　雾化吸入解痉平喘药物（β_2 受体激动剂或抗胆碱能药物），静脉应用氨茶碱。

3．糖皮质激素应用　甲基泼尼松龙 80～160mg/d 或琥珀酸氢化可的松 400～1000mg/d，也可以同时联合应用吸入激素。

4．维持酸碱水电解质平衡　硫酸镁 20 分钟内推注 2g 或雾化吸入。

（二）呼吸支持治疗

氧疗一般吸入氧浓度不超过 40%，注意加温加湿。

当进行基础药物治疗，患者出现神志改变，呼吸肌疲劳，并出现 CO_2 潴留，可考虑机械通气。

1．无创正压通气的指征及设置　当患者需要机械通气，应用 NPPV 无统一标准，一般对未达到有创通气标准的，无 NPPV 禁忌证的，早期使用可以改善预后，但是需要密切监测，如病情有恶化，需进一步行 IPPV。

2．有创正压通气的指征及参数设置

（1）绝对适应证：心跳呼吸骤停，呼吸浅快不清或昏迷。

（2）一般适应证：临床重症哮喘，$PaCO_2$ 进行性升高伴酸中毒者，同时伴有下列一条：①以前因哮喘严重发作而致呼吸停止曾行气管插管者；②以往有哮喘持续状态史，在使用糖皮质激素的情况下，此次又急性发作严重哮喘持续状态。

一般行气管插管机械通气宜早不宜迟，尽量避免因延误治疗时机而导致的严重并发症。

（3）参数设置：潮气量 5～7ml/kg，f 12～20bpm，调整吸气流速延长呼气时间，保证吸呼比 <1∶2，尽可能保持吸气末平台压 <$30cmH_2O$，气道峰压 <$40cmH_2O$。

一旦气道阻力下降以及 $PaCO_2$ 恢复正常，镇静肌松药物已撤除，积极启动撤机。

当患者插管上机后严重哮喘持续状态可能导致人机对抗，严重通气不足，注意早期可以充分镇静肌松，保证通气。

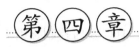

急性肾损伤与肾衰竭诊疗常规

急性肾衰竭的早期诊断常规

第一步　了解病史，进行体格检查，导尿，做尿液分析。

第二步　1．分析尿液化验结果。

　　　　2．评价尿路情况，排除尿路梗阻。

　　　　3．评价患者容量状态和心脏功能状态。

　　　　4．如考虑肾小球和肾血管疾病，做相应的血液学或超声等检查。

第三步　根据急性肾衰竭病因，确定初步治疗方案。

第四步　为进一步明确诊断，可行肾活检。

危重患者发生急性肾损害的危险因素

1．全身性感染　全身性感染是发生急性肾衰竭最重要的独立危险因素。

2．肾毒性药物的应用　肾毒性药物的应用也是重要的独立危险因素。

（1）高张力损害：葡聚糖和甘露醇。

（2）缺血性损害：利尿剂、ACEI 及其他降压药物。

（3）肾小管毒性损害：氨基糖苷类、万古霉素、两性霉素 B 和造影剂等。

（4）肾血管内皮细胞损害：环孢素和丝裂霉素 C。

（5）入出球小动脉舒缩异常：非甾体抗炎药、造影剂和 ACEI 等。

（6）结晶尿：磺胺药物和无环鸟苷。

（7）肾小球损害：金制剂和非甾体抗炎药。

（8）色素性肾小管功能损害：肌红蛋白尿和血红蛋白尿。

（9）间质性肾损害。

3. 重大手术也是高危因素,主要与下列因素有关。

(1)患者具有高血压、糖尿病和心衰等基础疾病,导致患者肾脏功能储备降低。

(2)麻醉和手术导致入球小动脉收缩,肾小球滤过率降低。

(3)术后并发全身性感染、休克和心衰等并发症,或应用肾毒性药物,二次打击。

急性肾衰竭的 RIFLE 分级诊断标准

第一级　肾功能异常危险期(risk of renal dysfunction)高危阶段(risk),Scr↑×1.5,或 GFR↓>25%,尿量<0.5ml/(kg·h)超过 6 小时。

第二级　肾损害期(injury of the kidney)损伤阶段(injury),Scr↑×2,或 GFR↓>50%,尿量<0.5ml/(kg·h)超过 12 小时。

第三级　肾衰竭期(failure of kidney)衰竭阶段(failure),Scr↑×3,或 GFR↓>75%,或 Scr≥4mg/dl,尿量<0.3ml/(kg·h)超过 24 小时或无尿超过 12 小时。

第四级　肾功能丧失期(loss of kidney function)丢失阶段(loss),肾功能丧失持续 4 周以上。

第五级　终末肾脏病期(end stage renal disease)终末期肾脏病(ESKD),肾功能丧失持续 3 个月以上。

前 3 期是急性病变期,后 2 期是病变结局期。

急性肾损伤的 AKIN 标准

1 期　Scr 绝对升高,Scr≥26.4μmol/L;或相对升高,Scr 较基础值升高 50% 以上。尿量<0.5ml/(kg·h)超过 6 小时。

2 期　Scr 相对升高,Scr 较基础值升高 200%~300%。尿量<0.5ml/(kg·h)超过 12 小时。

3 期　Scr 相对升高,Scr 较基础值升高 300% 以上,或在 Scr≥353.6μmol/L 基础上再急性升高 44.2μmol/L 以上,尿量<0.3ml/(kg·h)超过 24 小时或无尿超过 12 小时。

医院获得性肾衰竭的预防

(一)非药物性预防策略

1. 预防院内感染　全身性感染,特别是感染性休克是医院获得性 ARF 最重要的患病危险因素之一,防止重症患者发生院内感染,成为医院获得性 ARF 最有效、最廉价和最有价值的预防措施。预防院内感染的主要措施包括:①限制使用血管内导管和腔内导管,加强护理,并及早拔管;②合理应用抗生素,根据细菌培养和药敏结果调整抗生素，在感染控制后，尽早停用；③通过抬高床头、观察残留量和限制使用镇静催眠药物等措施，避免误吸性肺炎的发生。对于已经发生的院内感染，应清除感染灶，予以引流，并及时、合理地使用抗生素。

2. 维持肾脏灌注压　肾脏的灌注与全身血流动力学状态和腹内压直接相关，动脉压过低和腹内压过高都会导致肾脏灌注减少，进而导致 ARF。监测患者的血流动力学参数，补充液体，使有效循环血量恢复正常，甚至略高于正常；降低患者的腹腔压力，有助于防止肾脏缺血，纠正早期肾脏损害。

3. 避免使用具有明确肾毒性的药物　氨基糖苷类抗生素、头孢类抗生素和青霉素族抗生素都可以引起 ARF，以氨基糖苷类抗生素肾毒性最大，特别是对于高龄、患有全身性感染、心衰、肝硬化、肾功能减退、血容量不足和低蛋白血症的患者，肾脏毒性损害作用尤为突出，需要高度重视。此外，尽量避免同时使用两种或两种以上肾毒性的药物。

4. 药物的正确使用方法和适当剂量　许多药物的肾毒性与剂量和血药浓度直接相关，采用正确的使用方法和适当的剂量，是降低药物肾毒性的重要手段。氨基糖苷类抗生素、两性霉素 B 和放射造影剂等药物的使用剂量和肾毒性直接相关。严格限制放射造影剂的剂量，是防止造影剂相关肾损害的最佳手段。氨基糖苷类抗生素的肾毒性与药物谷浓度有关，而抗菌活动与药物峰值浓度有关，因此，氨基糖苷类抗生素的用药方法为一日一次给药，既可提高峰值浓度，使抗菌作用增强，同时又使药物谷浓度降低，使药物的肾毒性降低。对于肾功能减退或早已存在肾脏损害的患者，应按肾功能损害程度估计用药剂量或延长用药间隔。

5. 改善肾毒性药物的剂型　改善某些药物的剂型，可明显降低其肾脏毒性作用。放射造影剂和两性霉素 B 均具有强烈的肾毒性，如将放射造影剂改造为非离子型造影剂，将两性霉素 B 改造成两性霉素 B 脂质体后，两药的肾损害作用均明显降低。

6. 建立防止肾毒性损害的临床预警系统　建立防止肾毒性损害的临床预警系统也是防止肾毒性损害的重要手段。利用现代信息管理网络系统，将电子病历、实验室数据库和药物数据库联系在一起，建立肾毒性损害的临床预警系统。当患者的血清肌酐浓度有轻度升高或医师开出具有明显肾毒性药物时，系统将会自动报警，提醒医师对治疗方案作出必要的调整，防止 ARF 的发生。

（二）药物性预防策略

1. 补充血容量　对于存在血容量不足、血流动力学不稳定甚至出现休克的患者，应积极补充液体、血浆和全血，从而避免肾脏低灌注和缺血，达到防止 ARF 发生的目的。

2. 利尿剂和脱水剂　当血容量恢复，休克已纠正后，如果尿量仍然不增加，此时应及时应用甘露醇及呋塞米等利尿剂以增加尿量，减少肾小管的阻塞，降低管内压，增加肾小球的滤过率。

3．血管活性药物　小剂量多巴胺并不具有肾脏保护作用，不推荐常规应用多巴胺预防和治疗急性肾衰竭。钙离子阻断剂可减少钙离子向细胞内流动，维持细胞内、外钾与钠的平衡，另外，钙离子可以扩张肾血流，增加肾脏的血流量，但其对 ARF 的预防尚需进一步临床研究证实。

造影剂肾病的预防

1．积极水化，促进造影剂排泄。一般在注射造影剂前补充生理盐水 250～500ml，之后给予 1～2L 生理盐水。

2．碱化尿液　造影剂在酸性环境下易离子化，导致肾小管损伤。

3．预防性应用 N- 乙酰半胱氨酸。造影前静脉滴注 600～1200mg，造影后 2天予 600～1200mg 口服。

4．血液滤过　对于已存在明显肾功能损害的重症患者，造影后血液滤过，能显著预防急性肾衰竭的发生。

抗菌药物导致的肾功能损害的预防

1．延长给药间隔，降低药物谷浓度。

2．适当缩短疗程，如氨基糖苷类应用 5 天可考虑停药。

3．碱化尿液，减少肾小管对药物的吸收。

4．监测血药浓度，如氨基糖苷类和万古霉素等可以监测药物的峰浓度和谷浓度，以调整用药剂量。

ARF 的治疗原则

1．一般治疗　卧床休息、充分补充营养和热量。

2．维持水、电解质及酸碱平衡，恢复有效循环血容量，预防多脏器的损伤及并发症的出现。

3．控制感染，充分引流及选用敏感抗生素。

4．肾替代治疗，包括血液透析、血液滤过或腹膜透析，及早清除毒素对机体各系统的损害，有利于损伤细胞的修复。

5．积极治疗原发病，及早发现导致 ARF 的危险因素并迅速去除，促进肾小管上皮细胞再生修复。

急性肾损伤的非替代治疗

1．液体管理　液体管理是 AKI 的基本环节，应保证足够的心脏前负荷，防止肾脏出现新的低灌注。目前尚无确切证据说明胶体液和晶体液孰优孰劣，但就恢复有效循环血量的速度和效率而言，胶体液明显优于晶体液。在肾损伤的不同时期，液体管理策略是不同的，对于轻度 AKI，主要是补足血容量，改善低灌注和防止新的低灌注发生。在肾衰的少尿期，应保持液体平衡，在纠正了原有的体液缺失后，坚持量出为入的原则。

2. 维持内环境稳定 监测血钾和血钠水平，及时处理，必要时肾脏替代处理严重电解质紊乱。

3. 营养支持治疗 急性肾损伤往往处于高代谢状态，能量代谢比静息时高 20%～30%。为减少氮质的产生，通常严格限制蛋白质食物的摄入[<0.6g/（kg•d）]。也要注意微量元素和维生素的补充，尤其是钙和维生素 D 的补充。

4. AKI 的药物治疗

（1）利尿剂：临床上应用利尿剂之前应首先对机体的容量状况进行正确评估，如存在容量不足，不宜使用利尿剂。使用过程中注意避免低血压的发生。

（2）血管活性药物：各种原因的休克是导致肾脏低灌注、肾损伤的主要原因之一。治疗休克的药物包括多巴胺、多巴酚丁胺和去甲肾上腺素等。

（3）血管紧张素转换酶抑制剂或血管紧张素受体拮抗剂：较多研究认为 ACEI 类药物具有肾脏保护作用。

急性肾衰竭肾脏替代的指征

1. 高血容量性心功能不全，急性肺水肿。
2. 严重酸碱及电解质紊乱（严重代谢性酸中毒，高钾血症，高钠或低钠血症）。
3. 尿毒症性脑病，心包炎。
4. 药物中毒，尤其是多种药物的复合中毒。
5. 肝性脑病，肝肾综合征。

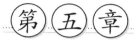

颅脑术后诊疗常规

颅脑术后诊疗常规

1．颅脑手术患者转入 ICU 后，首先按照常规接收患者，同时关注手术的特殊性。

2．病史收集过程中，要特别注意转入 ICU 前的中枢神经系统症状和体征，以利于术后对比。

3．即刻观察瞳孔的大小、形状和对光反射状态，并记录。

4．麻醉药物作用消失后，即刻进行神经系统查体。

5．明确颅内引流管颅内端的位置，并妥善固定。

6．脑室引流管颅外部分最高点位于耳蜗水平上 5cm，术后残腔引流管的颅外部分尽可能保持低位。

7．如术中放置了颅压监测探头，应进行颅压监测，并记录颅压改变和血压、CVP 和脱水治疗之间的关系。

8．查体项目包括：GCS 评分、肢体活动状态、瞳孔检查、双侧病理征检查和脑膜刺激征，并定期复查。

9．如果出现新发定位体征，在患者条件允许的情况下即刻行 CT 检查，并请相关科室会诊。

10．在脱水治疗过程中，要定期评估液体出入平衡，定期监测电解质改变。

11．脱水治疗过程中要注意评估机体循环状态，避免出现低血容量状态。

12．如果尿量超过 200ml/h，管床医师必须对多尿性质、容量状态、血钠和血钾进行评估。

13. 尿量超过 200ml/h，调整尿量记录间期为 30 分钟，如果超过 150ml/30min，尿量记录间期调整为 10 分钟。

14. 拔除气管插管前要仔细评估神志状态是否能够维持气道通畅。

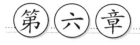

第六章

重症急性胰腺炎

（一）完善常规检查和治疗

凡是存在腹痛症状发作，考虑重症急性胰腺炎收入 ICU 的患者都需要在入科 4 小时内完成下列相关检查和治疗。

1. 病史采集　有无高脂血症、反复胆囊炎发作和胆结石病史及此次疾病加重的诱因，以明确诊断病因；发病后出现的呼吸、肾脏和肝脏等脏器受累情况；入科前所接受的药物或者辅助检查和治疗的情况；有无心肺等严重的基础疾病。

2. 化验检查　血常规，尿常规，大便常规，输血九项，肝功能，胰腺功能，肾功能动脉血气分析（如果存在休克，按照休克诊疗常规操作），血糖谱监测血糖变化，凝血功能，存在自身免疫疾病的患者需要查 ANA 和 ENA 等免疫学指标。

3. 体格检查　心率，血压，氧合状况，放置尿管记录每小时尿量，腹部查体了解肌紧张程度，听诊肠鸣音，测量腹腔内压。

4. 辅助检查　床旁 B-US 了解肝内外胆管有无明显扩张，胆囊有无结石，胆囊壁是否增厚；如果条件允许，可以外出行胰腺 CT 薄扫（如果条件许可，最好做增强 CT），通过影像学诊断评价 Balthazar CT 严重指数（CTSI）。

5. 支持治疗

（1）呼吸功能不全：考虑应用鼻导管吸氧→面罩吸氧→无创呼吸机→有创呼吸机支持→ECMO（体外膜氧合肺）+ 有创呼吸机支持。

（2）循环支持：依据有无休克和休克类型给予相应支持。

（3）神志障碍：如果烦躁明显，考虑胰性脑病影响，可应用镇静药物对症治疗。

（4）肾功能不全：小剂量应用呋塞米利尿，如果 24 小时应用呋塞米剂量超过 1g 的患者仍旧肌酐升高，尿量减少则考虑 CVVH 治疗。

（5）内分泌功能紊乱：监测血糖变化，应用胰岛素对症治疗；监测血清电解质情况，如果出现电解质紊乱给予及时纠正。

（6）早期全身营养支持治疗：鉴于短期内难以完全肠内营养，可以早期开始TPN支持治疗，如果不是由于高脂血症诱发的胰腺炎，患者可以应用脂肪乳，宜同时应用静脉谷氨酰胺。

（7）早期充分镇痛：避免应用吗啡，首选哌替啶镇痛。

6．目标治疗

（1）减少胰液分泌：①留置持续胃肠减压，间断药物灌肠；②应用抑酸药：如洛赛克；③应用胰酶抑制药物：如施他宁、善宁等。

（2）胆源性胰腺炎：如果胆道梗阻仍未解除，立即约请消化科、基本外科和介入科医师多科会诊，首选ERCP联合鼻胆管引流或十二指肠乳头切开治疗。

（3）高脂血症诱发胰腺炎：尽快下调血TG水平低于5.65mmol/L，必要时可考虑血浆置换。

（4）腹腔内高压综合征：早期发生的ACS往往需要手术减压，但是在重症急性胰腺炎的治疗过程中，由于大量液体复苏和疾病导致的腹腔内毛细血管渗漏增加可以加重ACS，此时可以通过调节血浆胶体渗透压甚至CRRT的方法缓解ACS，如果ACS持续加重且引起急性肾衰竭时，存在手术指征。

7．预防性治疗　早期应用针对肠杆菌的抗生素，同时，患者如果发烧及时留取血培养，做好PCT和G试验等相关化验检查。待患者腹部症状改善，全身炎性反应减弱，同时化验检查不提示感染的时候及时停止抗生素应用。定期复查腹部CT有助于诊断腹腔内感染灶形成。

（二）搜集疾病严重程度和进展情况，积极治疗（入科后48小时内完成）

1．搜集各项化验检查的数据结果，做出Ranson评分和入科后48小时内最高的APACHE Ⅱ评分。

2．早期应用肠内营养　倡导介入引导下空肠营养管鼻饲，理想的空肠营养管应该放到屈氏韧带下30cm处，从最开始的葡萄糖溶液逐渐加到整蛋白、整纤维的营养成分，总量也可以达到完全应用肠内营养提供全身所需热卡。肠内营养可以在疾病早期的时候就开始应用，增加肠内营养的时候需要时刻关注患者是否有出现腹胀和腹泻等不良反应，监测血胰腺功能，必要时暂停肠内营养，可以同时应用改善肠道菌群的药物。

（三）防止并发症，促进脏器恢复

1．如果没有新发腹部症状，则需在首次CT后一周复查胰腺增强CT，重复Balthazar CT严重指数（CTSI），了解患者疾病进展程度，如果坏死胰腺组织中可见大小不等、形态不规则的小气泡，提示继发感染，可以考虑介入引导下穿刺引流，同时留取感染物培养，应用敏感抗生素。

2.警惕腹腔内大出血、假性动脉瘤、肠穿孔和肠瘘的发生。

3.早期下地活动,减少DVT,肺部感染的发生率。

（四）患者不再需要脏器功能支持的时候,联系转入消化科或基本外科,完成后续治疗。

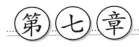

急性消化道出血处理常规

上消化道出血处理常规

1. 初步临床诊断鉴别诊断：是消化道出血吗？出血部位在哪里？出血量有多少？可能的原因是什么？是否仍在继续出血？

2. 核实并完善输血相关检查，ABO 血型，Rh 因子，感染四项。

3. 每 4 小时监测血常规一次，并观察记录输血后血红蛋白是否同步上升。一般按输入 2U 压缩 RBC，血红蛋白相应上升 1g/dl 计算。

4. 建立通畅静脉通路，必要时建立中心静脉及有创动脉导管监测，进行休克复苏，其中控制性休克复苏原则不适用于高血压、颅脑损伤及老年患者。

5. 针对原发病对症治疗：抑酸、抑酶和纠正出凝血功能；如临床诊断肝硬化食管胃底静脉曲张破裂出血，可临时紧急置入三腔二囊管止血。

6. 专科治疗常规：消化科、介入科和外科会诊决定需要做下述何种检查和治疗：血管造影、CTA、胃镜、结肠镜或手术。

下消化道出血处理常规

1. 在休克复苏上和上消化道出血类似，估计出血的量和速度，积极补充有效循环血容量，建立有效静脉通路，必要时输血，抗休克治疗，积极纠正出凝功能，补充凝血因子，动态监测血红蛋白。

2. 请介入科、消化科和外科会诊决定需要做下述何种检查：血管造影、CTA、结肠镜或手术，并做好相应的预案准备。

3. 如介入治疗失败，请外科会诊，必要时剖腹探查，术中备肠镜。

4. 如为间断反复下消化道出血，出血部位难以确定，必要时可以考虑核素显像定位以支持外科手术。

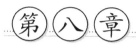

肝 脏 衰 竭

一、急性肝功能衰竭定义

急性肝功能衰竭（ALF）一般是指原来患肝病者肝脏受损后短时间内发生的严重临床综合征。依据 2005 年美国肝病学会发布的急性肝功能衰竭处理建议中，被最大范围采纳的 ALF 定义：指原来没有肝硬化的患者，在发病 26 周内出现凝血障碍（INR≥1.5）和不同程度神志障碍（肝性脑病）。肝豆状核变性、垂直获得性 HBV 或自身免疫性肝炎患者可能已存在肝硬化，如发病＜26 周，仍可纳入 ALF 的范畴。

二、病因

所有亲肝病毒都能引起 ALF。急性病毒性肝炎是 ALF 最常见的病因，占所有病例的 72%。但急性病毒性肝炎发生 ALF 者少于 1%。在我国，引起肝功能衰竭的主要病因是肝炎病毒（主要是乙型肝炎病毒），其次是药物及肝毒性物质（如酒精和化学制剂等）（表 2-8-1）。

表 2-8-1　肝功能衰竭原因

常见或较常见原因	少见或罕见原因
肝炎病毒	代谢异常
甲型、乙型、丙型、丁型（同时或重叠乙型）和戊型	肝豆状核变性和遗传性糖代谢障碍等
其他病毒	缺血缺氧
巨细胞病毒（CMV）、EB 病毒（EBV）、肠道病毒和疱疹病毒	休克和心力衰竭

续表

常见或较常见原因	少见或罕见原因
药物及肝毒性物质	肝移植、部分肝切除和肝脏肿瘤
异烟肼、利福平和对乙酰氨基酚	先天性胆道闭锁
抗代谢药物和化疗药物	其他
急性中毒	创伤和辐射等
酒精、毒覃、黄曲霉素和磷	
细菌及寄生虫等病原体感染	
妊娠期急性脂肪肝	
自身免疫性肝病	

三、病理

由肝炎病毒、药物中毒和毒覃中毒所致的 ALF，其肝病理特点为：广泛肝细胞变性坏死，肝细胞大块或弥漫性坏死，肝细胞消失，肝脏体积缩小。一般无肝细胞再生，多有网状支架塌陷，残留肝细胞肿胀、气球样变性，胞质嗜酸性小体形成，汇管区炎性细胞浸润。极少数可表现为多发局灶性肝细胞坏死。

妊娠期急性脂肪肝和 Reye 综合征等肝病理特点为：肝细胞内微泡状脂肪浸润，线粒体严重损害而致代谢功能异常，肝小叶至中带细胞增大，胞浆中充满脂肪空泡，呈蜂窝状，无大块肝细胞坏死。肝缩小不如急性重型肝炎显著。

四、临床表现

在急性肝功能衰竭发展过程中，机体有多系统受累，临床表现复杂，但以神经精神症状最为突出。

1. 肝性脑病　这是 ALF 最突出并具有诊断意义的早期临床表现，通常于起病 10 天以内迅速出现精神神经症状。特点为进行性精神神经变化。最早出现为多性格的改变，如情绪激动、精神错乱和嗜睡等，以后可有扑翼样震颤和阵发性抽搐，逐渐进入昏迷，最后各种反射消失。癫痫发作和肌痉挛在急性肝功能衰竭脑病中多于慢性肝性脑病。肝性脑病的发病机制很复杂，多年来提出了若干学说，且各有依据，但均不能全面解释临床和实验研究中的问题。其中蛋白质代谢障碍可能是核心因素。已知氨中毒是氮性或外源性肝性脑病的重要原因，对血氨不增高的肝性脑病患者，经研究证实多数有红细胞内氨量增高，所以氨在导致脑病中作用值得重视。近年对血中氨基酸检测研究，发现色氨酸增高可致脑病，同时有蛋氨酸、苯丙氨酸和酪氨酸增高。检测色氨酸不仅有助于肝性脑病的诊断，还可作为急性肝炎向重症转化及判断预后的指标。支链氨基酸（BCAA）却表现正常或减低。FHF 时，支 / 芳比值可由正常的 3～3.5 下降至 1.0

以下。近年有人认为，氨基酸的变化可能与血氨增高有关，提出血氨与氨基酸的统一学说。假性神经递质致肝性脑病，经重复试验未能证实，只有同时并有氨基酸代谢失平衡时，芳香族氨基酸通过血 - 脑脊液屏障，使 5- 羟色胺等抑制性神经递质增加并致去甲肾上腺素和多巴胺减少，而抑制大脑，出现意识障碍。经实验表明，在脑内递质浓度无变化时，通过神经递质受体的变化也可致脑病，因而又提出神经递质受体功能紊乱学说。总之，肝性脑病的发生是由多种毒性物质联合协同作用、多种致病因素致神经传导结构及功能异常，是多因素连锁反应综合作用的结果，引起临床上的综合征。

2. 黄疸 绝大多数患者有黄疸，并呈进行性加重，极少数患者黄疸较轻甚至完全缺如，后者往往见于Ⅱ型暴发性肝功能衰竭。其黄疸具有 3 个特点：①黄疸出现后在短期内迅速加深，如总胆红素 > 171μmol/L，同时具有肝功能严重损害的其他表现，如出血倾向、凝血酶原时间延长和 ALT 升高等。若只有较深黄疸，无其他严重肝功能异常，提示为肝内淤胆；②黄疸持续时间长，一般黄疸消长规律为加深、持续、消退 3 个阶段，若经 2～3 周黄疸仍不退，提示病情严重；③黄疸出现后病情无好转，一般急性黄疸型肝炎，当黄疸出现后，食欲逐渐好转，恶心呕吐减轻。如黄疸出现后 1 周症状无好转，需警惕为重型肝炎。

3. 凝血功能障碍和出血 50%～80% 暴发性肝功能衰竭会发生出血，出血部位以皮肤、齿龈、鼻黏膜、球结膜及胃黏膜等常见，颅内出血也可以发生，往往后果严重。引起出血的原因是多方面的，主要有：①凝血因子合成障碍：血浆内所有凝血因子均降低，但因Ⅶ因子在肝外合成，反而增高，凝血酶原时间明显延长；②血小板质与量异常：ALF 时血小板较正常小，电镜可见空泡、伪足和浆膜模糊。无肝性脑病时血小板正常。因骨髓抑制、脾功能亢进和血管内凝血所消耗，可致血小板减少；③ DIC 伴局部继发性纤溶：血浆内血浆素和其激活物质均降低，而纤维蛋白 / 纤维蛋白原降解产物增加；④弥漫性血管内凝血等。胃肠道黏膜糜烂可加重出血。

4. 肾功能不全 暴发性肝功能衰竭时，肾功能异常者达 50%～80%，其中肾功能不全者占 40%，半数为功能性肾衰竭，半数为急性肾小管坏死。有高尿钠、等渗尿及肾小管坏死。急性肾小管坏死与肝细胞坏死、内毒素血症、利尿剂应用不当、胃肠出血致低血容量及低血压等因素有关。功能性肾衰竭多与血管紧张素水平升高及前列腺素减少引起肾血管收缩，肾小球滤过率降低有关。有报告，肾衰竭在 ALF 死因中占首位，值得注意。暴发性肝功能衰竭因尿素氮合成降低，血尿素氮常不高，因此唯有血清肌酐水平高低才能反映肾衰竭的严重程度。

5. 感染 暴发性肝功能衰竭患者常伴有各种感染，常见感染部位为呼吸道、泌尿道、胆道及腹腔。这主要是由于患者细胞免疫及体液免疫功能下降，也与患者昏迷及肠道屏障功能下降有关。

6. 电解质及酸碱平衡紊乱 以呼吸性酸中毒和低钾血症最常见。

7. 其他 低血压、低血糖和心肺并发症等。

五、实验室检查

1. 血清胆红素测定 常呈进行性增高。

2. 血清转氨酶 谷丙转氨酶和谷草转氨酶常明显升高，尤以后者升高明显。谷草转氨酶/谷丙转氨酶比值对估计预后有意义，存活者比值位于 0.31～2.26 之间，平均为 1.73。当血清胆红素明显上升而转氨酶下降，这就是所谓的胆酶分离现象，对暴发性肝功能衰竭的诊断及预后有重要意义。

3. 血清胆固醇与胆固醇脂 胆固醇与胆固醇脂主要在肝细胞内合成，合成过程需多次酶促反应。正常血清胆固醇浓度为 2.83～6.00mmol/L，若低于 2.6mmol/L，则提示预后不良，暴发性肝功能衰竭时，胆固醇脂也常明显下降。

4. 血清胆碱酯酶活力 胆碱酯酶有两种，乙酰胆碱酯酶和丁酰胆碱酯酶。后者在肝细胞内合成，暴发性肝功能衰竭时此酶活力常明显下降。

5. 血清白蛋白 最初可在正常范围内，若白蛋白逐渐下降，则预后不良。

6. 凝血酶原时间及凝血酶原活动度 暴发性肝功能衰竭时，发病数天内即可有凝血酶原时间延长及凝血酶原活动度降低。凝血酶原时间测定是目前最常见的评估肝细胞功能的指标之一，但需排除因维生素 K 缺乏所致的凝血酶原时间延长。

7. 凝血因子测定 Ⅱ、Ⅴ、Ⅶ、Ⅸ和Ⅹ等因子明显减少。

8. 其他检查 肝炎病毒标志物包括甲、乙、丙、戊及其他病毒抗体的检查，有助于病因的诊断。血氨和血浆氨基酸测定有助于肝性脑病的诊断及处理。细菌学检查及鲎试验有利于确定感染的存在。电解质检查对监测患者的病情极为重要。

六、分类及诊断

(一) 分类

根据中华医学会感染病学分会和中华医学会肝病学分会组织国内有关专家，2006 年制订的我国第一部《肝衰竭诊疗指南》，按照肝功能衰竭病理组织学特征和病情发展速度，肝功能衰竭可被分为四类：急性肝功能衰竭（acute liver failure，ALF）、亚急性肝功能衰竭（subacute liver failure，SALF）、慢加急性（亚急性）肝功能衰竭（acute-on-chronic liver failure，ACLF）和慢性肝功能衰竭（chronic liver failure，CLF）。急性肝功能衰竭的特征是起病急，发病 2 周内出现以Ⅱ度以上肝性脑病为特征的肝功能衰竭综合征；亚急性肝功能衰竭起病较急，发病 15 天到 26 周内出现肝功能衰竭综合征；慢加急性（亚急性）肝功能衰竭是在慢性肝病基础上出现的急性肝功能失代偿；慢性肝功能衰竭是在肝硬化基础上，肝功能进行性减退导致的以腹水或门静脉高压、凝血功能障碍和肝性脑病等为主要表现的慢性肝功能失代偿。

（二）分期

根据临床表现的严重程度，肝功能衰竭可分为早期、中期和晚期。

1. 早期

（1）极度乏力，并有明显厌食、呕吐和腹胀等严重消化道症状。

（2）黄疸进行性加深（血清总胆红素≥171μmol/L 或每日上升≥17.1μmol/L）。

（3）有出血倾向，30%＜凝血酶原活动度（prothrombin activity，PTA）≤40%。

（4）未出现肝性脑病或明显腹水。

2. 中期　在肝功能衰竭早期表现基础上，病情进一步发展，出现以下两条之一者。

（1）出现Ⅱ度以下肝性脑病和（或）明显腹水。

（2）出血倾向明显（出血点或瘀斑），且 20%＜PTA≤30%。

3. 晚期　在肝功能衰竭中期表现基础上，病情进一步加重，出现以下三条之一者。

（1）有难治性并发症，如肝肾综合征、上消化道大出血、严重感染和难以纠正的电解质紊乱等。

（2）出现Ⅲ度以上肝性脑病。

（3）有严重出血倾向（注射部位瘀斑等），PTA≤20%。

（三）诊断

1. 临床诊断　肝功能衰竭的临床诊断需要依据病史、临床表现和辅助检查等综合分析而确定。

（1）急性肝功能衰竭：急性起病，2 周内出现Ⅱ度及以上肝性脑病（按Ⅳ度分类法划分）并有以下表现者：①极度乏力，并有明显厌食、腹胀、恶心和呕吐等严重消化道症状；②短期内黄疸进行性加深；③出血倾向明显，PTA≤40%，且排除其他原因；④肝脏进行性缩小。

（2）亚急性肝功能衰竭：起病较急，15 天到 26 周出现以下表现者：①极度乏力，有明显的消化道症状；②黄疸迅速加深，血清总胆红素大于正常值上限 10 倍或每日上升≥17.1μmol/L；③凝血酶原时间明显延长，PTA≤40% 并排除其他原因者。

（3）慢加急性（亚急性）肝功能衰竭：在慢性肝病基础上，短期内发生急性肝功能失代偿的主要临床表现。

（4）慢性肝功能衰竭：在肝硬化基础上，肝功能进行性减退和失代偿。诊断要点为：①有腹水或其他门静脉高压表现；②可有肝性脑病；③血清总胆红素升高，白蛋白明显降低；④有凝血功能障碍，PTA≤40%。

2. 组织病理学表现　组织病理学检查在肝功能衰竭的诊断、分类及预后判定上具有重要价值，但由于肝功能衰竭患者的凝血功能严重降低，实施肝穿刺具有一定的风险，在临床工作中应特别注意。肝功能衰竭时（慢性肝功能衰竭除外），肝脏组织学可观察到广泛的肝细胞坏死，坏死的部位和范围因病因和病程不同而不同。按照坏死的范围及程度，可分为大块坏死（坏死范围超过肝实质的 2/3）、亚大块坏死（约占肝实质的 1/2～2/3）、融合性坏死（相邻成片的肝细胞坏死）及桥接坏死（较广泛的融合性坏死并破坏肝实质结构）。在不同病程肝功能衰竭肝组织中，可观察到一次性或多次性的新旧不一肝细胞坏死的病变情况。目前，肝功能衰竭的病因、分类和分期与肝组织学改变的关联性尚未取得共识。鉴于在我国以乙型肝炎病毒（HBV）感染所致的肝功能衰竭最为多见，因此该指南是以 HBV 感染所致的肝功能衰竭为例，介绍各类肝功能衰竭的典型病理表现。

（1）急性肝功能衰竭：肝细胞呈一次性坏死，坏死面积≥肝实质的 2/3，或亚大块坏死，或桥接坏死，伴存活肝细胞严重变性，肝窦网状支架不塌陷或非完全性塌陷。

（2）亚急性肝功能衰竭：肝组织呈新旧不等的亚大块坏死或桥接坏死；较陈旧的坏死区网状纤维塌陷，或有胶原纤维沉积；残留肝细胞有程度不等的再生，并可见细小胆管增生和胆汁淤积。

（3）慢加急性（亚急性）肝功能衰竭：在慢性肝病病理损害的基础上，发生新的程度不等的肝细胞坏死性病变。

（4）慢性肝功能衰竭：主要为弥漫性肝脏纤维化以及异常结节形成，可伴有分布不均的肝细胞坏死。

3. 肝功能衰竭诊断格式　肝功能衰竭不是一个独立的临床诊断，而是一种功能判断。在临床实际应用中，完整的诊断应包括病因、临床类型及分期，建议按照以下格式书写，例如：

（1）药物性肝炎
　　　急性肝功能衰竭

（2）病毒性肝炎，急性，戊型
　　　亚急性肝功能衰竭（中期）

（3）病毒性肝炎，慢性，乙型
　　　病毒性肝炎，急性，戊型
　　　慢加急性（亚急性）肝功能衰竭（早期）

（4）肝硬化，血吸虫性
　　　慢性肝功能衰竭

（5）亚急性肝功能衰竭（早期）

　　　　原因待查（入院诊断）

　　　　原因未明（出院诊断）（写出可疑原因并打问号）

七、肝功能衰竭的治疗

（一）内科综合治疗

目前肝功能衰竭的内科治疗尚缺乏特效药物和手段。原则上强调早期诊断、早期治疗，针对不同病因采取相应的综合治疗措施，并积极防治各种并发症。

1. 一般支持治疗　安静休息，减少体力消耗，减轻肝脏负担，避免外界刺激，积极寻找病因。测定血糖、血对乙酰氨基酚浓度、血浆铜蓝蛋白（50 岁以下）和 PT。行血清肝炎病毒标志物检查和毒物筛选实验。加强病情监护，密切观察患者精神状态、血压和尿量。常规给予 H_2 受体拮抗剂预防应激性溃疡。通常需要保留尿管以测定每小时尿量，静脉导管插管监测中心静脉压，动脉插管连续检测血压和采集血标本。病情进一步恶化需要通气者常需要更进一步的血流动力学监测，并进行颅内压监测和颈内静脉置管。高碳水化合物、低脂、适量蛋白质饮食；进食不足者，每日静脉补给足够的液体和维生素，保证每日 6272kJ（1500kcal）以上的总热量。积极纠正低蛋白血症，补充白蛋白或新鲜血浆，并酌情补充凝血因子。注意纠正水、电解质及酸碱平衡紊乱，特别要注意纠正低钠、低氯、低钾血症和碱中毒。皮质类固醇、肝素、胰岛素和胰高血糖素治疗无效。注意消毒隔离，加强口腔护理，预防医院内感染发生。抗病毒药未被用于治疗 ALF。

2. 针对病因和发病机制的治疗

（1）针对病因治疗或特异性治疗：针对不同病因采取不同措施。在对病毒性肝炎相关肝功能衰竭患者是否应用抗病毒药物治疗方面争议颇多。对于甲型、丙型、丁型和戊型肝炎所致肝功能衰竭，目前多不推荐抗病毒治疗。对于 HBV 复制活跃的病毒性肝炎肝功能衰竭患者，目前多主张在早期采用有效的抗病毒治疗，以阻止 HBV 复制，继而阻止免疫病理损伤。干扰素在肝功能衰竭时一般不宜使用；拉米夫定、阿德福韦和恩替卡韦等核苷类似物的应用近年有增多趋势。但此类药物是否能真正改善乙型病毒性肝炎肝功能衰竭患者的预后，有待多中心、前瞻性、大样本的临床研究。中华医学会感染病学分会和中华医学会肝病学分会《肝衰竭诊疗指南》（2006 年版）推荐：①对 HBV DNA 阳性的肝功能衰竭患者，在知情同意的基础上可尽早酌情使用核苷类似物，如拉米夫定、阿德福韦酯和恩替卡韦等，但应注意后续治疗中病毒变异和停药后病情加重的可能；②对于药物性肝功能衰竭，应首先停用可能导致肝损害的药物；对乙酰氨基酚中毒所致者，给予 N- 乙酰半胱氨酸（NAC）治疗，最好在肝功能衰竭出现前即用口服活性炭加 NAC 静脉滴注；③毒蕈中毒根据欧美的临床经验可应用水飞蓟素或青霉素 G。

（2）免疫调节治疗：目前对于肾上腺皮质激素在肝功能衰竭治疗中的应用尚存在不同意见。非病毒感染性肝功能衰竭，如自身免疫性肝病及急性乙醇中毒（严重酒精性肝炎）等是其适应证。其他原因所致的肝功能衰竭早期，若病情发展迅速且无严重感染、出血等并发症者，可酌情使用。为调节肝功能衰竭患者机体的免疫功能、减少感染等并发症，可酌情使用胸腺素 α_1 等免疫调节剂，它对 T 淋巴细胞功能可能有双向调整作用，同时可增强抑制肝炎病毒的复制。静脉用免疫球蛋白，具有免疫替代和免疫调节的双重治疗作用，对于预防和控制肝功能衰竭患者发生各类感染及减少炎症反应具有重要作用，目前多推荐使用。近来有人采用环孢素 A 和 FK 506 治疗急性肝功能衰竭，通过强烈抑制机体免疫反应减轻肝细胞坏死，但剂量和疗效均有待进一步确定。

（3）促肝细胞生长治疗：为减少肝细胞坏死，促进肝细胞再生，可酌情使用促肝细胞生长素和前列腺素 E_1 脂质体等药物，但疗效尚需进一步确认。

（4）其他治疗：可应用肠道微生态调节剂、乳果糖或拉克替醇，以减少肠道细菌易位或内毒素血症；酌情选用改善微循环药物及抗氧化剂，如 NAC 和还原型谷胱甘肽等治疗。抗内毒素治疗，目前尚缺乏疗效满意的药物。可间歇应用广谱抗生素、口服乳果糖或拉克替醇、抗内毒素单克隆抗体和抗 TNF-α 单克隆抗体等。

3. 防治并发症

（1）肝性脑病：ALF 肝性脑病常骤起，偶有发生在黄疸之前。常有激动、妄想和运动过度，迅速转为昏迷。有报道，苯二氮䓬和受体拮抗剂氟马西尼（flumazenil）可暂时减轻昏迷程度。治疗上应：①去除诱因，如严重感染、出血及电解质紊乱等；②限制蛋白质饮食；③应用乳果糖或拉克替醇，口服或高位灌肠，可酸化肠道，促进氨的排出，减少肠源性毒素吸收；④视患者的电解质和酸碱平衡情况酌情选择精氨酸、鸟氨酸 - 门冬氨酸等降氨药物；⑤酌情使用支链氨基酸或支链氨基酸、精氨酸混合制剂以纠正氨基酸失衡；⑥人工肝支持治疗（参见人工肝部分）。

（2）脑水肿：75%～80% 的 4 型肝性脑病的 ALF 患者发生脑水肿，是 ALF 的主要死因。提示颅内压增高的临床征兆有：①收缩期高血压（持续性或阵发性）；②心动过缓；③肌张力增高，角弓反张；④去脑样姿势瞳孔异常（对光反射迟钝或消失）；⑤脑干型呼吸，呼吸暂停。治疗上：①应用甘露醇是治疗脑水肿的主要方法，但肝肾综合征患者慎用；②袢利尿剂，一般选用呋塞米，可与渗透性脱水剂交替使用；③全身适度降温疗法（32～34℃）；④ N- 乙酰半胱氨酸（NAC）：最近英国对 12 例有 4 型肝性脑病暴发性肝功能衰竭患者用 NAC 治疗，发现治疗组颅内压明显降低，脑血流增加，并且脑细胞缺氧缓解；⑤益生物制剂，包括益生元和益生物，其在肝性脑病中的作用目前颇受重视，但有待进一步的实验和临床研究；⑥人工肝支持治疗（参见人工肝部分）。

（3）肝肾综合征：①肝肾综合征重在预防；②药物治疗：主要包括内脏血管收缩药和扩张肾动脉的药物，但扩张肾动脉的药物，如多巴胺及前列腺素类似物等效果不佳，已不再推荐使用。内脏血管收缩药主要包括 3 类：垂体后叶素类似物（鸟氨酸加压素和特利加压素）；生长抑素类似物（奥曲肽）；α 肾上腺素受体激动药物（米多君，去甲肾上腺素）。目前应用最多的是特利加压素，与白蛋白联合应用可明显改善 I 型肝肾综合征患者的肾小球滤过率，增加肌酐清除率。但急性肝功能衰竭患者应慎用特利加压素，以免因脑血流量增加而加重脑水肿；③人工肝支持治疗，如血液透析和 MARS 治疗。目前认为血浆滤过疗效优于传统的透析疗法；④经颈静脉肝内门体分流术（TIPS），有研究显示，TIPS 可以改善肾功能和肾小球滤过率，但与内脏血管收缩药比较，疗效较差。2005 年美国肝病学会的诊疗指南不推荐使用；⑤肝移植；⑥人工肝支持治疗（参见人工肝部分）。

（4）感染：①肝功能衰竭患者容易合并感染，常见原因是机体免疫功能低下、肠道微生态失衡、肠黏膜屏障作用降低及侵袭性操作较多等；②肝功能衰竭患者常见感染包括自发性腹膜炎、肺部感染和败血症等；③感染的常见病原体为大肠埃希菌等革兰阴性杆菌、葡萄球菌、肺炎链球菌、厌氧菌、肠球菌等细菌以及假丝酵母菌等真菌；④一旦出现感染，应首先根据经验用药，选用强效抗生素或联合应用抗生素，同时可加服微生态调节剂。尽可能在应用抗生素前进行病原体分离及药敏试验，并根据药敏实验结果调整用药。同时注意防治二重感染。

（5）出血：①对门静脉高压性出血患者，为降低门静脉压力，首选生长抑素类似物，也可使用垂体后叶素（或联合应用硝酸酯类药物）；可用三腔管压迫止血；或行内窥镜下硬化剂注射或套扎治疗止血；内科保守治疗无效时，可急诊手术治疗；②对弥漫性血管内凝血患者，可给予新鲜血浆、凝血酶原复合物和纤维蛋白原等补充凝血因子，血小板显著减少者可输注血小板，应维持血小板 $50 \times 10^9/L$ 以上，并可酌情给予小剂量低分子肝素或普通肝素，对有纤溶亢进证据者可应用氨甲环酸或止血芳酸等抗纤溶药物。

（二）人工肝支持治疗

1. 治疗机制和方法　人工肝是指通过体外的机械、物理化学或生物装置，清除各种有害物质，补充必需物质，改善内环境，暂时替代衰竭肝脏部分功能的治疗方法，能为肝细胞再生及肝功能恢复创造条件或等待机会进行肝移植。人工肝支持系统分为非生物型、生物型和组合型 3 种。非生物型人工肝已在临床广泛应用并被证明确有一定疗效。目前应用的非生物型人工肝方法包括血浆置换(plasma exchange,PE)、血液灌流(hemoperfusion,HP)、血浆胆红素吸附(plasma bilirubin absorption,PBA)、血液滤过(hemofiltration,HF)、血液透析(hemodialysis,HD)、白蛋白透析(albumin dialysis,AD)、血浆透析滤过(plasma diafiltration,PDF)和持续性血液净化疗法(continuous blood purification,CBP)等。由于各种人工肝的原理不同,应根据患者的具体情况选择不同方法单独或联合使用:伴有脑水肿或肾衰竭时,可选用 PE 联合 CBP、HF 或 PDF;伴有高胆红素血症时,可选用 PBA 或 PE;伴有水电解质紊乱时,可选用 HD 或 AD。应注意人工肝治疗操作的规范化。

生物型及组合生物型人工肝不仅具有解毒功能,而且还具备部分合成和代谢功能,是人工肝发展的方向,现正处于临床研究阶段。

2. 适应证

(1)各种原因引起的肝功能衰竭早、中期,PTA 在 20%～40% 之间和血小板 $> 50 \times 10^9$/L 为宜;晚期肝功能衰竭患者也可进行治疗,但并发症多见,应慎重;未达到肝功能衰竭诊断标准,但有肝功能衰竭倾向者,也可考虑早期干预。

(2)晚期肝功能衰竭肝移植术前等待供体、肝移植术后排异反应和移植肝无功能期。

3. 相对禁忌证

(1)严重活动性出血或弥漫性血管内凝血者。

(2)对治疗过程中所用血制品或药品如血浆、肝素和鱼精蛋白等高度过敏者。

(3)循环功能衰竭者。

(4)心脑梗死非稳定期者。

(5)妊娠晚期。

4. 并发症 人工肝治疗的并发症有过敏反应、低血压、继发感染、出血、失衡综合征、溶血、空气栓塞、水电解质及酸碱平衡紊乱等。随着人工肝技术的发展,并发症发生率逐渐下降,一旦出现,可根据具体情况给予相应处理。

(三)肝移植

肝移植在目前已成为治疗肝功能衰竭切实有效的手段。目前两个最常用的选择肝移植患者的标准主要采用英国皇家学院和法国制定的标准。

1. 适应证

(1)各种原因所致的中晚期肝功能衰竭,经积极内科和人工肝治疗疗效欠佳。

(2)各种类型的终末期肝硬化。

2. 禁忌证

(1)绝对禁忌证:①难以控制的全身性感染;②肝外有难以根治的恶性肿瘤;③难以戒除的酗酒或吸毒;④合并严重的心、脑、肺等重要脏器质性病变;

⑤难以控制的精神疾病。

（2）相对禁忌证：①年龄大于 65 岁；②肝脏恶性肿瘤伴门静脉主干癌栓或转移；③合并糖尿病和心肌病等预后不佳的疾病；④胆道感染所致的败血症等严重感染；⑤获得性人类免疫缺陷病毒感染；⑥明显门静脉血栓形成等解剖结构异常。

3. 移植肝再感染肝炎病毒的预防和治疗

（1）HBV 再感染：HBV 再感染的预防方案是，术前拉米夫定、阿德福韦酯或恩替卡韦等核苷类抗病毒药使用 1 个月以上，术中和术后较长时间应用高效价乙型肝炎免疫球蛋白与核苷类抗病毒药物。

（2）丙型肝炎病毒再感染：目前对于丙型肝炎病毒感染患者肝移植术后肝炎复发，尚无有效的预防方法。移植后可酌情给予干扰素 α 和利巴韦林联合抗病毒治疗。

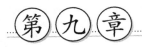

心 肺 复 苏

心肺复苏（cardiac pulmonary resuscitation，CPR）是指针对心跳、呼吸骤停采取的抢救措施，现代 CPR 的基本框架形成的标志是确立 CPR 的四大基本技术，即口对口人工呼吸、胸外心脏按压、体表电除颤和肾上腺素等药物的应用。经过不断发展，CPR 技术日益完善。欧美等国家多次召集全国性 CPR 专题会议，颁布和多次修订各自的心肺复苏标准或指南。国际复苏联络委员会（International Liaison Committee on Resuscitation，ILCOR）于 2000 年颁布第一部国际性复苏指南，此后，ILCOR 召开一系列会议，总结近年来复苏医学领域的研究成果和进行科学的证据评估，就复苏指南的修订达成国际性协调意见，2010 年，ILCOR 和美国心脏病学会（AHA）先后发表了最新的《心肺复苏与心血管急救指南》。我科 CPR 抢救常规主要依据最新指南制订。

除心脏本身的病变外，缺氧、休克、严重水电酸碱平衡紊乱、中毒和呼吸系统疾病等均可导致心搏骤停。心搏骤停常见的心电图类型包括心室颤动（VF）、无脉搏性室性心动过速（VT）、心室停搏和无脉搏电活动（pulseless electrical activity，PEA）等几种，依据是否需要进行电击除颤及电击是否能够有效恢复灌注性心律，又分为可电击性心律和非可电击性心律两类。可电击性心律包括 VF 和无脉搏 VT，发病率最高，抢救成功率也最高。非可电击性心律指心室停搏和无脉搏电活动。无脉搏电活动涵盖一组不同的无脉搏心律，假性电机械分离、心室自主节律、心室逸搏节律及除颤后心室自主节律等，复苏效果普遍极差。

一、基础生命支持

（一）心跳呼吸停止的判断

心跳呼吸停止的判断越迅速越好，只需进行患者有无应答反应、有无呼吸及有无心跳三方面的判断。院内急救，尤其是 ICU 内，可根据心电监测直接发现心搏骤停，但也应避免不必要的延误，可结合以下措施，如观察动脉压力波形、观察呼气末二氧化碳波形、听诊心音、测量血压和检查瞳孔等。

1. 判断患者有无反应　循环停止 10 秒钟，大脑因缺氧而发生昏迷，故意识消失是心搏骤停的首要表现。判断意识消失的方法是拍打或摇动患者，并大声呼唤。

2. 判断有无呼吸　心跳停止者大多呼吸停止，偶尔也可有叹息样或不规则呼吸，有些患者则有明显气道梗阻表现。判断的方法是，用眼睛观察胸廓有无隆起的同时，施救者将自己的耳面部靠近患者口鼻，感觉和倾听有无气息。判断时间不应超过 10 秒钟。若不能肯定，应视为呼吸不正常，立即采取复苏措施。

3. 判断有无心跳　徒手判断心跳停止的方法是触颈总动脉搏动，首先用示指和中指触摸到甲状软骨，向外侧滑到甲状旁沟即可。也应在 10 秒钟内完成。

近年来，触摸颈动脉搏动判断心跳的方法受到质疑，原因在于即使是受过训练的医务人员，也很难在短时间内准确判断脉搏，从而导致复苏的延误甚至放弃。2010 年 AHA 指南取消了既往 CPR 程序中的"看、听和感觉呼吸"，强调在确认成人患者无反应且没有呼吸或不能正常呼吸之后立即开始复苏步骤。专业医务人员检查脉搏的时间不应超过 10 秒钟；若 10 秒钟内不能确定存在脉搏与否，立即进行胸外按压。

（二）胸外按压

胸外按压通过提高胸腔内压力和直接压迫心脏产生血流。按压产生的血流可为心肌和脑组织提供一定水平的血流灌注，对于恢复自主循环和减轻脑缺氧损害至关重要。高质量的胸外按压是复苏成功的关键。其要点如下：①按压部位为胸骨下半部分的中间，直接将手掌置于胸部中央，相当于双乳头连线水平即可；②按压手法是：施救者用一只手的掌根置于按压点，另一手掌重叠于其上，手指交叉并翘起；双肘关节与胸骨垂直，利用上身的重力快速下压胸壁；③成人患者按压频率至少为 100 次／分钟，按压深度至少为 5cm；④按压和放松时间大致相当，放松时手掌不离开胸壁，但必须让胸廓充分回弹；⑤按压／通气比对所有年龄段患者实施单人 CPR 以及对成人实施双人 CPR 均按照 30∶2 给予按压和通气。因小儿停跳多系窒息所致，故专业急救人员对婴儿及青春期前儿童进行双人 CPR 时，可采用 15∶2 的按压 - 通气比。而新生儿 CPR 时，对氧合和通气的要求远远高于胸外按压，故保留 3∶1 按压 - 通气比；⑥不要依赖颈动脉或股动脉搏动来评估按压是否有效。为了保障高质量的胸外按压，除以足够的速率和幅度进行按压，保证每次按压后胸廓充分回弹外，还必须保证按压的连续性，最大限度地减少按压中断的次数和时间。正确的胸外按压极易疲劳，多人施救应尽可能轮换进行，以免影响按压质量。一般约 2 分钟轮换 1 次，可利用轮换时间进行心律检查。

（三）开放气道

心搏骤停后昏迷的患者舌根、软腭及会厌等口咽软组织松弛后坠，必然导致上呼吸道梗阻。解除上呼吸道梗阻的基本手法有：①仰头抬颏法：施救者一手置于患者额头，轻轻使头部后仰，另一手置于其颏下，轻轻抬起使颈部前伸；②托颌法：施救者的示指及其他手指置于下颌角后方，向上和向前用力托起，并利用拇指轻轻向前推动颏部使口张开。托颌法适用于怀疑存在颈椎损伤（如高处坠落伤、头颈部创伤和浅池跳水受伤等）患者。如果托颌法未能成功开放气道，应改用仰头抬颏法。

绝大多数口腔软组织导致的气道梗阻，通过以上手法便可解除。效果不佳时，应查找其他导致梗阻的原因。若口腔内可见固体异物，应立即用手指清除。患者若戴有义齿，已经破损或不能恰当固定者，应该取除。固定良好的完好义齿可保留，以维持口腔的整体外形，便于面罩加压通气时的有效密闭。

重症患者很多已经有人工气道，如气管插管或气管切开管，但仍有很大可能存在气道不通畅，如痰痂、气管插管脱出、打折和异位等，必须予以处理，否则无法成功复苏。

（四）人工呼吸

1. 口对口和口对鼻通气　CPR 的基本技术之一，施救者一手捏住患者鼻子，另一手推起患者颏部保持气道开放，眼睛观察胸部运动。平静吸气（不必深吸气）后，用口包住患者口腔向里吹气。吹气时间大约 1 秒钟左右，观察到胸部隆起即可。对口腔严重创伤而不能张开者、口对口通气无法密闭者或溺水者在水中施救等，可采用口对鼻通气。

2. 应用气囊 - 面罩进行人工通气　院内 CPR 时一般用气囊 - 面罩进行人工通气。单人进行气囊 - 面罩通气时，施救者一只手用拇指和示指扣压面罩，中指及其他手指抬起下颌，另一只手捏气囊，技术要求颇高，且容易疲劳。双人操作则容易保障有效的开放气道和通气。无论单人还是双人操作，通气量只需使胸廓隆起即可，频率保持在 8～10 次 / 分，避免快速和过分用力加压通气。应避免过度通气。

无论采取何种方式通气，均要求在通气之前开始胸外按压。单人施救者应首先进行 30 次胸外按压，然后开放患者气道进行 2 次人工呼吸。

二、高级心脏生命支持

（一）体表电除颤

1. 早期体表电除颤是心搏骤停后存活的关键，其理由如下：①目击下心搏骤停最常见的初始心律是室颤；②电击除颤是治疗室颤的有效手段；③除颤成功的可能性随时间推移而迅速降低；④若不能及时终止室颤，有可能在数分钟内转变为心室停顿等更加难治的心律失常。

2．除颤器的类型 除颤机制是以一定能量电流瞬间通过心肌，使绝大部分心肌细胞发生同步去极化，从而恢复窦性节律。按所输出的除颤电流特征可分为单相波除颤器和双相波除颤器。双相波除颤是近年来应用日益广泛的技术，其优点是除颤成功率高和除颤电能小，从而造成的心肌损害轻微，已逐渐取代单相波除颤。

3．电除颤的适应证 室颤或无脉搏的室速是电除颤治疗的适应证。没有证据表明电除颤对治疗心室停顿等有益，相反，重复电击可能导致心肌损害。目前除颤器一般具有快速监测和诊断功能，确定是否存在室颤，不必要进行盲目除颤。

4．电击除颤的技术 ①除颤电极：有手柄式和粘贴式两种，一般手动式除颤器多用手柄式电极，使用前需涂导电胶以减少与胸壁的电阻抗；电极安放部位是胸骨心尖位（sternal-apical position），电极分别置于胸骨右缘第 2 肋间和左第 5 肋间腋中线；②不同除颤仪和除颤波形所需要的电能不同，一般除颤器均在显著位置标明有效除颤电能，双相波初始电击使用 120～200J，其后选用相同或更大剂量。不了解使用设备的有效剂量范围时，可以使用设备的最大电能。单相波初始及后续电击均采用 360J。若电击成功除颤后室颤复发，再次电击采用先前成功除颤的电能进行；③电击前的 CPR：对院外心搏骤停患者，应立即开始 CPR，尽早电除颤。院内停跳一般发生于监测下或目击下，3 分钟内应首先进行电除颤；④电击次数：对所有室颤或无脉搏的室速电除颤治疗时，均采用单次电击策略。单次电除颤完毕立即恢复 CPR，首先行胸外心脏按压，完成 5 个 30：2 周期（约 2 分钟）的 CPR 后，再停止 CPR（暂停时间不超过 10 秒钟）检查是否恢复自主心律及脉搏。

（二）呼吸管理

开放呼吸道和保障充分通气仍然是重要的任务。我科要求应进行气管插管，但应注意操作时须中断胸外按压，应尽可能缩短按压中断时间。放置高级气道后便可连接呼吸机或呼吸囊进行辅助或控制通气。通气频率保持在 10～12 次 / 分，不必考虑通气 / 按压比，也无需中断胸外按压。复苏时应给予纯氧吸入，复苏成功后下调吸入氧浓度，维持氧饱和度 95% 左右。

（三）建立复苏用药途径

抢救心搏骤停的用药途径有 3 种：静脉途径、骨髓腔途径和气管途径。首选静脉途径，静脉途径又分为外周静脉和中心静脉两种。与外周静脉比较，经中心静脉用药，血浆药物峰浓度高，循环时间短。但中心静脉置管操作需要中断 CPR，并且有许多并发症，而外周静脉置管快捷简便，一般作为首选。

某些抢救药物可通过气管给予。但是通过气管给药所达到的血浆药物浓度难以准确预知，最佳用药剂量也不完全明了。已证明，CPR时气管内应用肾上腺素的剂量，是静脉用药剂量的3～10倍。故肾上腺素气管内给药时，单次剂量为3mg，用至少10ml的注射用水稀释后应用。

(四) 复苏药物

复苏药物应在脉搏检查后、除颤器充电时或除颤后尽早给药，给药时不应中断CPR，抢救人员应该在下一次检查脉搏前准备下一剂药物，以便在脉搏检查后尽快使用。

1. 肾上腺素　首选，用法是1mg静脉注射，每3～5分钟重复1次。若静脉通路未能及时建立，可通过气管导管使用肾上腺素，剂量为3mg。有时自主循环恢复后仍然需要用肾上腺素输注维持血压，剂量过大可能导致心动过速和加重心肌缺血、并可能诱发VF和VT。

2. 胺碘酮　是作用于心肌细胞膜的抗心律失常药，通过对钠、钾和钙等离子通道的影响发挥作用。对CPR、电击除颤和缩血管药等治疗无反应的VF/无脉搏VT患者，初始剂量为300mg，用5%葡萄糖液稀释到20ml静脉或骨髓腔内注射，随后可追加150mg。

3. 利多卡因　是一种相对安全的抗心律失常药，但用于心搏骤停的抢救治疗，其短期或长期效果均没有得到证实。没有胺碘酮或使用禁忌时应用利多卡因抢救心搏骤停，可考虑静脉注射利多卡因100mg（1～1.5mg/kg）。若VF/VT持续存在，每隔5～10分钟追加0.5～0.75mg/kg，第1小时的总剂量不超过3mg/kg。

4. 硫酸镁　镁缺乏时补充镁剂是有益的，但心搏骤停时常规使用镁剂的价值没有得到肯定。使用的指征包括：①对电击无效的顽固性VF并可能有低镁血症；②室性快速性心律失常并可能有低镁血症；③尖端扭转型室性心动过速；④洋地黄中毒。对电击无效的顽固性VF，静脉注射硫酸镁的初始剂量为2g，1～2分钟内注射完毕，10～15分钟后可重复。

5. 阿托品　2010年AHA指南不再建议在治疗无脉性心电活动、心搏停止时常规使用阿托品。

6. 碳酸氢钠　心搏骤停后可出现混合性酸中毒，既有呼吸性因素，又有代谢性因素。恢复酸碱平衡的最有效方法是通过良好的胸外按压以支持组织灌注和心排出量，争取迅速恢复自主循环，同时进行恰当的人工通气。仅在严重代谢性酸中毒时才进行纠酸治疗，而在心搏骤停和CPR（尤其院外停跳）期间，或自主循环恢复后阶段，均不建议常规应用碳酸氢钠。复苏后动脉血气分析显示 pH < 7.1（BE 在 -10mmol/L 以下）时可考虑应用碳酸氢钠。有以下情况时可考虑积极应用：①存在危及生命的高钾血症或高血钾引起的停跳；②原有严重的代谢性酸中毒；③三环类抗抑郁药中毒。

三、停搏后处理

(一)体温管理

1. **高热的治疗**　复苏后 72 小时内的体温升高均应进行积极的治疗。心搏骤停后最初 24 小时内发生高热甚为常见。研究表明,体温在 37℃ 以上时,每升高 1℃,不良神经学结局的风险便增加。故应该采用药物或主动性降温等方法将体温控制在正常范围。对于复跳后血流动力学稳定、自发出现的轻度低温(>32℃),也不必主动升温。

2. **亚低温疗法**　是指对心搏骤停后恢复自主循环而仍然昏迷的患者采取的一种轻度降温措施。①适应证:CPR 恢复自主循环后仍无意识的成人患者;②目标温度和时间:中心体温控制在 32～34℃,降温开始时间越早越好,至少持续 12～24 小时;③降温方法:体表降温一般利用降温毯或降温头盔等设备进行。静脉快速输注 4℃ 的晶体溶液(生理盐水或乳酸林格液),30ml/kg;④并发症:低温治疗可能增加感染发生率、心血管功能不稳定、凝血功能障碍、血糖升高及电解质紊乱(低磷血症和低镁血症等),应做相应处理。低温过程中容易发生寒战,可酌情应用镇静剂进行处理;⑤复温:低温治疗期(12～24 小时)应使体温逐渐恢复到正常水平,每小时回升 0.25～0.5℃ 为宜。复温过程中应始终避免出现高热。

(二)自主循环恢复后的呼吸支持

自主循环恢复后缺氧和高碳酸血症,均可能增加再次停跳或继发性脑损伤的风险,故保障充分的氧供和维持正常 $PaCO_2$ 水平是复苏后呼吸管理的基本目标。

心跳停止后过度通气引起的低碳酸血症,可导致脑血管收缩,降低脑血流量,从而加重脑缺血。过度通气还会使气道压升高,增加内源性 PEEP,导致脑静脉压和颅内压升高,进而降低脑血流。应使 $PaCO_2$ 维持在正常水平(40～45mmHg),并同时调节吸氧浓度使动脉氧饱和度≥94%,避免过高的吸入氧浓度带来的氧毒性。

(三)自主循环恢复后的循环支持

心血管疾病和冠脉缺血是心搏骤停的常见原因,因此对心搏骤停患者应尽快行 12 导联心电图,明确有无 ST 段抬高和新发的左束支传导阻滞。当高度怀疑急性心肌梗死时,应立即启动针对急性心梗的治疗,恢复冠脉灌注。即使没有 ST 段抬高,也应该考虑针对急性冠脉综合征进行内科或介入治疗。自主循环复苏后的早期阶段大多仍需要应用缩血管药维持血压,应该加强血流动力学监测,必要时采用有创性或无创性心排出量检测。

自主循环恢复后,建议将收缩压维持在 90mmHg 以上,平均动脉压不低于

65mmHg，以保障心脑灌注。同时应着重解决组织氧供和氧耗的平衡问题，在微血管水平上改善组织的灌注。

（四）控制抽搐/肌阵挛

成人心脏停搏自主循环恢复后，抽搐/肌阵挛发生率为 5%～15%，其中 40% 患者处于昏迷状态。抽搐时脑代谢增加 4 倍，癫痫发作时颅内压升高，均加重脑损伤。故复苏期间任何时候发生的抽搐/肌阵挛均应积极控制。可选用苯二氮䓬类、苯妥英、异丙酚或巴比妥类药，或应用异丙酚持续静脉输注。上述药物均可导致低血压，须恰当应用，并加强循环监测。

（五）自主循环恢复后的血糖控制

复苏后高血糖与不良的神经学预后之间有高度相关性，但目前还没有专门就心搏骤停后患者的血糖控制进行随机对照的临床研究。故尚不能肯定将此类患者血糖控制在何种目标水平最为恰当。值得注意的是，复苏后的昏迷患者存在发生低血糖后不容易被及时发现的风险。一般认为，可参考普通危重患者的强化胰岛素治疗策略，用胰岛素将血糖控制在 8～10mmol/L 水平是合理的。

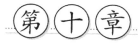

出凝血障碍

收入 ICU 的患者存在血小板数目减少（小于 50 000/dl）、血小板功能障碍（血小板解聚药物过量）或者凝血因子障碍（先天或者继发）者可以称之为存在凝血功能障碍。该类患者往往是出血的高危人群，应该密切监测患者有无明显血红蛋白下降、神志状态和伤口渗血等情况，同时根据不同病因完成以下诊疗。

（一）血小板数目减少

1. 搜集病史，分析病因

（1）血小板生成减少：①维生素 B_{12} 或叶酸缺乏；②白血病或骨髓增生异常综合征；③肝功能衰竭产生促血小板生成素减少；④病毒或细菌感染；⑤登革热；⑥遗传疾病：范尼科贫血和灰血小板综合征等。

（2）破坏增多：ITP，TTP，免疫溶血，DIC，睡眠血红蛋白尿，抗磷脂综合征，SLE，脾功能亢进，HIV 相关的血小板减少。

（3）药物影响：丙戊酸钠，MTX，卡铂，干扰素，帕比司他（抗癌药），H_2 阻滞剂和质子泵抑制剂；HIT（肝素相关的血小板减少），阿昔单抗，蛇毒。

2. 对因治疗　针对原发病给予相应治疗，停止可能的影响药物。如果是肝素相关的血小板减少，则需要绝对禁止肝素的接触，包括低分子肝素。

3. 对症治疗　如果不考虑手术而血小板计数大于 20 000/dl，则无需输注血小板；如患者有明确出血倾向或需要接受手术，可以输单采血小板使其计数高于 50 000/dl。

（二）血小板功能下降

长期口服血小板解聚药物的患者突发出血性疾病的时候需要警惕药物过量导致的血小板功能异常。需首先停止继续口服药物，如果出血继续加重，可以考虑输注血小板或者静脉注射抗纤溶药物。

(三)凝血因子障碍

发现患者出血后的诊疗流程(图2-10-1)。

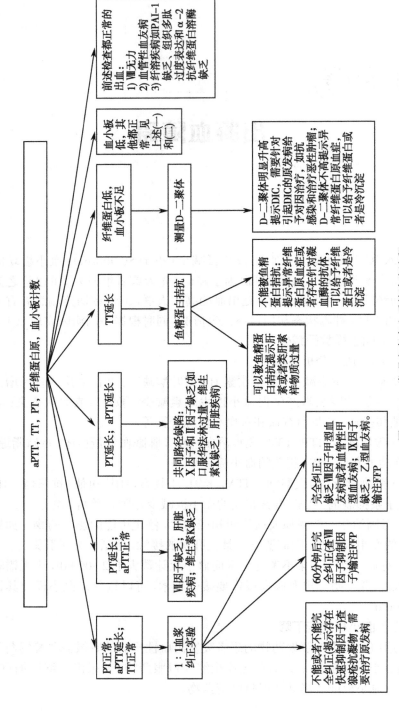

图2-10-1 发现患者出血后的诊疗流程

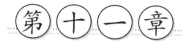

第十一章

深静脉血栓与肺栓塞的诊断和治疗

第一节　深静脉血栓形成的诊断和治疗

（一）深静脉血栓形成的临床表现

当患者出现患肢疼痛和压痛、肿胀、静脉曲张、皮下静脉凸出、患肢轻度发绀，可伴有低热，但一般不超过 38.5℃，和对侧肢体比较相同部位肢体周径不等长时，提示可能出现深静脉血栓形成（DVT）问题。

（二）DVT 的诊断

1. 血　D-二聚体对于急性 PTE 的诊断具有重要参考价值，敏感性高，但特异性不强，因此对于排除 PTE 有较大的临床价值。其次蛋白 C、蛋白 S 或抗凝血酶的水平，抗心磷脂抗体滴度和狼疮抗凝物等的检查对筛查高凝倾向病因亦有帮助。

2. 辅助检查　多普勒超声检查可作为 ICU 患者 DVT 的常规检查方法。

（三）DVT 的治疗

1. 抗凝治疗　充分抗凝预防 DVT 和 PTE 进一步发展。

DVT 的基本治疗方法，当确诊 DVT 时即应起始应用 LMWH 或 UFH，序贯华法林 3～6 个月，并须根据国际标准化比值（INR）调节华法林的剂量。

2. 溶栓治疗　可根据患者病情选择经导管溶栓或经外周静脉溶栓治疗。近期出血或手术的患者禁忌溶栓治疗，因为溶栓是非选择性的，可以导致严重出血。高龄和控制不佳的原发性高血压患者同样不能进行溶栓治疗，因为这些危险因素增加了致命性颅内出血的发生率。

3. 放置下腔静脉滤器（IVCF）预防 PTE　放置 IVCF 的指征是：存在抗凝绝对禁忌证的 DVT 或 PTE 患者及抗凝过程中发生 DVT 或 PTE 的患者。IVCF 长期放置可使下肢 DVT 发生率升高,因此可通过应用临时 IVCF,在危险因素解除时及时移除,以减少并发症的发生。

4. 手术清除血栓　对于一些大面积 PTE 和一些急性髂股静脉的血栓,在溶栓禁忌和其他治疗无效时考虑应用,这种方法是存在溶栓禁忌时最后的解决办法。

(四) DVT 的预防

1. DVT 机械预防方法　早期频繁活动对有 DVT 风险的患者来讲非常重要,但是很多 ICU 患者常无法进行早期充分的活动。

穿弹力袜等机械预防方法可以增加静脉血流和(或)减少腿部静脉血流的淤滞。机械预防方法对骨科、产科、神经科、脊髓损伤和普外科患者有效,可以减少 DVT 的发生。

对于存在高出血风险的 ICU 患者,应采用机械方法预防 DVT;一旦高出血风险降低,应开始药物预防或联合机械预防方法。

2. DVT 的药物预防方法

(1) 对于存在中度 DVT 风险并除外高出血风险患者,应采用 LMWH 或 UFH 预防。

在多发创伤和骨科大手术等具有发生 DVT 高度风险的患者中,LMWH 预防 DVT 疗效优于 UFH。

(2) 不将阿司匹林用于患者 DVT 的预防。

(3) 华法林需要根据凝血指标指导用药,且其起效慢,从开始使用至达到良好而稳定的凝血状态约需 2 周,因此华法林不用于 DVT 的预防。

第二节　肺栓塞的诊断和治疗

一、根据临床特征判断患者是否为肺栓塞可疑患者

临床体征、症状和常规实验室检查不能排除或确认急性肺栓塞,但提高了肺栓塞(PE)的可疑程度。

1. 常见的临床症状　呼吸困难、胸痛、咳嗽、咯血和晕厥。

2. 常见的临床体征　呼吸急促、心率增快、DVT 体征、发热和发绀。

3. 常规实验室检查

(1) 床旁胸片除外其他明显导致低氧或呼吸困难的病因,如气胸等。

(2) 动脉血气提示:存在低氧血症。

(3) 心电图提示:右室劳损改变,如 $V_1 \sim V_4$ 导联 T 波倒置,V_1 导联 QR 型,典型的 S1Q3T3 型和不完全及完全性右束支阻滞图形,尤其新出现的更有意义。

二、根据疑诊 PE 患者的危险程度不同分层明确诊断

1. 存在低血压或休克的患者按高危疑诊 PE 流程明确诊断。

根据临床情况判断是否能外出行 CTPA 检查：

1）如能外出行 CTPA 检查：①如为阳性检查结果，按高危 PE 进行治疗；②如为阴性检查结果，寻找其他病因。

2）如不能外出行 CTPA 检查：行床旁超声心动图检查。①存在右室高负荷证据：积极创造条件外出行 CTPA 检查，如临床情况实在不许可，组织心内科、心外科和呼吸科等相关科室多科会诊，谨慎选择下按高危 PE 进行治疗；②如不存在右室高负荷证据，寻找其他病因。

2. 不存在低血压或休克的患者按非高危疑诊 PE 流程明确诊断。

（1）威尔士分数判断为高危患者：直接行 CTPA 检查。

1）如为阳性结果：开始抗凝治疗。

2）如为阴性结果：进一步评估除外 PE 后停止治疗。

（2）威尔士分数判断为中、低危患者：根据 D-Dimer 结果判断。

1）D-Dimer 结果阴性：无需治疗。

2）D-Dimer 结果阳性：行 CTPA 检查。①有阳性结果：开始抗凝治疗；②阴性结果：排除 PE 无需治疗。

三、PE 的治疗

（一）血流动力学及呼吸支持治疗

急性右心衰是引起全心排出量降低导致高危 PE 患者死亡的原因，因此支持治疗对于有右心衰竭的患者至关重要。

1. 容量管理　避免过度的扩容治疗，因为过度的扩容治疗可能会造成右心室的过度机械扩张或反射性抑制右心室收缩。

2. 血管活性药物

（1）多巴酚丁胺 / 多巴胺：可考虑用于心指数低但血压正常的 PE 患者，但是当心指数提高到生理值以上时会进一步使血流从阻塞血管向非阻塞血管再分布，加重 V/Q 比例失调。

（2）异丙肾上腺素：既是正性肌力药物，也能使肺动脉扩张，但对外周血管的扩张作用超过了有利的作用，由此产生的低血压可能导致右室冠脉灌注压下降及缺血，不建议应用。

（3）去甲肾上腺素：或许能通过刺激外周 α 受体提高体循环血压，改善右心冠脉的灌注，并通过正性肌力作用改善右心功能，推荐仅限于用于有低血压的患者。

(4) 肾上腺素：对于休克的肺栓塞患者有益处。

(5) 米力农：也许有效。

(6) 西地那非：可能可降低肺动脉压的升高。

3. 呼吸支持治疗

(1) 积极氧疗，纠正低氧血症。

(2) 通过减少发热和焦虑的措施以尽量减低氧耗。

(3) 必要时机械通气：避免对血流动力学方面的不利影响。胸腔内压升高可能使大面积肺栓塞患者静脉回流减少及加重右心衰，慎重选择 PEEP 并监测 CVP；其余参数选择包括控制平台压低于 $30cmH_2O$ 和小潮气量（6ml/kg）。

（二）溶栓治疗

1. 溶栓治疗的指征　对于有心源性休克和（或）持续低血压的高危肺栓塞患者是一线治疗，几乎没有绝对禁忌证。对于血压正常、组织灌注正常而有临床和超声心动图右室功能不全证据的患者，如果没有禁忌证可以进行溶栓治疗。非大块肺栓塞患者不应接受溶栓治疗。

2. 溶栓治疗的禁忌证　溶栓的绝对禁忌证对于立即危及生命的高危 PE 患者视为相对禁忌证。

(1) 绝对禁忌证：

1) 活动性内出血。

2) 任何时候的出血性脑卒中或不明原因的脑卒中。

3) 6 个月内缺血性脑卒中。

4) 中枢神经系统的损伤或肿瘤。

5) 3 周内严重创伤、手术和颅脑损伤。

6) 1 个月内胃肠道出血。

(2) 相对禁忌证：

1) 6 个月内短暂脑缺血发作。

2) 口服抗凝药。

3) 不能压迫的血管穿刺史（10 天内）。

4) 活动性消化溃疡。

5) 10 天内胃肠道出血。

6) 15 天内严重外伤。

7) 1 个月内神经外科或眼科手术。

8) 控制不好的重度高血压（收缩压 > 180mmHg，舒张压 > 110mmHg）。

9) 近期心肺复苏。

10) 妊娠及产后 1 周。

11) 感染性心内膜炎。

12）严重肝、肾疾病。

3．溶栓治疗时间窗 症状出现 48 小时内开始溶栓治疗的获益最大，溶栓的时间窗为症状发作后 2 周内。

4．常用的溶栓方案

（1）尿激酶：4400IU/kg 静脉负荷量 10 分钟，继以 4400IU/（kg·h）维持 12～24 小时。快速给药：300 万 IU 静点 2 小时。

（2）链激酶：25 万 IU 静脉负荷，给药时间 30 分钟，继以 10 万 IU/h 维持 12～24 小时。快速给药：150 万 IU 静点 2 小时。

（3）rt-PA：100mg 静点 2 小时，或 0.6mg/kg 静点 15 分钟（最大剂量 50mg）。

5．溶栓的并发症及副作用 溶栓治疗的主要并发症为出血。最多见的为血管穿刺部位出血，严重的部位为颅内出血。溶栓治疗过程中应密切监测患者有无出血表现，如血管穿刺部位、皮肤和齿龈等部位；观察有无肉眼血尿及镜下血尿，严密观察有无新发的神经系统症状及体征。如有穿刺部位的出血，可压迫止血。严重的大出血应终止溶栓，并输血或血浆。出现颅内出血应作为急诊，迅速与神经内科或外科联系，决定治疗。

（三）抗凝治疗

1．抗凝的初始治疗 抗凝治疗可防止肺栓塞发展和再发，靠自身纤溶机制溶解已存在的血栓。常用的抗凝药物有普通肝素（UFH）、低分子肝素（LMWH）和华法林。

（1）急性肺栓塞的 UFH 抗凝治疗，其用量须足以使部分促凝血酶原激酶激活时间（APTT）延长至对照值的 1.5～2.5 倍（相当于 0.3～0.6 抗 -Xa 因子活性的血浆肝素水平）。在无低血压、休克和右心功能不全的肺栓塞患者可用 LMWH 代替 UFH，但大块肺栓塞不能替代，因为在 LMWH 治疗肺栓塞的试验中未包括这些患者。

1）对于临床中度或高度怀疑肺栓塞的患者，应即刻静脉使用肝素。先给予负荷量 80U/kg 静脉注射，继以 18U/（kg·h），目标 APTT 是对照值的 1.5～2.5 倍。部分促凝血酶原激酶激活时间（APTT）与静脉使用肝素剂量见表 2-11-1。

表 2-11-1 部分促凝血酶原激酶激活时间（APTT）与静脉使用肝素剂量

APTT（秒）	剂量
<35（<对照值的 1.2 倍）	80U/kg 静脉注射，再增加输注速度 4U/（kg·h）
35～45（1.2～1.5 倍）	40U/kg 静脉注射，再增加输注速度 2U/（kg·h）
46～70（1.5～2.3 倍）	速度不变
71～90（2.3～3.0 倍）	降低输注速度 2U/（kg·h）
>90（对照 3 倍）	暂停输注 1 小时，再降低输注速度 3U/（kg·h）

2）APTT 监测时间按以下时间间隔进行：开始肝素后 4～6 小时，然后调整剂量；初次剂量调整后 4～6 小时；治疗第一个 24 小时按上表进行；以后每日一次，但剂量不足时（APTT＜1.5 倍），增加剂量后 4～6 小时重复检测。

3）肝素导致的血小板减少症是肝素治疗的另一副作用。该血小板减少症有两种类型：早期出现者常发生于治疗后 4～7 天，可逆，呈良性经过，使用普通肝素的患者发生率约 1%～2%（血小板低于正常值或血小板计数下降＞50%）。可能是肝素对血小板的直接作用，无严重后果。第二种情况多发生于治疗的 5～15 天，发生率近 0.1%～0.2%，是由抗血小板 4 因子 - 肝素复合物抗体 IgG 免疫介导的；有时伴动静脉血栓形成，导致死亡或肢体坏死等严重并发症。因此，肝素治疗中应监测血小板数量，血小板突然不明原因地低于 1 万 /UL 或下降 30% 以上，此时必须小心。停用肝素后 10 天血小板逐步上升，治疗过程中应每两天测血小板数量。

（2）LMWH 是替代 UFH 的选择之一。皮下注射 LMWH 后，生物利用度高达 90%（UFH 为 40%），LMWH 产生的抗凝作用预测性好，因此不需要严密监测 APTT 和反复剂量调整，可方便地皮下注射给药。非大块肺栓塞的治疗试验表明，UFH 和 LMWH 两类药物静脉血栓栓塞复发率、出血和死亡率无差异。LMWH 可缩短住院天数及提高患者的生活质量。

肾功能不全的患者首选普通肝素抗凝，肌酐清除率＜30ml/min 首选的初始抗凝方案是静脉注射普通肝素，因为普通肝素不经过肾脏清除。

（3）口服抗凝剂华法林

1）肝素治疗的第一或第二天开始，起始剂量为每天 2～3mg，根据 INR 调整剂量。负荷剂量并不比维持剂量能更快达到目标 INR（2.0～3.0），反而有害，因为与其他抗凝因子（Ⅱ、Ⅶ、Ⅸ和Ⅹ）相比，蛋白 C 和 S 半衰期更短，可引起暂时性高凝状态。因此，必须合并应用肝素 4～5 天，至 INR 达治疗水平至少 2 天。INR 达治疗水平前，每天应监测 INR，治疗前 2 周每周监测 2 次，其后根据 INR 达稳定的情况每周 1 次或更少。长期治疗者，每 4 周监测一次。有效治疗应使 INR 达 2.0～3.0。INR 3～4.5 时，静脉血栓栓塞复发并不减少而出血并发症增加 4 倍。

2）口服抗凝剂最常见的并发症是出血，其危险同抗凝强度有关。避免 INR 大于 3.0，高龄患者更容易出血。出血常在治疗早期发生，尤其合并肿瘤、胃肠道溃疡和脑动脉瘤时。如果临床需要可停药，口服或注射维生素 K 拮抗。如果患者严重出血，应静脉注射维生素 K 和新鲜血浆或凝血酶原复合物。

3）口服抗凝剂治疗期间须行外科手术的患者，是否终止抗凝或调整抗凝剂量要权衡出血风险和抗凝获益。可根据患者的具体情况，采用以下策略：①手术前终止华法林 3～5 天，使 INR 回到正常水平，术后再开始抗凝治疗；②降低华法林剂量,手术期间维持 INR 在亚治疗水平;③终止华法林,术前和术后使用肝素抗凝(推荐使用 LMWH)直到重新开始华法林治疗。

2. 抗凝时程取决于临床事件的类型和并存的危险因素。

(1)有暂时或可逆危险因子(如继发于外科或创伤后的血栓)的患者,抗凝治疗 3～6 个月。对第一次发作后无诱发危险因素的特发性静脉血栓栓塞,抗凝治疗至少 6 个月。对于恶性肿瘤或复发静脉血栓栓塞应进行无限期抗凝治疗(>2 年)。

(2)外科肺动脉取栓:适用于大块肺栓塞患者经溶栓治疗失败,或对溶栓治疗有禁忌者。在行肺动脉取栓术前,应进行肺动脉造影,以证实肺动脉堵塞的部位和范围,确保诊断正确。

(四)下腔静脉滤器

反复肺栓塞与下肢 DVT 有密切联系。经皮穿刺途径在下腔静脉置入滤器,有可能防止再栓塞。对有抗凝禁忌的肺栓塞高危患者或充分抗凝治疗后仍反复栓塞者,安置下腔静脉滤器。

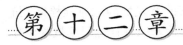

急性冠状动脉综合征

一、概述

急性冠状动脉综合征（acute coronary syndrome，ACS）是一大类包含不同临床特征、临床危险性及预后的临床综合征，它们有共同的病理机制，即冠状动脉硬化斑块破裂和血栓形成，并导致病变血管不同程度的阻塞。根据心电图有无 ST 段持续性抬高，可将 ACS 区分为 ST 段抬高和非 ST 段抬高两大类，前者主要为 ST 段抬高心肌梗死（大多数为 Q 波心肌梗死，少数为非 Q 波心肌梗死），后者包括不稳定性心绞痛和 NSTEMI。NSTEMI 大多数为非 Q 波心肌梗死，少数为 Q 波心肌梗死。

二、发现与诊断

由于相当多的 ICU 患者存在冠状动脉粥样硬化的高危因素，且病情危重，存在多种诱发 ACS 的病因（如感染、手术、出血、疼痛和药物等），ACS 是 ICU 中常见疾病。

由于 ICU 中的患者往往难以提供主诉，因此，心电图检查和心脏标记物的变化是诊断 ACS 的重要手段。

S-T 动态变化是 ACS 最可靠的心电图表现，UA 时静息心电图可出现 2 个或更多的相邻导联 ST 段下移≥0.1mv。静息状态下症状发作时记录到一过性 ST 段改变，症状缓解后 ST 段缺血改变改善，或者发作时倒置 T 波呈假性正常化，发作后恢复原倒置状态更具有诊断价值，提示急性心肌缺血，并高度提示可能是严重冠状动脉疾病。发作时心电图显示胸前导联对称的 T 波深倒置并呈动态改变，多提示左前降支严重狭窄。心肌缺血发作时偶有一过性束支阻滞。持续性 ST 段抬高是心肌梗死心电图的特征性改变。变异性心绞痛 ST 段常呈一过性抬高。心电图正常并不能排除 ACS 的可能性。NSTEMI 的心电图 ST 段压低和 T 波倒置比 UA 更明显和持久，并有系列演变过程，如 T 波倒置逐渐加深，再逐渐变浅，部分还会出现异常 Q 波。两者鉴别除了心电图外，还要根据胸痛症状以及是否检测到血中心肌损伤标记物。高达 25% 的 NSTEMI 可演变为 Q 波心肌梗死，其余 75% 则为非 Q 波心肌梗死。

ST-T 异常还可以由其他原因引起。ST 段持久抬高的患者，应当考虑到左室室壁瘤、心包炎、肥厚型心肌病、早期复极和预激综合征以及中枢神经系统事件等。三环类抗抑郁药和酚噻嗪类药物也可以引起 T 波明显倒置。

常用心肌损伤标志物及检测时间见表 2-12-1。

表 2-12-1　常用心肌损伤标志物及检测时间

检测时间	肌红蛋白	肌钙蛋白		CK-MB
		eTnT	cTnI	
开始升高时间（h）	1～2	2～4	2～4	6
峰值时间（h）	4～8	10～24	10～24	18～24
持续时间（d）	0.5～1.0	5～10	5～14	3～4

由于在大多数情况下缺乏症状提供，ICU 内的患者多通过以下几种可能的方式发现 ACS：

（1）常规心电图检查发现符合 ACS 的改变。

（2）心电监护上心电图提示可能出现 ACS，行床旁心电图检查确认。

（3）化验检查提示心脏标记物异常，复查心电图发现。

（4）床旁 UCG 提示新发生的节段性室壁运动异常。

（5）出现血流动力学不稳定（肺水肿、低血压和心律失常等），行心电图检查发现。

（6）心源性猝死。

三、治疗原则

（一）初始处理

无论是 STEMI 还是 UA/NSTEMI，最初的处理都包括：

1. 镇静镇痛。

2. 降低氧耗，如进行呼吸支持缓解呼吸困难，降体温，控制心率。

3. 改善缺血治疗：纠正贫血，在保证循环灌注的前提下使用硝酸酯类药物及 β 受体阻滞剂。

4. 抗凝及抗血小板治疗：若无禁忌，应第一时间开始抗凝及抗血小板治疗，首选阿司匹林，阿司匹林过敏或有胃肠道疾病不能耐受阿司匹林者使用氯比格雷，在抗血小板治疗的同时，开始普通肝素或低分子肝素抗凝治疗。对于UA/NSTEMI 的患者，如不准备行有创治疗，除了使用阿司匹林和低分子肝素或普通肝素外，可合并使用 GPⅡb/Ⅲa 受体拮抗剂依替巴肽或替罗非班。

（二）监测与支持

一旦发现患者出现症状或心电图和心脏标志物的变化，应留取当时的心电图记录及心肌酶的数据作为基点，并每4～6小时定时复查心电图及心肌酶变化。

Killip 分级是常用的 STEMI 的评估心功能的方法，Ⅰ级：无明显的心力衰竭；Ⅱ级：有左心衰竭，肺部啰音<50%肺野，奔马律，窦性心动过速或其他心律失常，静脉压升高，肺淤血的 X 线表现；Ⅲ级：肺部啰音>50%肺野，可出现急性肺水肿；Ⅳ级：心源性休克，有不同阶段和程度的血流动力学障碍。

ICU 患者病情复杂，休克与 ACS 常同时存在，需要鉴别两者的关系。应置入中心静脉导管监测中心静脉压力和上腔静脉血氧饱和度。必要时行 Swan-Ganz 导管置入或 PICCO 导管置入监测血流动力学。监测乳酸及组织灌注情况。

尽早行床旁心脏超声检查。检查的重点包括：容量状态及容量反应性，左心收缩功能，室壁运动异常的区域及范围，瓣膜功能，有无机械并发症（室壁瘤、乳头肌断裂、室间隔穿孔和心脏破裂等），有无其他心脏及大血管疾病（心肌病、瓣膜病、心包疾病、主动脉夹层和肺动脉栓塞）等。床旁心脏超声不仅是重要的早期诊断、鉴别诊断及监测的手段，并且可作为疾病发展过程中的常规监测方法。

（三）支持治疗

1. 心脏支持治疗　如果出现明显的血流动力学不稳定，应当尽早获得 CO 的数值，进行目标指导的血流动力学支持治疗，避免盲目使用儿茶酚胺类药物。应维持能够保证组织灌注的最低血压及 CO，最大限度地降低心脏做功。

IABP 作为心梗后低心排状态的重要支持手段，应当在除外禁忌的前提下积极使用。临床上，在充分容量复苏的情况下，CI 仍小于 2.0，存在组织灌注不良的表现（如低血压和少尿），或需联用两种或以上升压药物时，可以考虑使用IABP。IABP 的禁忌证包括：①主动脉病变或创伤，如主动脉瘤、主动脉夹层动脉瘤和主动脉外伤等；②严重主动脉瓣关闭不全；③心源性或非心源性终末期患者；④不可逆性脑损伤患者；⑤严重动脉粥样硬化病变（主动脉，周围血管）。

对于 AMI 的患者，实施 ECMO 支持治疗可以最大程度上达到"保证组织灌注的同时降低心脏做功"的目的。ECMO 技术虽然已经越来越成熟地应用于重症患者治疗中，但是由于技术复杂，费用昂贵，尚不能在临床广泛开展，作为常规的治疗手段。ECMO 的心脏支持指征可以参考以下指标：①心指数：<2L/（m^2·min），持续3小时以上；②代谢性酸中毒：BE<-5mmol/L，持续3小时以上；③ MAP：

新生儿<40mmHg；婴幼儿<50mmHg；成人<60mmHg；④少尿：<0.5ml/（kg•h）。另外，更重要的一点是可以在 ECMO 的支持下，使患者完成血管再通的治疗，如 PCI 或 CABG。

2. 其他脏器支持治疗

（1）呼吸功能支持：呼吸支持是重要的支持手段。一方面能够缓解呼吸困难，降低氧耗，提高血氧饱和度，增加氧供；另一方面正压通气能够降低心脏前后负荷，减少心脏做功。无创正压通气对于缓解心源性肺水肿引起的呼吸困难及低氧有明确的效果。因此对于心源性肺水肿的患者应当积极进行正压通气呼吸支持，首选无创通气。对于无创机械通气效果不佳、患者不能配合、气道分泌物过多、循环极度不稳定和心跳呼吸骤停等情况，应当积极行有创机械通气。

（2）肾功能支持：由于发生 ACS 时，CO 下降和灌注不足，以及很多患者因合并高血压和糖尿病等存在基础肾功能不全或肾血管病变，肾脏在 ACS 中也可能受累。而继发于肾功能不全出现的尿少、水潴留和电解质异常都会影响心脏功能。因此肾脏支持治疗也是 ACS 支持治疗的重要组成部分。由于患者多存在血流动力学不稳定，因此，CVVH 作为首选的肾脏支持治疗手段，目的在于调整心脏前负荷，清除水潴留，保持内环境稳定，应积极使用。

（四）血管再通治疗

血管再通治疗包括 PCI、溶栓及 CABG 手术。由于 ICU 患者情况复杂，需与心脏专科医师共同协商是否需要实行血管再通治疗。目前，世界各国都有相关的指南问世。对于 ICU 的医师，应当能够评估患者的危险程度，明确 ACS 的类型，推断发病时间，进行积极的支持治疗，及时请专科会诊，共同制订治疗方案。

指南推荐的血管再通治疗指征见附录。

（五）其他治疗

1. 根据情况，尽早完善冠心病二级预防用药。

2. 由于强有力的抗凝及抗血小板治疗，消化道出血风险增大，可给予制酸药及保护胃黏膜药物。

3. 减少 Na 盐摄入，保证 K 及 Mg 的补充。严格控制血糖。

4. 保证大便通畅。

5. 由于肺淤血和卧床等因素，HAP 高发，而肺部感染又可能诱发心衰及 ACS，因此密切监测感染相关指标，积极使用抗生素。

附录：指南推荐的血管再通治疗指征

［均采用我国制定的指南。摘自《经皮冠状动脉介入治疗指南》（2009），《急性 ST 段抬高型心肌梗死诊断和治疗指南》（2010），《急性 ST 段抬高心肌梗死溶

栓治疗中国专家共识》(2009),《不稳定性心绞痛和非 ST 段抬高心肌梗死诊断与治疗指南》(2007)]

UA/NSTEMI 的 PCI 指征依据危险分层。

极高危患者(符合以下 1 项或多项):①严重胸痛持续时间长、无明显间歇或>30 分钟,濒临 MI 表现;②心肌生物标志物显著升高和(或)心电图示 ST 段显著压低(<2mm)持续不恢复或范围扩大;③有明显血流动力学变化、严重低血压、心力衰竭或心源性休克的表现;④严重恶性心律失常:室性心动过速和心室颤动。

中、高危患者(符合以下 1 项或多项):①心肌生物标志物升高;②心电图有 ST 段压低(<2mm);③强化抗缺血治疗 24 小时内反复发作胸痛;④有 MI 病史;⑤造影显示冠状动脉狭窄病史;⑥ PCI 后或 CABG 后;⑦左心室射血分数(LVEF)<40%;⑧糖尿病;⑨肾功能不全(肾小球滤过率<60ml/min)。

对于 UA/NSTEMI 的 PCI 指征推荐见表 2-12-2。

表 2-12-2 UA/NSTEMI 的 PCI 指征推荐

指征	推荐类别	证据水平
对极高危患者行紧急 PCI(2 小时内)	IIa	B
对中、高危患者行早期 PCI(72 小时内)	I	A
对低危患者不推荐常规 PCI	III	C
对 PCI 患者常规支架置入	I	C

对于 STEMI 早期进行血管再通治疗能够有效降低死亡率。STEMI 进行直接 PCI 的指征推荐见表 2-12-3。

表 2-12-3 STEMI 进行直接 PCI 的指征推荐

指征	推荐类别	证据水平
所有 STEMI 发病 12 小时内,D-to-B 时间 90 分钟以内,能由有经验的术者和团队操作者	I	A
溶栓禁忌证患者	I	C
发病>3 小时的患者更趋首选 PCI	I	C
心源性休克,年龄<75 岁,MI 发病<36 小时,休克<18 小时	I	B
有选择的年龄>75 岁心源性休克,MI 发病<36 小时,休克<18 小时,权衡利弊后可考虑 PCI	IIa	B
发病 12~24 小时,仍有缺血证据,或有心功能障碍或血流动力学不稳定或严重心律失常	IIa	C

续表

指征	推荐类别	证据水平
患者血流动力学稳定时,不推荐直接 PCI 干预非梗死相关动脉	Ⅲ	C
发病 > 12 小时无症状,血流动力学和心电稳定患者不推荐直接 PCI	Ⅲ	C
常规支架置入	Ⅰ	A

但是由于 ICU 患者情况复杂,甚至可能存在转运的困难,在"时间就是心肌"的 AMI 的抢救治疗中,需要进一步评估直接 PCI 的风险与获益。溶栓治疗也是可以选择的血管再通方法。

转运 PCI 的获益取决于 D-to-B 时间,转运时间<90 分钟仍能使绝大多数患者获益,尤其是相对高危患者、不能行其他再灌注治疗和就诊时已发病 3～12小时的患者。转运开始前仍应考虑给予适当的药物治疗(主要是抗血小板和抗凝治疗)。STEMI 转运 PCI 的推荐指征:就诊医院无行直接 PCI 条件,尤其是有溶栓禁忌证或虽无溶栓禁忌证却已发病 3～12 小时患者。

溶栓前,应了解患者是否存在溶栓禁忌证。STEMI 患者如有发生致命性出血的风险,应当选择 PCI 而非溶栓治疗。年龄>75 岁的患者,建议首选 PCI,如选择溶栓治疗,应慎重选择剂量并密切注意出血并发症。合并心源性休克的 STEMI 患者应该紧急进行血运重建治疗,如 PCI 或冠状动脉旁路移植术(CABG)。如无条件或上述治疗明显延迟,可考虑进行溶栓治疗。右室心肌梗死的患者常合并低血压,尽管溶栓疗效不确切,但如不能行 PCI,仍可考虑溶栓治疗。心肺复苏过程中进行溶栓可能无效。

溶栓治疗的绝对禁忌证:①出血性卒中或原因不明的卒中;②6 个月内的缺血性卒中;③中枢神经系统创伤或肿瘤;④近期(3 周内)的严重创伤、手术和头部损伤;⑤近期(1 个月)胃肠道出血;⑥主动脉夹层;⑦出血性疾病;⑧难以压迫的穿刺(内脏活检和腔室穿刺)。

溶栓治疗的相对禁忌证:①6 个月内的短暂性脑缺血发作(TIA);②口服抗凝药物;③血压控制不良[收缩压≥180mmHg 或者舒张压≥110mmHg];④感染性心内膜炎;⑤活动性肝肾疾病;⑥心肺复苏无效。

临床常用溶栓药物为尿激酶和 rt-PA。常见用法为:

尿激酶:静脉滴注尿激酶 150 万单位,共 30 分钟,溶栓开始后 12 小时,皮下注射 7500IU 肝素钙,之后每 12 小时皮下注射 7500IU 持续 3～5 天。

Rt-PA:①90 分钟加速给药法:首先静脉推注 15mg,随后 30 分钟持续静脉滴注 50mg,剩余的 35mg 于 60 分钟内持续静脉滴注,最大剂量 100mg;②3 小时给药法:首先静脉推注 10mg,随后 1 小时持续静脉滴注 50mg,剩余剂量按

10mg/30min 静脉滴注，至 3 小时末滴完，最大剂量 100mg。

溶栓开始后 60～180 分钟应当监测临床症状、心电图 ST 段抬高程度及演变和心律的变化。冠状动脉造影 TIMI Ⅱ或Ⅲ级血流是评估冠状动脉血流灌注的"金标准"，但临床中并非常规用于评价是否溶栓成功。临床常用的间接判定指标包括症状、心电图、心肌酶学峰值和再灌注心律失常，其中心电图和心肌损伤标志物峰值前移最重要：①溶栓治疗开始后 60～90 分钟内 ST 段抬高至少降低 50%；②患者在溶栓治疗后 2 小时内胸痛症状明显缓解，但症状不典型的患者很难判断；③心肌损伤标志物的峰值前移，血清心肌型肌酸激酶同工酶酶峰提前到发病 12～18 小时内，肌钙蛋白峰值提前到 12 小时内；④溶栓治疗后 2～3 小时内出现再灌注心律失常，如加速性室性自主心律、房室阻滞或束支阻滞突然改善或消失，下壁心肌梗死患者出现一过性窦性心动过缓、窦房阻滞伴有或不伴有低血压。而临床判断溶栓治疗失败，应首选进行补救性 PCI，抗凝和抗血小板治疗可作为溶栓的辅助治疗。

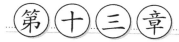

ICU 围手术期管理

一、手术前 ICU 总值班会诊常规

（一）对于手术后可能要收入 ICU 的患者，要求 ICU 总值班会诊，确定是否收入 ICU，急诊患者如果时间允许也要提前会诊，如果条件不允许也要向专科医师和家属了解患者情况。

（二）会诊需要做的工作

1. 充分了解患者的现病史、既往史及过敏史。

2. 了解患者的检查是否完善，了解患者心功能、肝功能和肾功能等情况。如呼吸功能异常的患者要提醒专科医师行血气检查。了解患者是否是特殊血型。必要时和血库沟通。

3. 了解患者手术的方式及术后可能出现的并发症，是否会出现心、脑血管等并发症。

4. 了解患者入院后的治疗情况和现存的问题，如哪些药物术后要继续服用，某些手术是否需要一些特殊用药，也要了解一些药物对手术有影响，如阿司匹林等。

5. 要充分知晓患者是否能够耐受手术，如果不明确，建议请专科会诊或向上级医师汇报。

6. 手术当天早上交班时，总值班交代患者的情况，让大家了解患者的病情，并做必要的准备，如是小儿，要准备小儿呼吸管路等。

7. 提示主管医师或麻醉医师，如果临时改变手术时间提前通知我科；如果手术，请在手术结束前半小时联系我科做必要准备。因为床位的问题患者不能即刻返 ICU，由总值班协调床位。

二、术前需要向患者和家属交代的常规

（一）术前充分与患者及家属沟通，向患者介绍 ICU 的情况，让家属充分了解 ICU。

1. 向患者交代的内容

（1）患者入 ICU 后醒来没有家属陪伴，让患者明白 ICU 不允许家属陪伴。

（2）患者肢体会被约束，其目的是防止气管插管、中心静脉导管和各种引流管的脱出。

（3）如果有气管插管，患者不能说话，告知患者如果想沟通可以用写字表达。

（4）部分男患者如果放置导尿管会觉得排不出尿来，这是一种感觉，告知患者不会憋坏。

2. 向家属交代的内容

（1）术后当天建议家属留守 ICU 门外以便及时联系。

（2）明确探视时间，每天 3:00pm～3:30pm，探视后家属不要离开，主管医师会交代患者病情。

（3）要向家属讲明患者可能出现的问题，如会出现脱机困难、术后不能拔管和器官功能衰竭等。

（4）提供必要的电话号码，并保持畅通。

（5）对于病情复杂的患者，要向家属讲明患者可能会花费很高，让家属充分了解。

（6）对于肿瘤的患者，要了解患者是否知晓，如果不知晓要做好保密工作并交班，提示医师和护士知晓。

（7）患者病情随时有变化，建议尽量不说患者术后几天康复，避免引起不必要的麻烦。

（二）ICU 医师对手术中处理需要了解的常规

1. 麻醉的方式。

2. 手术方式及处理过程。

3. 术中出血、输血、入量、出量和尿量等情况。

4. 术中用药情况：麻醉药、血管活性药、利尿剂、抗生素及特殊用药等。

5. 术中循环和呼吸的情况，监测治疗与护理。

6. 意外情况的预防、发展及处理。

7. 是否出现过敏反应及处理。

（三）ICU 手术后处理常规

1. 搬运患者由主管医师、当班护士及手术人员完成，避免患者气管插管、中心静脉导管、各种引流管、胃管和造瘘管等的脱出。

2．连接呼吸机，根据患者情况调整呼吸机参数，并观察是否通气正常。

3．连接监护仪，观察患者生命体征是否平稳，如果不平稳，先处理患者，并且不要让麻醉医师走开。

4．如果有血管活性药物，询问种类及剂量并继续应用。

5．充分向麻醉医师及手术医师了解患者术前术中情况（见术中情况）。

6．第一时间得到术后血气结果，分析异常的原因。根据病因进一步处理。

7．术后并发症的防治。

8．根据患者术中及术前情况选择抗感染药物。

9．患者体内引流物及其他安置物的管理和创口的处理。

10．手术后所需的特殊治疗与护理。

11．并存疾病的必要处理。

12．患者的心理护理。手术后处理的目的在于使患者及早地顺利康复。

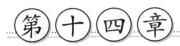

第十四章

水电酸碱平衡紊乱

第一节　水钠代谢紊乱诊疗常规

（一）低钠血症

1. 临床表现及诊断　患者血钠<135mmol/L，可诊断为低钠血症，临床可表现为神志改变、昏迷、癫痫、头痛和肌肉痉挛。

2. 判断患者低钠血症类型　测定患者血浆渗透压，计算公式如下：

$$血浆渗透压（mmol/L）=2（Na^+ +K^+）（mmol/L）+葡萄糖（mg/dl）/18+$$
$$BUN（mg/dl）/2.8$$

（1）高渗性低钠血症：渗透压>310mmol/L，常见于非酮症高血糖和治疗性输注高渗性葡萄糖、甘露醇或甘油。

（2）等渗性低钠血症：渗透压在280～310mmol/L之间，常见于严重高甘油三酯和高蛋白血症时出现的假性形式的低钠血症，属于实验室误差。

（3）低渗性低钠血症：渗透压<280mmol/L，需进一步判断患者容量状态。

3. 低渗性低钠血症的诊治　判断患者容量状态。

（1）低容量性：主要因为含盐液体丢失被低渗性液体代替所致。测定尿钠浓度有助于判断丢失方式。

1）尿钠>20mmol/L，经肾失钠：长期使用利尿剂，渗透性利尿，肾上腺皮质功能不全，肾小管酸中毒等。

2）尿钠<20mmol/L，肾外丢失：消化道失液（呕吐，腹泻），经皮肤丢失（大量出汗，大面积烧伤），出血，第三间隙积聚（胰腺炎，胃潴留）。

（2）高容量性：以水肿为主要特征，水潴留更为明显。

1）尿钠>20mmol/L，肾脏原因：任何形式的急慢性肾衰。

2) 尿钠 <20mmol/L，非肾脏原因：充血性心衰，低蛋白血症，胶体渗透压下降（肝硬化、肝衰和肾病综合征）。

（3）等容量性：最常见的为 SIADH，另外噻嗪类利尿剂、甲状腺功能减退和肾上腺皮质功能减退也可以引起。

SIADH：是指由于病理性的 ADH 不适当分泌或肾脏对 ADH 的反应过敏而导致的肾脏保水和稀释性低钠血症。常见病因包括：

1) 肿瘤：最常见于小细胞肺癌；

2) 中枢神经系统疾病：脑血管病，肿瘤，感染，外伤，格林 - 巴利综合征；

3) 药物：卡马西平，CTX，血管加压素，催产素等。

4. 治疗

（1）补钠的总原则：输注速度先快后慢，总输入量应分次完成。需要补钠的量的计算公式：补钠量（mmol/L）= 0.6 ×（女性 0.5）× 体重（kg）×[血钠正常值 − 实测值]（mmol/L）。

（2）血钠升高的速度通常 ≤0.5mmol/（L•h），补钠速度过快会导致中央脑桥性脱髓鞘形成。

（3）治疗过程中需密切监测血钠，早期应 2～4 小时监测一次血钠水平，直至症状消失，然后 4～8 小时检测一次，直至血清钠恢复正常水平。

（4）特异性治疗：

1) 高容量性低钠血症：限制水钠摄入，通过负平衡使血钠浓度上升；肾功能受损时可采用利尿剂和透析；

2) 等容量性低钠血症：限制自由水摄入，治疗原发病；

3) 低容量性低钠血症：采用等渗盐水保证循环血量。

（二）高钠血症

1. 诊断及临床表现　高钠血症指的是血清钠浓度高于 150mmol/L，临床可表现为呼吸深快、疲乏、烦躁不安、失眠、神志改变和昏迷。

2. 根据患者容量状态，可分为低容量、高容量和等容量性高钠血症

（1）低容量性高钠血症：失水多于失钠，血浆渗透压 >310mmol/L；可见于：

1) 水丢失过多：①尿崩症，包括中枢性尿崩及肾性尿崩；②经肾丢失：利尿剂，肾小管坏死，渗透性利尿，梗阻后利尿；③肾外丢失：经胃肠丢失（呕吐，引流，肠瘘，腹泻），经皮肤丢失（烧伤，大量出汗）。

2) 水摄入减少：渴感减退、神志改变和插管患者。

（2）高容量性高钠血症：血容量和血钠均升高；可见于：

1) 医源性盐摄入过多：大量静脉输入含钠液体；

2) 原发性钠潴留：原发性醛固酮增多症，Cushing 综合征。

治疗：应用强效利尿剂，以除去过量的钠。

（3）等容量性高钠血症：血容量无明显改变而血钠增高。常见原因主要由于下丘脑受损，渗透压调定点上移，口干中枢和渗透压感受器对渗透压刺激不敏感。治疗主要在于原发病的治疗。

3.低容量性高钠血症的治疗

（1）原则：防止水继续丢失和纠正低血容量，原则上尽可能通过胃肠道补充，包括口服和鼻饲。

（2）水的需要量（ml）=（血钠测得值－血钠正常值）×体重（kg）×4；计算所得的补水量不宜在当日一次输入，一般可分在2～3天内补给。

（3）对于有症状的急性高钠血症，可快速予以纠正，但血钠下降速度应≤1mmol/（L•h），纠正过快可导致脑水肿。

（4）治疗过程中密切监测血清钠水平。

第二节 钾代谢紊乱诊疗常规

（一）低钾血症

1.诊断 血钾<3.5mmol/L。

2.临床表现

（1）轻、中度：肌无力，疲劳，抽搐，便秘，肠梗阻，EKG出现T波低平和U波。

（2）重度：致命性心律失常，如室速和室颤，软瘫，反射下降，横纹肌溶解等。

3.病因判断

（1）摄入减少：长期不能进食而没有静脉补充足够的钾。

（2）排出增多：

1）经肾外丢失：腹泻、呕吐等消化道丢失；

2）肾脏丢失：药物因素（利尿剂，两性霉素B，庆大霉素）；渗透性利尿；肾小管酸中毒；Batter综合征；Giltelman综合征；Liddle综合征；盐皮质激素过多，皮质醇过多。

（3）钾向细胞内转移：碱中毒，胰岛素，周期性瘫痪，儿茶酚胺等。

4.治疗原则：积极处理原发病，对症处理，补钾，避免高钾血症。

（1）轻度低钾血症：口服补钾，分次给予40～80mmol/d即可。

（2）严重低钾血症：静脉补钾，初始速度一般为10～20mmol/h，应定期检测血钾水平。若补钾速度超过10mmol/h应持续心电监护，密切观察心电图等变化。

（3）肾功能不全者补钾需谨慎。

（二）高钾血症

1.诊断 血钾>5.5mmol/L。

2.临床表现 严重的心动过缓，房室传导阻滞甚至窦性停搏。

3．病因

（1）摄入增多：肾功能低下时易出现。

（2）排出减少：

1）肾衰竭；

2）盐皮质激素缺乏：见于 Addision 病，肾上腺皮质激素合成所需要的酶缺乏，使用 ACEI 类药物；

3）原发性肾小管泌钾障碍：Ⅳ型肾小管酸中毒；

4）保钾利尿剂。

（3）细胞内钾离子向细胞外大量转移：酸中毒，横纹肌溶解，严重创伤，溶瘤综合征，胰岛素缺乏等。

4．治疗　一旦确诊，必须立即治疗。

（1）停用含钾液体，禁止钾的摄入。

（2）促进钾的排泄：应用呋塞米或其他祥利尿剂促使肾脏排钾；严重的高钾血症（血钾 > 6.5mmol/L）需行血液透析治疗。

（3）促使钾转运至细胞内：

1）给予 10% 葡萄糖酸钙静脉注射，通过钙来改变自律细胞的兴奋性，保护高钾血症对传导系统的损害；

2）10% 的葡萄糖加入胰岛素配成 10U/L 的溶液，以 250～500ml/h 速度静脉滴注；

3）输入碳酸氢钠纠正酸中毒。

第三节　钙代谢紊乱诊疗常规

（一）低钙血症

1．定义　血清蛋白浓度正常时，血清钙低于 2.2mmol/L 称为低钙血症。

2．临床表现　主要表现为组织兴奋性增高。手足抽搐是最主要的临床表现，轻度低钙时可出现 Trousseau 征或 Chvostek 征。

3．病因分析

（1）维生素 D 代谢障碍：维生素 D 缺乏、肠道吸收障碍、维生素 D 羟化障碍及维生素 D 分解加快等。

（2）甲状旁腺功能减退：PTH 分泌不足，造成低钙血症。

（3）钙丢失过多：急性胰腺炎或输注钙离子螯合剂，如磷酸盐、草酸盐和枸橼酸盐等情况。严重感染也可以导致低钙血症。

4．治疗

（1）首先治疗病因，钙剂的补充取决于低钙的程度，对于轻症病例，口服碳酸钙每天 2～4g 分四次服用即可,治疗严重低钙时推荐氯化钙。

(2)注意事项:

1)静脉补钙最大速度为 1.5mmol/min;

2)氯化钙最好经中心静脉给予,避免外渗和局部组织坏死;

3)注意监测血清钙水平,防止出现高钙血症。

(二)高钙血症

1.定义 血清蛋白浓度正常时,血清钙大于 2.75mmol/L,称为高钙血症。

2.临床表现 易兴奋组织的兴奋性下降。

(1)神经肌肉方面表现为记忆力减退,易疲劳,四肢肌肉松弛,肌张力减退。

(2)心血管系统:兴奋性和传导性均减低,出现心动过缓和心律不齐,严重时发生致命性心律失常或心搏骤停。

3.病因及发病机制

(1)骨质溶解增加:甲状旁腺功能亢进;骨转移性肿瘤直接破坏骨质;肿瘤细胞释放甲状旁腺激素样多肽导致骨钙释放。

(2)肠黏膜吸收钙增加:见于维生素 D 中毒。

4.治疗

(1)轻度高钙血症(低于 2.99mmol/L):积极治疗原发病,限制钙摄入,补液,纠正缺水,增加钙的排泄。

(2)严重高钙血症:降钙素,必要时考虑血液透析治疗。

第四节 酸碱平衡紊乱诊疗常规

(一)确定原发性酸碱紊乱

首先,根据 pH 值、$PaCO_2$ 和 HCO_3 确定原发性酸碱平衡紊乱。

1.如果 $PaCO_2$ 或者 pH 值超出正常范围,那么即存在酸碱平衡紊乱(pH 和 $PaCO_2$ 正常不能排除);

2.如果 pH 值和 $PaCO_2$ 均异常,对其改变的方向进行比较。如果两者方向一致,那么原发酸碱紊乱为代谢性的,如果两者方向相反,则原发酸碱紊乱为呼吸性的;

3.如果 pH 值或者 $PaCO_2$ 有一项正常,那么存在混合的代谢性和呼吸性酸碱紊乱。如果 pH 值正常,根据 $PaCO_2$ 改变的方向确定呼吸性酸碱紊乱的类型,如果 $PaCO_2$ 正常,根据 pH 值改变的方向确定代谢性酸碱紊乱的类型。

(二)评估代偿反应

如果第一步已经确定存在酸碱平衡紊乱,那么则需要确定代偿是否足够以及是否有另外的酸碱平衡紊乱。

1．如果存在原发性代谢性酸中毒或碱中毒，使用以下公式来确定期望的 $PaCO_2$ 值。如果 $PaCO_2$ 的测量值和预期值相同，即为完全代偿。如果 $PaCO_2$ 的测量值高于预期值，则存在叠加的呼吸性酸中毒。如果 $PaCO_2$ 的测量值低于预期值，则存在叠加的呼吸性碱中毒。

代酸纠正公式：$PaCO_2$ 期望值 $= (1.5 \times HCO_3) + (8 \pm 2)$

代碱纠正公式：$PaCO_2$ 期望值 $= (0.7 \times HCO_3) + (21 \pm 2)$

2．如果存在呼吸性酸中毒或碱中毒，使用以下公式来确定预期的 pH 值。将 pH 的测量值和预期值进行比较以确定是部分代偿还是完全代偿。

对于呼吸性酸中毒而言，如果测得的 pH 值低于急性不完全代偿的预期值，则存在叠加的代谢性酸中毒；如果测得的 pH 值高于慢性完全代偿的预期值，则存在叠加的代谢性碱中毒。

急性呼酸纠正公式：pH 预期值 $= 7.40 - [0.008 \times (PaCO_2 - 40)]$

急性呼碱纠正公式：pH 预期值 $= 7.40 + [0.008 \times (40 - PaCO_2)]$

对于呼吸性碱中毒而言，如果测得的 pH 值高于急性不完全代偿的预测值，则存在叠加的代谢性碱中毒；如果测得的 pH 值低于慢性的完全代偿的预测值，则存在叠加的代谢性酸中毒。

慢性呼酸纠正公式：pH 预期值 $= 7.40 - [0.003 \times (PaCO_2 - 40)]$

慢性呼碱纠正公式：pH 预期值 $= 7.40 + [0.003 \times (40 - PaCO_2)]$

（三）使用阴离子间隙对代谢性酸中毒进行评估

1．阴离子间隙 $AG = [Na] - [Cl] - [HCO_3]$（正常值 8~16）

校正的 $AG = AG + (4 - [血白蛋白(g/dl)]) \times 2.5$

2．AG 的解读

（1）AG 升高：细胞外液中有机酸增加，见于乳酸性酸中毒、酮症酸中毒、终末期肾衰、摄入甲醇和水杨酸盐中毒。

（2）AG 正常：细胞外液中氯离子浓度升高，常见于腹泻，等张盐水输入；早期肾功能不全，肾小管酸中毒。

（四）根据临床表现判断酸碱失衡病因

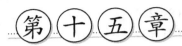

镇 静 镇 痛

（一）重症患者镇静常规

1. 判断患者目前的精神状态，如存在焦虑，躁动等需要处理的情况，则需进行镇静治疗。

2. 使用评分系统对患者的意识状态进行评估，如 Ramsay 评分、Riker 镇静躁动评分（SAS）以及肌肉活动评分（MAAS）等方法（见附一）。

3. 对焦虑、躁动的患者进行处理与治疗

（1）非药物治疗：去除引起患者焦虑与躁动的原因（表 2-15-1），包括保持患者舒适，提供充分镇痛，完善环境，让患者充分了解所做治疗的目的与意义。

表 2-15-1　诱发 ICU 患者焦虑的刺激源

报警声音	呼吸机，监护仪，泵
丧失工作能力	认为自身康复可能性小
失眠	情绪和环境等因素影响
与亲人分离	不能有亲人长时间陪伴
仪器设备	呼吸机、CRRT 和 IABP 等治疗设备改变正常生理状态
监护仪	变化的数字以及声音
人员频繁走动	造成清醒患者紧张情绪
噪声	影响情绪及睡眠
疼痛	手术伤口，有创操作，侵入性装置
物理治疗	引起疼痛与不适
室内温度	通常太高
吸痰	过于频繁

（2）药物治疗

1）药物选择：主要以苯二氮䓬类及丙泊酚为主。短期镇静（≤3天）主要选择丙泊酚与咪唑安定；长期镇静（>3天）可选择劳拉西泮。

2）给药方式：应以持续静脉输注为主，首先应给予负荷剂量以尽快达到镇静目标。经肠道和肌内注射多用于辅助改善患者的睡眠；间断静脉注射一般用于负荷剂量的给予以及短时间镇静且无需频繁用药的患者。

3）效果评估：无论采用何种镇静药物，采取何种方式，用药后都应该使用评估工具经常评估效果，调整用量，达到设定深度后或减少用药，或每天暂停一段时间，以减少镇静时间的延长，以达到个体化用药。

4）药物的戒断症状：大剂量使用镇静药治疗超过一周，可产生药物依赖性和戒断症状。苯二氮䓬类药物的戒断症状表现为：躁动、睡眠障碍、肌肉痉挛、肌阵挛、注意力不集中、经常打哈欠、焦虑、躁动、震颤、恶心、呕吐、出汗、流涕、声光敏感性增加、感觉异常、谵妄和癫痫发作。为防止戒断症状，停药不应快速中断，而是有计划地逐渐减量。

4. 每日唤醒计划 为避免药物蓄积和药效延长，可在镇静过程中实施每日唤醒计划，即每日定时中断镇静药物输注（宜在白天进行），以评估患者的精神与神经功能状态，减少用药量、机械通气时间和ICU停留时间。

5. 在镇静过程中，需监测药物对患者各个器官功能的影响，以达到最好的个体化治疗效果、最小的毒副作用和最佳的性价比。

（二）重症患者镇痛常规

1. 对患者进行疼痛评估，包括疼痛的部位、特点、加重及减轻因素和强度。

（1）患者的主观评估，可使用各种评分方法评估疼痛程度和治疗反应，包括语言评分法（verbal rating scale，VRS）、视觉模拟法（visual analogue scale，VAS）、数字评分法（numeric rating scale，NRS）和面部表情评分法（faces pain scale，FPS）。

（2）对不能交流的患者，观察与疼痛相关的行为（运动、面部表情和姿势）和生理指标（心率、血压和呼吸频率），并且监测镇痛治疗后这些参数的变化，这也是评估疼痛的重要方法。

2. 镇痛治疗

（1）非药物治疗：包括心理治疗和物理治疗等手段。在疼痛治疗中，首先应尽量设法祛除疼痛诱因，并积极采用非药物治疗；非药物治疗能降低患者疼痛的评分及其所需镇痛药的剂量。

（2）药物治疗：

1）阿片类镇痛药物：①对血流动力学稳定的患者，镇痛应首先考虑选择吗啡；②对血流动力学不稳定和肾功能不全患者，可考虑选择芬太尼或瑞芬太尼；③急性疼痛患者的短期镇痛可选用芬太尼。

持续静脉注射阿片类镇痛药物是 ICU 常用的方法,但需根据镇痛效果的评估不断调整用药剂量,以达到满意镇痛的目的。

2)非阿片类中枢性镇痛药:曲马多。主要用于术后轻度和中度的急性疼痛治疗。

3)非甾体类抗炎镇痛药(NSAIDs):对乙酰氨基酚可用于治疗轻度至中度疼痛,它和阿片类联合使用时有协同作用,可减少阿片类药物的用量。该药可用于缓解长期卧床的轻度疼痛和不适。该药用于肝功能衰竭或营养不良造成的谷胱甘肽储备枯竭的患者易产生肝毒性,应予警惕。

4)局麻药物:主要用于术后硬膜外镇痛,目前常用药物为布比卡因和罗哌卡因。

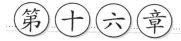

院内感染防治措施

第十六章

多重耐药菌感染暴发流行处理常规

1. 临床标本中如果发现多重耐药菌要通报科内感控小组。

2. 通报目前需要关注的耐药菌主要包括:

（1）革兰阴性杆菌：耐碳青霉烯酶的肠杆菌科细菌和非发酵菌属的革兰阴性杆菌。

（2）阳性球菌：MRSA 和 VRE。

3. 出现上述多重耐药菌后，要进行床旁接触隔离。具体方法参见床旁隔离常规。

4. 当携带者的带菌部位为气道和口腔时，如果患者为开放气道，应进行呼吸道隔离。

5. 如果同时在重症医学科治疗的不同患者的细菌学培养资料回报同种细菌、类似的耐药谱超过 3 个，视为此种细菌的临床暴发状态。

6. 对暴发感染患者进行接触隔离，同类感染可隔离在同一病室内。

7. 如果判定为临床暴发状态，立刻启动科内感控小组进行分析，并联系细菌室和院感办进行溯源检查。

8. 检查科内感染控制流程及实际执行情况，寻找可能出现问题的环节。

9. 病房环境表面、工作人员的手、工作人员的鼻前庭、病房用消毒剂和病房水管等均需进行相应调查。

10. 同时启动科内细菌流行主动监测程序，对新入科患者进行预防性隔离，排除多重耐药菌携带或感染后解除隔离。

11. 如果暴发原因为科内环节，进一步判定属于制度缺陷，要重新修订制

121

度；如果是执行层面，则对当事人进行批评教育，必要时进行相应处罚，同时对全科进行针对性教育。

12．如果主动监测发现为短时间内集中输入多重耐药菌携带或感染患者，提示院内可能存在耐药菌流行，需尽快向院感办进行汇报。

13．每次事件必须有明确的过程记录，并保存归档备查。

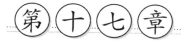

心律失常诊治常规

（一）概述

1. 可分为快速型心律失常和缓慢性心律失常，危重症患者多为快速型心律失常。

2. 根据发生部位，可分为室上性心律失常和室性心律失常，其中室上性心律失常更常见。

3. 根据对血流动力学的影响，分为稳定性和不稳定性心律失常。

（二）快速型心律失常

1. 窄 QRS 波

（1）窦性心动过速

诊断：HR＞100 次 / 分，可见窦性 P 波。

$HR_{max}＝220－年龄$，HR＞HR_{max} 窦速可能性小。

治疗：祛除病因，老年人、冠心病患者和 HR＞150 次 / 分（影响心室舒张）可考虑应用 β 阻滞剂。

（2）交界性心动过速

诊断：HR 70～130 次 / 分。

逆传 P′波可位于 QRS 波之前，与 QRS 波重叠、QRS 波之后。

治疗：祛除病因。

（3）房性心动过速

诊断：HR 100～160 次 / 分，频率＜250 次 / 分。

P′波形态与窦性不同。

可有 2∶1 或 3∶1 下传。

治疗：纠正电解质紊乱，胺碘酮、普罗帕酮和维拉帕米。

（4）房性早搏

诊断：提前出现 P′ 波，QRS 波群一般正常。

不完全性代偿间歇。

可有房早伴差异传导、房早未下传。

若与正常 P 波以 1∶1 出现为房早二联律，2∶1 或 1∶2 为房早三联律。

治疗：祛除病因。

纠正电解质紊乱。

无症状不需治疗，症状明显时可予 β 阻滞剂。

（5）室上性心动过速

诊断：HR 150～250 次 / 分。

可见逆传 P′ 波。

治疗：刺激迷走神经：颈动脉窦按摩。

普罗帕酮、维拉帕米、胺碘酮、β 阻滞剂和腺苷。

（6）心房扑动

诊断：无 P 波，代之以 f 波（Ⅱ、Ⅲ、aVF 和 V$_1$ 导最清楚）

频率 250～350 次 / 分。

心室率随不同房室比例不定。

治疗：纠正电解质紊乱。

药物复律：胺碘酮和普罗帕酮。

控制心室率：β 阻滞剂。

电转复：同步直流电复律 50～100J。

射频消融术。

（7）心房颤动

诊断：无 P 波，代之以 f 波（Ⅱ、Ⅲ、aVF 和 V$_1$ 导最清楚）。

频率 350～600 次 / 分。

心室律（R-R 间期）绝对不等。

治疗：

1）祛除病因。

2）控制心室率：①β 阻滞剂：禁用于心衰失代偿、房颤合并预激综合征；②艾司洛尔：短效药物，首剂 0.5μg/（kg·min），1 分钟持续静脉泵入 0.05μg/（kg·min）起始，若效果不明显，以 0.05μg/（kg·min）的剂量递增，最大量 0.3μg/（kg·min）；③洋地黄类：有正性肌力作用，禁用于急性心梗 24 小时内、房颤合并预激综合征。起效慢，需 1 小时以上。毛花苷丙 0.4mg 静推，2 小时后可重复，总量不超过 1.2mg。维持剂量：地高辛 0.125～0.25mg，每天一次，口服，注意监测地高辛血药浓度。肾衰、低钾时用药谨慎。

3）药物复律：①胺碘酮：首剂 150mg 静推 > 10 分钟，必要时可重复静推 150mg。60mg/h 持续静脉泵入 6 小时后，减至 30mg/h 持续静脉泵入，24 小时总量≤1.8g，心律稳定后可过渡为口服给药：200mg，每天 2 次，7 天，然后 200mg，每天 1 次维持。副作用：负性肌力作用，QT 间期延长，肺间质纤维化、甲亢或甲减。②普罗帕酮：70mg 静推 > 10 分钟，副作用：负性肌力作用。

4）电转复：同步直流电复律 100～200J。

5）抗凝：房颤 > 48 小时，心脏复律前抗凝 3 周，复律后继续抗凝 4 周。长期房颤低危因素：女性，年龄 65～74，冠心病，甲亢；中危因素：年龄≥75，高血压，糖尿病、心功能不全，LVEF≤35%；高危因素：既往卒中或 TIA，二尖瓣狭窄，机械瓣。无危险因素：阿司匹林 75mg，每天 1 次。单个中危因素：阿司匹林 75mg，每天 1 次，或华法林（INR 2-3）。高危因素或多个中危因素：华法林（INR 2-3），低分子肝素或普通肝素重叠华法林。

条件允许下，行经胸超声心动（TTE）或食道超声心动（TEE），明确左房血栓。抗凝后警惕出血（消化道出血，皮肤黏膜出血，气道出血，脑出血等）。肾衰患者禁用低分子肝素抗凝。华法林抗凝时，注意其与其他药物相互作用，协同作用：乙酰水杨酸、磺胺类、喹诺酮类；减弱作用：苯巴比妥和苯妥英钠。

6）射频消融术。

2. 宽 QRS 波

（1）室性早搏

诊断：提前出现宽大畸形 QRS 波群。

　　　完全性代偿间歇。

　　　若与正常 QRS 波以 1∶1 出现为室早二联律，2∶1 或 1∶2 为室早三联律。

治疗：纠正电解质紊乱。

　　　无症状不需治疗，症状明显时可予 β 阻滞剂。

（2）室性心动过速

诊断：HR 140～200 次/分。

　　　QRS 波宽大畸形。

　　　有时可见无关 P 波，P 波频率慢于 QRS 波频率。

　　　可见室性融合波及心室夺获。

治疗：祛除病因。

　　　电复律：血流动力学不稳定时首选。

　　　　　　　非同步：单行性室速 100J，多行性室速 200J。

　　　药物复律：利多卡因：负荷量 1.0～1.5mg/kg；

　　　　　　　　　　　　　维持量 1～4mg/min 静脉泵入。

　　　　　　胺碘酮。

（3）心室扑动

诊断：HR 250 次 / 分。

P 波消失，连续、比较规则的大振幅波。

治疗：同心室颤动。

（4）心室颤动

诊断：HR 250～500 次 / 分。

P-QRS-T 波消失，形态、振幅和间隔绝对不规则的小振幅波。

治疗：

1）心肺复苏：开放气道、建立有效呼吸、胸外按压。

2）非同步直流电复律：单相波 360J，双相波 200J，5 个循环 CPR 后可重复。

3）药物治疗：肾上腺素，1mg 静脉注射，3～5 分钟可重复一次。3 次除颤不成功可予胺碘酮 300mg 快速静推，无效可再推 150mg，或利多卡因首剂 1.0～1.5mg/kg 静推，随后 0.5～0.75mg/kg 静推，总量最大 3mg/kg。

（三）缓慢性心律失常

1. 窦性心动过缓

诊断：HR＜60 次 / 分。

可见窦性 P 波。

治疗：无症状、不影响血流动力学的窦缓无需治疗。

药物治疗：阿托品、多巴胺和多巴酚丁胺。

植入人工心脏起搏器。

2. 病态窦房结综合征

诊断：连续窦性心动过缓（＜50 次 / 分）。

窦性停搏或窦房阻滞。

同时出现窦房阻滞和房室传导阻滞。

同时出现心动过缓和心动过速（房速、房扑和房颤）。

治疗：药物治疗，阿托品 0.5～1mg 静脉注射。

异丙肾上腺素 1～3μg/min 静脉泵入。

植入人工心脏起搏器。

3. 房室传导阻滞

诊断：

一度房室传导阻滞：P-R 间期＞0.20 秒。

二度 I 型房室传导阻滞：P-R 间期逐渐延长，至 P 波不能下传发生心室脱漏，此后 P-R 间期恢复至初始时限并再次延长（文氏现象），心室脱漏时长 R-R 间期短于任两个短 R-R 间期之和。

二度 II 型房室传导阻滞：P-R 间期相等，周期性 P 波不能下传，发生心室脱漏。心室脱漏时长 R-R 间期等于任一短 R-R 间期的整倍数。

　　三度房室传导阻滞：P 波与 QRS 波无关。P 波频率较 QRS 波频率快。交界性逸搏：QRS 波群与窦性 QRS 波相同，40～60 次 / 分；室型逸搏：QRS 波群宽大畸形，<40 次 / 分。

　　治疗：一度和二度 I 型房室传导阻滞无需治疗。

　　　　药物治疗：阿托品和异丙肾上腺素。

　　　　植入人工心脏起搏器：二度 II 型和三度房室传导阻滞伴血流动力学障碍。

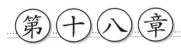

重症患者感染诊治常规

一、临床特点

重症患者感染无疑也具有感染性疾病所共有的临床表现,包括一般症状和器官、系统定位症状,前者如寒战、发热、全身肌肉酸痛、意识改变和白细胞计数增加等,后者视感染部位不同而异。但是,由于感染发生在重症患者,感染的临床表现相对于患者生命体征的不稳定而显得不甚突出;再者,重症患者一般属于免疫受损宿主,免疫和炎症反应受抑制可显著改变感染的临床过程。因此,重症患者感染常表现出一些与普通人群感染不同的临床特点。

(一)起病隐匿

除原发性严重感染症外,多数重症患者的感染为其他疾病的并发症。前者起病缓急取决于感染症的性质。由于感染的临床表现和原发病引起的系统性炎症反应综合征(system inflammatory response syndrome,SIRS)很难区分,因此感染的起病多显得较为隐匿,早期较难认识。少数则急性起病,呈暴发性过程。

(二)发展迅速

重症患者感染起病虽隐匿,但患者免疫低下,感染病灶难以彻底清除,病原微生物对抗菌药物多有耐受,因此,病情发展迅速,较难控制,易发展成为脓毒症,从而导致或加重多器官功能不全综合征。

(三)症状多样

发热最为常见,但程度和热型不一。寒战和大量出汗在血液系统感染患者中也较常见。而头痛、乏力、食欲不振、肌肉酸痛、胸痛和尿痛等主观症状多不明显。

(四)局部表现不典型

在继发感染的重症患者中,感染的器官、系统定位症状和体征一般不很明显。例如继发肺炎时可无胸痛,咳嗽、咳痰甚轻微,X 线改变也不典型。又如免疫抑制患者合并肺结核时,胸部 X 线缺乏肺结核的典型表现,常仅有肺纹理增加或呈间质性肺炎的改变。再如继发下尿路感染时,尿路刺激征并不明显。但是我们也发现,少数临床表现却具有良好的诊断特异性。如在静脉置管患者中,弛张热或不规则高热强烈提示导管相关感染的存在;又如出现密集分布于胸腹部为主的全身腹侧皮肤的细小疱疹,与念珠菌败血症关系密切,皮疹的出现或消退与感染的发生或控制相关。

(五)与危重病本身难鉴别

各种原因所致的危重病可能有一共同的病理生理过程,这就是系统性炎症反应,而感染的本质正是微生物或寄生虫所致的炎症反应,两者的临床表现很相像或重叠,特别是败血症和系统性炎症反应综合征更难区分。此外,某些原发病本身表现与继发感染相似,如肺挫伤、ARDS 与肺部感染,病毒性肺炎与非感染性间质性肺炎等。

二、病原学诊断

重症患者感染的临床表现常不典型,在可疑感染部位检出肯定的病原微生物成了确立诊断的重要手段。更重要的是,病原学诊断能指导抗感染药物治疗。ICU 内感染的病原菌多为多重耐药的机会致病菌,因此要把注意力放在辨别致病菌和定植菌以及病原菌的药敏结果上。为此,除了提高临床微生物检验水平,还需要正确采集标本和解释检验结果。

(一)标本采集

优质标本是可靠的病原学诊断的前提,从劣质标本得出的检验结论只能误导诊断和治疗。所有用于细菌培养的标本均应尽可能无菌取材,用无菌器皿盛装,严格避免污染。标本力求新鲜,采集后尽快送检。作厌氧培养的标本须在隔氧条件下采集和送检。

1. 痰标本　关键是采到肺深部痰而不是唾液。经口咳痰虽无创、易得,但易受口腔和咽部常居菌群的污染,应取漱口后深咳嗽或经刺激咳出的痰,提倡直接涂片镜检区分标本优劣,并弃用不合格的标本。不经咽喉部抽吸下呼吸道分泌物是理想的方法,如经纤维支气管镜防污染标本毛刷(protected specimen brush, PSB)取标本。ICU 内人工气道普遍,经气管插管或造口吸痰甚为方便,但应注意无菌操作,能加用防污染标本毛刷技术则更理想。

2. 尿标本　要求采用中段尿,尿道口局部清洁,射流接尿,容器灭菌。不为取标本而专行导尿。对已导尿者须取新鲜尿液,勿取集尿袋中的储尿。

3. 血标本　及早采取足量血标本作培养是败血症病原学诊断的关键,在投予抗菌药物前即应采血 3～4 次,间隔 1 小时左右,每次采血 10～30ml。避免在抗菌药物血浓度较高时采血,避免污染。

4．脓液标本 应采集深部脓液,怀疑厌氧感染时应同时做厌氧菌检验,直接涂片镜检阳性而普通培养阴性时有助于厌氧感染的诊断。

（二）药物敏感试验结果的表达及其含义

药敏结果通常用最低抑菌浓度（MIC）或通过 MIC 与常用剂量时所能达到的血药浓度的比较来表达,后者分敏感、中度敏感和耐药 3 个等级。根据美国 National Committee of Clinical Laboratory Standard（NCCLS）的定义,药敏结果的临床意义为:

1．敏感 是指普通剂量下抗菌药物达到的血药浓度超过 MIC 的 5 倍以上,用药物的常用量治疗有效。

2．中度敏感 是指普通剂量下抗菌药物达到的血药浓度相当于或略高于 MIC,仅在给予大于常用量的药物（限于毒性较小的药物）时才有效,或者对处于药物浓缩部位（如胆汁和尿液等）的感染才有效。所以,中度敏感的药物只能有条件地使用。

3．耐药 是指抗菌药物一般可达到的全身浓度低于 MIC,或者细菌能灭活抗菌药物。

（三）病原学检查结果的解释

病原学检查结果常可包括病原微生物的种类、数量和药敏情况等,但要对其结果做出准确的解释,必须对以下几方面的问题有清楚的认识。

1．病原学结果不是诊断感染症的唯一依据,必须结合临床情况进行分析。

2．标本的质量是检验准确的前提,标本取材不佳,检验结果几乎无意义。

3．任何检验方法均有局限性,方法的局限性可导致假阴性的结果。如普通菌培养不能检出厌氧菌,血培养易受血中抗菌药物影响,特殊病原微生物需做特殊的检验等。

4．抗菌药物的临床疗效除了与体外药敏试验有关,还与体内药物动力学有关。如果药敏结果为敏感而临床疗效不佳,应考虑:

（1）分离出的菌株并非真正的病原微生物,而是体内的定植菌或外来污染菌,或者只是混合感染中的一种病原菌。

（2）抗菌药物不能进入感染部位,或者给药方法和剂量不当,感染部位并未达到足够的药物浓度。这种情况下,如果加做血清杀菌试验,甚至感染部位的体液杀菌试验,可能更有指导意义。

（3）药敏试验不准确。

三、治疗

重症患者感染的治疗决不能仅仅依赖抗菌药物,而应该采用综合性措施。

（一）尽可能早期彻底清除感染灶

对于有明确病灶的外科感染，及早用手术方法清除病灶是控制感染的关键。任何其他措施均只能作为辅助治疗，决不能替代手术。

（二）尽可能充分引流化脓性病灶

对于各种体表或深部的脓肿，以及化脓性胆管炎、坏死性胰腺炎、腹膜炎、慢性骨髓炎和化脓性关节炎等外科感染症，充分引流是基本的外科原则，也是控制感染最有效的措施。在某些内科感染症，如肺炎、咳嗽、排痰和体位引流等，促进痰和分泌物引流的手段，也是不可忽视的治疗措施。

（三）撤除已经感染的导管

各种侵入性导管，对机体而言都是异物，都是感染的诱因。对于深静脉导管，一旦怀疑发生了导管相关感染，就应立即拔除，并在无菌操作下剪下导管尖一小段作细菌培养和药敏试验。往往静脉导管一拔除，感染就能迅速控制。对于留置导尿的尿路感染患者，其根本治疗也在于尽早解除病因、拔除导尿管。

（四）投用有效的抗菌药物

抗菌药物是治疗感染症的有力武器，现代临床实践中，感染的治疗离不开抗菌药物。但是必须强调合理使用抗菌药物，不能滥用。同时还应指出综合治疗在重症患者感染中的重要性，特别是药物治疗并不能替代基本的外科原则。

（五）加强营养支持

重症患者处于严重应激状态，代谢亢进，营养需求明显增加。合并感染时，能量、氮质和维生素等营养物质的需求进一步增加。一般估计，感染时能量和氮量比原需要量增加 10%～30%，伴发热时，体温每升高 1℃ 再增加能量消耗 10%。为了适应重症患者的营养需求，常有必要采用肠内或肠外营养。

（六）保护全身重要器官功能

感染与全身器官功能有密切的关系。感染可以导致休克、急性呼吸窘迫综合征、弥漫性血管内凝血和多器官功能不全等全身严重并发症，许多抗菌药物有损害重要器官和系统功能的毒副作用。而全身器官和系统功能不全同样可以影响感染的发生与发展，还会影响抗菌药物的作用。如组织血液灌注不足、缺氧等易导致厌氧菌感染，灌注不足可降低组织药物浓度，肾功能不全可影响抗菌药物的排出，加大药物的毒性。更为重要的是，控制感染只是危重病救治中的一个环节，挽救生命才是最终的目标，而保护全身重要器官功能是实现这一目标的基础。治疗重症患者感染时，除了增加重要器官血流灌注和维持其正常功能外，在选择抗菌药物时，尤应注意尽量避免使用对肝、肾和心脏等有毒性的药物。

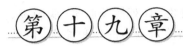

重症患者抗生素应用常规

（一）诊断为细菌性感染者，方有指征应用抗菌药物

根据患者的症状、体征及血、尿常规等实验室检查结果，初步诊断为细菌性感染者，以及经病原检查确诊为细菌性感染者，方有指征应用抗菌药物；由真菌、结核分枝杆菌、非结核分枝杆菌、支原体、衣原体、螺旋体、立克次体及部分原虫等病原微生物所致的感染，亦有指征应用抗菌药物。缺乏细菌及上述病原微生物感染的证据，诊断不能成立者，以及病毒性感染者，均无指征应用抗菌药物。

（二）尽早查明感染病原，根据病原种类及细菌药物敏感试验结果选用抗菌药物

抗菌药物品种的选用原则上应根据病原菌种类及病原菌对抗菌药物敏感或耐药，即细菌药物敏感试验（以下简称药敏）的结果而定。因此有条件的医疗机构，住院患者必须在开始抗菌治疗前，先留取相应标本，立即送细菌培养，以尽早明确病原菌和药敏结果；门诊患者可以根据病情需要开展药敏工作。

危重患者在未获知病原菌及药敏结果前，可根据患者的发病情况、发病场所、原发病灶和基础疾病等推断最可能的病原菌，并结合当地细菌耐药状况先给予抗菌药物经验治疗，获知细菌培养及药敏结果后，对疗效不佳的患者调整给药方案。

（三）按照药物的抗菌作用特点及其体内过程特点选择用药

各种抗菌药物的药效学（抗菌谱和抗菌活性）和人体药代动力学（吸收、分布、代谢和排出过程）特点不同，因此各有不同的临床适应证。临床医师应根据各种抗菌药物的上述特点，按临床适应证（参见"各类抗菌药物适应证和注意事项"）正确选用抗菌药物。

（四）抗菌药物治疗方案应综合患者病情、病原菌种类及抗菌药物特点制订

根据病原菌、感染部位、感染严重程度和患者的生理、病理情况制订抗菌药物治疗方案，包括抗菌药物的选用品种、剂量、给药次数、给药途径、疗程及联合用药等。在制订治疗方案时应遵循下列原则。

1. 品种选择　根据病原菌种类及药敏结果选用抗菌药物。

2. 给药剂量　按各种抗菌药物的治疗剂量范围给药。治疗重症感染（如败血症和感染性心内膜炎等）和抗菌药物不易达到的部位的感染（如中枢神经系统感染等），抗菌药物剂量宜较大（治疗剂量范围高限）；而治疗单纯性下尿路感染时，由于多数药物尿药浓度远高于血药浓度，则可应用较小剂量（治疗剂量范围低限）。

3. 给药途径

（1）轻症感染可接受口服给药者，应选用口服吸收完全的抗菌药物，不必采用静脉或肌内注射给药。重症感染和全身性感染患者初始治疗应予静脉给药，以确保药效；病情好转能口服时应及早转为口服给药。

（2）宜尽量避免抗菌药物的局部应用：皮肤黏膜局部应用抗菌药物后，很少被吸收，在感染部位不能达到有效浓度，反而易引起过敏反应或导致耐药菌产生，因此治疗全身性感染或脏器感染时应避免局部应用抗菌药物。抗菌药物的局部应用只限于少数情况，例如全身给药后在感染部位难以达到治疗浓度时可加用局部给药作为辅助治疗。此情况见于治疗中枢神经系统感染时某些药物可同时鞘内给药；包裹性厚壁脓肿脓腔内注入抗菌药物以及眼科感染的局部用药等。某些皮肤表层及口腔、阴道等黏膜表面的感染可采用抗菌药物局部应用或外用，但应避免将主要供全身应用的品种作局部用药。局部用药宜采用刺激性小、不易吸收、不易导致耐药性和不易致过敏反应的杀菌剂，青霉素类和头孢菌素类等易产生过敏反应的药物不可局部应用。氨基糖苷类等耳毒性药不可局部滴耳。

4. 给药次数　为保证药物在体内能最大地发挥药效，杀灭感染灶病原菌，应根据药代动力学和药效学相结合的原则给药。青霉素类、头孢菌素类和其他 β 内酰胺类、红霉素、克林霉素等消除半衰期短者，应一日多次给药。氟喹诺酮类和氨基糖苷类等可一日给药一次（重症感染者例外）。

5. 疗程　抗菌药物疗程因感染不同而异，一般宜用至体温正常、症状消退后 72～96 小时，特殊情况，妥善处理。但是，败血症、感染性心内膜炎、化脓性脑膜炎、伤寒、布鲁菌病、骨髓炎、溶血性链球菌咽炎和扁桃体炎、深部真菌病、结核病等需较长的疗程方能彻底治愈，并防止复发。

6. 抗菌药物的联合应用要有明确指征　单一药物可有效治疗的感染，不需联合用药，仅在下列情况时有联合用药指征。

（1）原菌尚未查明的严重感染，包括免疫缺陷者的严重感染。

（2）单一抗菌药物不能控制的需氧菌及厌氧菌混合感染，2种或2种以上病原菌感染。

（3）单一抗菌药物不能有效控制的感染性心内膜炎或败血症等重症感染。

（4）需长程治疗，但病原菌易对某些抗菌药物产生耐药性的感染，如结核病和深部真菌病。

（5）由于药物协同抗菌作用，联合用药时应将毒性大的抗菌药物剂量减少，如两性霉素B与氟胞嘧啶联合治疗隐球菌脑膜炎时，前者的剂量可适当减少，从而减少其毒性反应。联合用药时宜选用具有协同或相加抗菌作用的药物联合，如青霉素类、头孢菌素类等其他β内酰胺类与氨基糖苷类联合，两性霉素B与氟胞嘧啶联合。联合用药通常采用2种药物联合，3种及3种以上药物联合仅适用于个别情况，如结核病的治疗。此外必须注意联合用药后药物不良反应将增多。

一、预防性使用抗生素规范

（一）内科及儿科预防用药

1．用于预防一种或两种特定病原菌入侵体内引起的感染，可能有效；如目的在于防止任何细菌入侵，则往往无效。

2．预防在一段时间内发生的感染可能有效；长期预防用药，常不能达到目的。

3．患者原发疾病可以治愈或缓解者，预防用药可能有效。原发疾病不能治愈或缓解者（如免疫缺陷者），预防用药应尽量不用或少用。对免疫缺陷患者，宜严密观察其病情，一旦出现感染征兆时，在送检有关标本作培养同时，首先给予经验治疗。

4．通常不宜常规预防性应用抗菌药物的情况：普通感冒、麻疹和水痘等病毒性疾病，昏迷、休克、中毒、心力衰竭、肿瘤和应用肾上腺皮质激素等患者。

（二）外科手术预防用药

1．外科手术预防用药目的　预防手术后切口感染，以及清洁-污染或污染手术后手术部位感染及术后可能发生的全身性感染。

2．外科手术预防用药基本原则　根据手术野有否污染或污染可能，决定是否预防用抗菌药物。

（1）清洁手术：手术野为人体无菌部位，局部无炎症、无损伤，也不涉及呼吸道、消化道和泌尿生殖道等人体与外界相通的器官。手术野无污染，通常不需预防用抗菌药物，仅在下列情况时可考虑预防用药：①手术范围大、时间长、污染机会增加；②手术涉及重要脏器，一旦发生感染将造成严重后果者，如头颅手术、心脏手术和眼内手术等;③异物植入手术,如人工心瓣膜植入、永久性心脏起搏器放置和人工关节置换等;④高龄或免疫缺陷者等高危人群。

(2)清洁 - 污染手术:上、下呼吸道,上、下消化道和泌尿生殖道手术,或经以上器官的手术,如经口咽部大手术、经阴道子宫切除术、经直肠前列腺手术以及开放性骨折或创伤手术。由于手术部位存在大量人体寄殖菌群,手术时可能污染手术野引致感染,故此类手术需预防用抗菌药物。

(3)污染手术:由于胃肠道、尿路、胆道体液大量溢出或开放性创伤未经扩创等已造成手术野严重污染的手术。此类手术需预防用抗菌药物。

术前已存在细菌性感染的手术,如腹腔脏器穿孔腹膜炎、脓肿切除术和气性坏疽截肢术等,属抗菌药物治疗性应用,不属预防应用范畴。

(4)外科预防用抗菌药物的选择及给药方法:抗菌药物的选择视预防目的而定。为预防术后切口感染,应针对金黄色葡萄球菌(以下简称金葡菌)选用药物。预防手术部位感染或全身性感染,则需依据手术野污染或可能的污染菌种类选用,如结肠或直肠手术前应选用对大肠埃希菌和脆弱拟杆菌有效的抗菌药物。选用的抗菌药物必须是疗效肯定、安全、使用方便及价格相对较低的品种。

给药方法:接受清洁手术者,在术前 0.5～2 小时内给药,或麻醉开始时给药,使手术切口暴露时局部组织中已达到足以杀灭手术过程中入侵切口细菌的药物浓度。如果手术时间超过 3 小时,或失血量大(>1500ml),可手术中给予第 2 剂。抗菌药物的有效覆盖时间应包括整个手术过程和手术结束后 4 小时,总的预防用药时间不超过 24 小时,个别情况可延长至 48 小时。手术时间较短(<2 小时)的清洁手术,术前用药一次即可。接受清洁 - 污染手术者的手术时预防用药时间亦为 24 小时,必要时延长至 48 小时。污染手术可依据患者情况酌量延长。对手术前已形成感染者,抗菌药物使用时间应按治疗性应用而定。

二、社区获得性肺炎抗生素应用规范

(一)治疗原则

1. 尽早开始抗菌药物经验治疗(表 2-19-1)。应选用能覆盖肺炎链球菌和流感嗜血杆菌的药物,需要时加用对肺炎支原体、肺炎衣原体和军团菌属等细胞内病原体有效的药物;有肺部基础疾病患者的病原菌亦可为需氧革兰阴性杆菌和金葡菌等。

2. 住院治疗患者入院后应立即采取痰标本,做涂片革兰染色检查及培养;体温高、全身症状严重者应同时送血培养。

3. 轻症患者可口服用药;重症患者选用静脉给药,待临床表现显著改善并能口服时改用口服药。

表 2-19-1 社区获得性肺炎的经验治疗

相伴情况	病原	宜选药物	可选药物
不需住院，无基础疾病，青年	肺炎链球菌，肺炎支原体，嗜肺军团菌，流感嗜血杆菌	青霉素；氨苄（阿莫）西林±大环内酯类	第一代头孢菌素±大环内酯类
不需住院，有基础疾病，老年	肺炎链球菌，肺炎支原体，嗜肺军团菌，流感嗜血杆菌；革兰阴性杆菌；金葡菌	第一代或第二代头孢菌素±大环内酯类	氨苄西林/舒巴坦或阿莫西林/克拉维酸±大环内酯类；氟喹诺酮类±大环内酯类
需住院	肺炎链球菌，肺炎支原体，嗜肺军团菌，流感嗜血杆菌；革兰阴性杆菌，金葡菌	第二代或第三代头孢菌素±大环内酯类，氨苄西林/舒巴坦或阿莫西林/克拉维酸±大环内酯类	氟喹诺酮类±大环内酯类
重症患者	同上；革兰阴性杆菌，金葡菌	第三代头孢菌素±大环内酯类，氟喹诺酮类±大环内酯类	具有抗铜绿假单胞菌作用的广谱青霉素/β内酰胺酶抑制剂或头孢菌素类±大环内酯类

（二）病原治疗

1. 经验治疗见表 2-19-1。

2. 明确病原体后，对经验治疗效果不满意者，可按药敏试验结果调整用药。见表 2-19-2。

表 2-19-2 社区获得性肺炎的病原治疗

病原	宜选药物	可选药物	备注
肺炎链球菌	青霉素，氨苄（阿莫）西林	第一代或第二代头孢菌素	
流感嗜血杆菌	氨苄西林，阿莫西林，氨苄西林/舒巴坦，阿莫西林/克拉维酸	第一代或第二代头孢菌素，氟喹诺酮类	10%～40%的菌株产β内酰胺酶
肺炎衣原体	红霉素等大环内酯类	氟喹诺酮类，多西环素	
军团菌属	红霉素等大环内酯类	氟喹诺酮类	
革兰阴性杆菌	第二代或第三代头孢菌素	氟喹诺酮类，β内酰胺类/β内酰胺酶抑制剂	
金葡菌	苯唑西林，氯唑西林	第一代或第二代头孢菌素，克林霉素	

三、医院获得性肺炎抗生素应用规范

常见的病原菌为肠杆菌科细菌和金葡菌，亦可为肺炎链球菌、流感嗜血杆菌和厌氧菌等。重症患者及机械通气、昏迷、激素应用等危险因素患者的病原菌可为铜绿假单胞菌、不动杆菌属及甲氧西林耐药金葡菌等。

（一）治疗原则

1. 应重视病原检查，给予抗菌治疗前先采取痰标本进行涂片革兰染色检查及培养，体温高、全身症状严重者同时送血培养。有阳性结果时做药敏试验。

2. 尽早开始经验治疗。首先采用针对常见病原菌的抗菌药物。明确病原后，根据药敏试验结果调整用药。

3. 疗程根据不同病原菌、病情严重程度和基础疾病等因素而定。宜采用注射剂，病情显著好转或稳定后并能口服时改用口服药。

（二）病原治疗

见表 2-19-3。

表 2-19-3　医院获得性肺炎的病原治疗

病原	宜选药物	可选药物	备注
金葡菌			
甲氧西林敏感	苯唑西林和氯唑西林	第一代或第二代头孢菌素，林可霉素，克林菌素	有青霉素类过敏性休克史者不宜用头孢菌素类
甲氧西林耐药	万古霉素或去甲万古霉素	磷霉素，利福平，复方磺胺甲噁唑与万古霉素或去甲万古霉素联合，不宜单用	
肠杆菌科细菌	第二代或第三代头孢菌素单用或联合氨基糖苷类	氟喹诺酮类，β内酰胺酶抑制剂复方，碳青霉烯类	
铜绿假单胞菌	哌拉西林，头孢他啶，头孢哌酮和环丙沙星等氟喹诺酮类，联合氨基糖苷类	具有抗铜绿假单胞菌作用的β内酰胺酶抑制剂复方或碳青霉烯类＋氨基糖苷类	通常需联合用药
不动杆菌属	氨苄西林/舒巴坦，头孢哌酮/舒巴坦	碳青霉烯类，氟喹诺酮类	重症患者可联合氨基糖苷类
真菌	氟康唑，两性霉素 B	氟胞嘧啶（联合用药）	
厌氧菌	克林霉素，氨苄西林/舒巴坦，阿莫西林/克拉维酸	甲硝唑	

四、肺脓肿抗生素应用规范

常见病原菌为肺炎链球菌、金葡菌、肠杆菌科细菌及厌氧菌（主要为口腔厌氧菌）等，下呼吸道分泌物、血液、胸腔积液培养（包括厌氧菌培养）以及药物敏感试验,对确定病原诊断和指导抗菌治疗有重要价值。

（一）治疗原则

1. 保持脓液引流通畅至关重要。

2. 在病原菌未明确前应选用能覆盖上述细菌的抗需氧菌和抗厌氧菌药物。明确病原菌后,根据药敏试验结果结合临床情况调整用药。

3. 抗菌药物总疗程 6～10 周,或直至临床症状完全消失,X 线胸片显示脓腔及炎性病变完全消散,仅残留纤维条索状阴影为止。

（二）病原治疗

见表 2-19-4。

表 2-19-4 肺脓肿患者的病原治疗

病原	宜选药物	可选药物
厌氧菌	青霉素（大剂量）,克林霉素,β 内酰胺类/β 内酰胺酶抑制剂	氨苄西林/舒巴坦,阿莫西林/克拉维酸,氨苄西林或阿莫西林+甲硝唑
金葡菌		
甲氧西林敏感	苯唑西林,氯唑西林,阿莫西林	头孢唑林,头孢呋辛,克林霉素
甲氧西林耐药	万古霉素或去甲万古霉素±磷霉素	万古霉素或去甲万古霉素+利福平,万古霉素或去甲万古霉素+复方磺胺甲噁唑
肺炎链球菌		
青霉素敏感	青霉素	氨苄西林,阿莫西林
青霉素耐药	头孢噻肟,头孢曲松	万古霉素或去甲万古霉素
溶血性链球菌	青霉素 G 或青霉素 V	氨苄（阿莫）西林,第一代头孢菌素,克林霉素
肠杆菌科细菌	第二或第三代头孢菌素±氨基糖苷类	氟喹诺酮类,β 内酰胺类/β 内酰胺酶抑制剂

五、脓胸抗生素应用规范

脓胸大多由多种细菌所引起。常见的病原菌在婴幼儿（< 5 岁）多为金葡菌、肺炎链球菌和流感嗜血杆菌;在 5 岁以上、发生于急性肺炎后者,多为肺炎链球菌、A 组溶血性链球菌、金葡菌和流感嗜血杆菌;在亚急性和慢性患者,多为厌氧链球菌、拟杆菌属和肠杆菌科细菌。

（一）治疗原则

1. 首先取脓液做涂片及培养,并结合临床经验用药。

2. 按照治疗效果、细菌培养和药敏试验结果调整用药。

3. 急性期宜注射用药,必要时也可胸腔内注射（限用于包裹性厚壁脓肿）。

4. 积极引流，排除脓液，促进肺复张。

5. 给药剂量要足够充分，疗程宜长。通常应于体温正常后 2 周以上，患者周围血白细胞恢复正常，X 线胸片显示胸液吸收，方可考虑停药，以防止脓胸复发。总疗程 3～6 周。

6. 慢性脓胸患者应采取外科处理。

（二）病原治疗

见表 2-19-5。

表 2-19-5　脓胸的病原治疗

病原	宜选药物	可选药物
厌氧菌	青霉素（大剂量），克林霉素，β内酰胺类 /β 内酰胺酶抑制剂	氨苄西林或阿莫西林 + 甲硝唑
金葡菌		
甲氧西林敏感	苯唑西林，氯唑西林，阿莫西林	头孢唑林，头孢呋辛，克林霉素
甲氧西林耐药	万古霉素或去甲万古霉素 + 磷霉素	万古霉素或去甲万古霉素 + 利福平
肺炎链球菌		
青霉素敏感	青霉素 G	氨苄西林，阿莫西林
青霉素耐药	头孢噻肟，头孢曲松	万古霉素或去甲万古霉素
流感嗜血杆菌	氨苄西林，阿莫西林	氨苄西林 / 舒巴坦、阿莫西林 / 克拉维酸，第一代或第二代头孢菌素
肠杆菌科细菌	第二或第三代头孢菌素 ± 氨基糖苷类	氟喹诺酮类，β 内酰胺类 /β 内酰胺酶抑制剂，氨基糖苷类（联合用药）

六、泌尿系感染抗生素应用规范

根据感染部位及有无合并症，可将尿路感染分为单纯性上尿路感染（肾盂肾炎）、单纯性下尿路感染（膀胱炎和尿道炎）；依照其病程又可分为急性和反复发作性尿路感染。急性单纯性上、下尿路感染多见于门、急诊患者，病原菌 80% 以上为大肠埃希菌；而复杂性尿路感染的病原菌除仍以大肠埃希菌为多见（30%～50%）外，也可为肠球菌属、变形杆菌属和铜绿假单胞菌等；医院获得性尿路感染的病原菌尚可为葡萄球菌属和念珠菌属等。

（一）治疗原则

1. 给予抗菌药物前留取清洁中段尿，做细菌培养及药敏试验。初治时按常见病原菌给药；获知药敏试验结果后，必要时调整用药。

2. 急性单纯性下尿路感染初发患者，治疗宜用毒性小、口服方便、价格较低的抗菌药物，疗程通常为 3～5 天。

3. 急性肾盂肾炎伴发热等全身症状明显的患者宜注射给药,疗程至少 14 天,一般 2～4 周;热退后可改为口服给药。反复发作性肾盂肾炎患者疗程需更长,常需 4～6 周。

4. 对抗菌药物治疗无效的患者应进行全面尿路系统检查,若发现尿路解剖畸形或功能异常者,应予以矫正或相应处理。

(二) 病原治疗

见表 2-19-6。

表 2-19-6 膀胱炎和肾盂肾炎的病原治疗

疾病	病原	宜选药物	可选药物
膀胱炎	大肠埃希菌	呋喃妥因,磷霉素	头孢氨苄,头孢拉定,复方磺胺甲噁唑,氟喹诺酮类 *
	腐生葡萄球菌	头孢氨苄,头孢拉定	呋喃妥因、磷霉素
	肠球菌属	阿莫西林	呋喃妥因
肾盂肾炎	大肠埃希菌等肠杆菌科细菌	氨苄西林/舒巴坦,阿莫西林/克拉维酸	氟喹诺酮类 *、第二代或第三代头孢菌素
	克雷伯菌属	第二代或第三代头孢菌素	氟喹诺酮类
	腐生葡萄球菌	头孢唑啉,头孢拉定	头孢呋辛
	肠球菌属	氨苄西林	万古霉素或去甲万古霉素
	铜绿假单胞菌	环丙沙星、哌拉西林±氨基糖苷类	头孢他啶或头孢哌酮+氨基糖苷类
	念珠菌属	氟康唑	两性霉素 B

注: * 大肠埃希菌对本类药物耐药株在 50% 以上,必须根据细菌药敏试验结果选用

七、急性感染性腹泻抗生素应用规范

(一) 治疗原则

1. 病毒及细菌毒素(如食物中毒等)引起的腹泻一般不需用抗菌药物。

2. 首先留取粪便做常规检查与细菌培养,结合临床情况给予抗菌药物治疗。明确病原菌后进行药敏试验,临床疗效不满意者可根据药敏试验结果调整用药。

3. 腹泻次数和粪便量较多者,应及时补充液体及电解质。

4. 轻症病例可口服用药;病情严重者应静脉给药,病情好转后并能口服时改为口服。

(二) 病原治疗

见表 2-19-7。

表 2-19-7 急性感染性腹泻的病原治疗

疾病	病原	宜选药物	可选药物	备注
病毒性腹泻	轮状病毒,诺瓦克样病毒,肠型腺病毒等			对症治疗
细菌性痢疾	志贺菌属	氟喹诺酮类	复方磺胺甲噁唑,阿莫西林,呋喃唑酮,磷霉素,第一代或第二代头孢菌素	疗程5~7天
霍乱(包括副霍乱)	霍乱弧菌,ElTor霍乱弧菌	氟喹诺酮类	复方磺胺甲噁唑,多西环素,氨苄西林	纠正失水及电解质紊乱为首要治疗措施
沙门菌属胃肠炎	沙门菌属	氟喹诺酮类	复方磺胺甲噁唑,氨苄西林,磷霉素	轻症对症治疗
大肠埃希菌肠炎	大肠埃希菌(产肠毒素性、肠致病性、肠侵袭性、肠出血性和肠黏附性)	重症用氟喹诺酮类和磷霉素		轻症对症治疗
葡萄球菌食物中毒	金葡菌(产肠毒素)	—	—	对症治疗
旅游者腹泻	产肠毒素大肠埃希菌、志贺菌属、沙门菌属和弯曲杆菌等	重症用氟喹诺酮类		轻症对症治疗
副溶血弧菌食物中毒	副溶血性弧菌	多西环素	复方磺胺甲噁唑,氟喹诺酮类	轻症对症治疗
空肠弯曲菌肠炎	空肠弯曲菌	氟喹诺酮类	红霉素等大环内酯类	轻症对症治疗,重症及发病4日内患者用抗菌药物
抗生素相关性肠炎及假膜性肠炎	艰难梭菌(重症)	甲硝唑	甲硝唑无效时用万古霉素或去甲万古霉素	轻症患者停用抗生素即可,万古霉素及去甲万古霉素均需口服给药
耶尔森菌小肠结肠炎	耶尔森菌属	氟喹诺酮类或复方磺胺甲噁唑	氨基糖苷类	对症治疗,合并菌血症时用抗菌药物
阿米巴肠病	溶组织阿米巴	甲硝唑	双碘喹林,巴龙霉素	
隐孢子虫肠炎	隐孢子虫	巴龙霉素	螺旋霉素	
蓝氏贾第鞭毛虫肠炎	贾第鞭毛虫	甲硝唑	阿苯达唑,替硝唑	

八、腹腔感染抗生素应用规范

本组疾病包括急性胆囊炎及胆道感染,细菌性肝脓肿,急性腹膜炎,以及急性胰腺炎继发细菌感染等。通常为肠杆菌科细菌、肠球菌属和拟杆菌属等厌氧菌的混合感染。

(一)治疗原则

1. 在给予抗菌药物治疗之前应尽可能留取相关标本送培养,获病原菌后进行药敏试验,作为调整用药的依据。

2. 尽早开始抗菌药物的经验治疗。经验治疗需选用能覆盖肠道革兰阴性杆菌、肠球菌属等需氧菌和脆弱拟杆菌等厌氧菌的药物。

3. 急性胰腺炎本身为化学性炎症,无应用抗菌药物的指征;继发细菌感染时需用抗菌药物。

4. 必须保持病灶部位引流通畅。有手术指征者应进行外科处理,并于手术过程中采集病变部位标本做细菌培养及药敏试验。

5. 初始治疗时需静脉给药;病情好转后可改为口服或肌注。

(二)病原治疗

在明确病原菌后,根据经验治疗效果和细菌药敏试验结果调整用药。 见表 2-19-8。

表 2-19-8 腹腔感染的病原治疗

病原	宜选药物	可选药物	备注
大肠埃希菌,变形杆菌属	哌拉西林,氨苄西林/舒巴坦,阿莫西林/克拉维酸	第二代或三代头孢菌素,氟喹诺酮类,氨基糖苷类	菌株之间对抗菌药物敏感性差异大,需根据药敏试验结果选药;大肠埃希菌对氟喹诺酮类耐药者多见
克雷伯菌属	第三代头孢菌素	氟喹诺酮类,氨基糖苷类,β内酰胺类/β内酰胺酶抑制剂复合剂	
肠杆菌属	头孢吡肟或氟喹诺酮类	氨基糖苷类,碳青霉烯类,β内酰胺类/β内酰胺酶抑制剂复合剂	同上
肠球菌属	氨苄西林或青霉素+氨基糖苷类	万古霉素或去甲万古霉素	
拟杆菌属等厌氧菌	甲硝唑	氯霉素,克林霉素,头霉素类,β内酰胺类/β内酰胺酶抑制剂复合剂,碳青霉烯类	

九、细菌性脑膜炎及脑脓肿抗生素应用规范

不同年龄段细菌性脑膜炎患者的病原菌不同。

(一)治疗原则

1. 给予抗菌药物前必须进行脑脊液的涂片革兰染色检查、脑脊液培养以及血培养;有皮肤瘀斑者取局部瘀斑做涂片检查细菌。培养获阳性结果后做药敏试验。

2. 尽早开始抗菌药物的经验治疗。在获知细菌培养和药敏试验结果后,根据经验治疗疗效和药敏试验结果调整用药。

3. 选用易透过血 - 脑脊液屏障的抗菌药物。宜选用杀菌剂,用最大治疗剂量静脉给药。

4. 细菌性脑膜炎的疗程因病原菌不同而异。流行性脑脊髓膜炎的疗程一般为 5~7 天,肺炎链球菌脑膜炎在体温恢复正常后继续用药 10~14 天;革兰阴性杆菌脑膜炎疗程至少 4 周;继发于心内膜炎的链球菌属和肠球菌属脑膜炎疗程需 4~6 周。

5. 部分脑脓肿患者经积极抗菌治疗后,尚需手术引流。

(二)病原菌

见表 2-19-9。

表 2-19-9　不同年龄细菌性脑膜炎患者的主要病原菌

患者情况	病原菌
年龄 <1 个月	B 组链球菌、大肠埃希菌和单核细胞增多性李斯特菌
年龄 1 个月~50 岁	流感嗜血杆菌、脑膜炎奈瑟球菌和肺炎链球菌
年龄 >50 岁,免疫功能损害	肺炎链球菌、单核细胞增多性李斯特菌和革兰阴性杆菌
医院获得性脑膜炎	金葡菌、克雷伯菌属、肠杆菌属、不动杆菌属和铜绿假单胞菌

(三)病原治疗

见表 2-19-10。

表 2-19-10　细菌性脑膜炎的病原治疗

病原	宜选药物	可选药物
脑膜炎球菌	青霉素或氨苄西林	氯霉素
肺炎链球菌		头孢噻肟
青霉素敏感	青霉素,氨苄西林	头孢曲松
青霉素中度耐药	头孢曲松,头孢噻肟	万古霉素或去甲万古霉素
青霉素高度耐药	万古霉素或去甲万古霉素	

续表

病原	宜选药物	可选药物
B组链球菌	氨苄西林	头孢噻肟或头孢曲松
葡萄球菌属		
甲氧西林敏感	苯唑西林	万古霉素或去甲万古霉素（用于青霉素过敏患者）
甲氧西林耐药	万古霉素或去甲万古霉素+磷霉素	万古霉素或去甲万古霉素+利福平
单核细胞增多性李斯特菌	氨苄西林+庆大霉素	复方磺胺甲噁唑
流感嗜血杆菌		
非产酶株	氨苄西林	
产酶株	头孢噻肟或头孢曲松	氯霉素
克雷伯菌属	头孢噻肟或头孢曲松	美罗培南
大肠埃希菌	头孢噻肟或头孢曲松	美罗培南
铜绿假单胞菌	头孢他啶+氨基糖苷类	美罗培南+氨基糖苷类

十、感染性心内膜炎抗生素应用规范

（一）治疗原则

治愈本病的关键在于杀灭心内膜或心瓣膜赘生物中的病原菌。

1. 尽早进行病原学检查，在给予抗菌药物前即应送血培养，获病原菌后进行药敏试验，按药敏试验结果调整抗菌治疗。

2. 根据病原选用杀菌剂，应选择具协同作用的两种抗菌药物联合应用。

3. 应采用最大治疗剂量。

4. 静脉给药。

5. 疗程宜充足，一般4~6周；人工瓣膜心内膜炎和真菌性心内膜炎疗程需6~8周或更长，以降低复发率。

6. 部分患者尚需配合外科手术治疗。

（二）病原菌

自身瓣膜心内膜炎的病原菌入侵，与患者经受拔牙、皮肤损伤、泌尿生殖系手术或操作时发生的暂时性菌血症有关；人工瓣膜心内膜炎早期发病（距心血管手术时间≤2个月）者，与手术时或术后病原菌自患者伤口、留置导管等装置及周围环境入血导致菌血症有关，迟发病者（>12个月）则与自身瓣膜心内膜炎的发病情况相似，因此病原菌分布亦相似。3~12个月发病者病原菌分布介于早期发病及迟发病者之间。见表2-19-11。

表 2-19-11　感染性心内膜炎的主要病原菌 *

自身瓣膜心内膜炎	人工瓣膜心内膜炎（发病距心血管手术时间）		
	≤2 个月	3～12 个月	>12 个月
草绿色链球菌 金葡菌	表葡菌等凝固酶阴性葡萄球菌 金葡菌	表葡菌等凝固酶阴性葡萄球菌	与自身瓣膜心内膜炎病原菌相仿
其他链球菌	肠杆菌科和铜绿假单胞菌	金葡菌	
肠球菌属	肠球菌	肠球菌属	
肠杆菌科和铜绿假单胞菌 念珠菌属等真菌	念珠菌属等真菌 棒状杆菌 链球菌	链球菌属 念珠菌属等真菌	
表葡菌等凝固酶阴性葡萄球菌		肠杆菌科细菌和铜绿假单胞菌	

注：* 各列中病原菌由多至少排列

（三）病原治疗

见表 2-19-12。

表 2-19-12　感染性心内膜炎的病原治疗

病原	宜选药物	可选药物	备注
草绿色链球菌	青霉素 + 庆大霉素等氨基糖苷类	头孢噻吩或头孢唑啉 + 庆大霉素等氨基糖苷类	有青霉素类过敏性休克史者不可选头孢菌素类
金葡菌或表葡菌			
甲氧西林或苯唑西林敏感	苯唑西林 + 庆大霉素等氨基糖苷类	头孢噻吩或头孢唑啉 + 庆大霉素等氨基糖苷类或磷霉素钠 + 氨基糖苷类	同上
甲氧西林或苯唑西林耐药	万古霉素或去甲万古霉素 + 磷霉素钠	万古霉素或去甲万古霉素 + 利福平	
肠球菌属	青霉素或氨苄西林 + 庆大霉素等氨基糖苷类	万古霉素或去甲万古霉素（联合用药） 万古霉素或去甲万古霉素 + 庆大霉素等氨基糖苷类	仅在必要时应用万古霉素或去甲万古霉素 + 氨基糖苷类,此时应监测两药的血药浓度,联合用药不宜 >2 周,用药期间应严密随访肾、耳毒性
肠杆菌科或铜绿假单胞菌	哌拉西林 + 庆大霉素等氨基糖苷类	第三代头孢菌素或 β 内酰胺类 /β 内酰胺酶抑制剂 + 氨基糖苷类	
念珠菌属等真菌	两性霉素 B + 氟胞嘧啶		

十一、皮肤及软组织感染抗生素应用规范

皮肤及软组织感染包括毛囊炎、疖、痈、淋巴管炎、急性蜂窝织炎、烧伤创面感染、手术后切口感染及压疮感染等。毛囊炎、疖、痈及创面感染的最常见病原菌为金葡菌；淋巴管炎及急性蜂窝织炎主要由化脓性链球菌引起；压疮感染常为需氧菌与厌氧菌的混合感染。皮肤、软组织感染病灶广泛并伴发热等全身症状，或有合并症者，属复杂性皮肤、软组织感染；不伴以上情况者为单纯性皮肤、软组织感染。

（一）治疗原则

1. 皮肤、软组织感染中病灶小而表浅、数量少者如脓疱病，只需局部用药。病灶广泛，并伴发热等全身症状时宜同时全身应用抗菌药物。轻症感染患者可口服给药，严重感染患者可静脉给药。

2. 局部用药以消毒防腐剂（如碘附）为主，少数情况下亦可用某些主要供局部应用的抗菌药物，如莫匹罗星等。

3. 轻症患者可针对常见病原菌进行经验治疗。全身感染征象显著的患者，应做创面脓液培养，并同时做血培养，获知病原菌后进行药敏试验，必要时据以调整用药。

4. 有脓肿形成时须及时切开引流。

（二）病原治疗

见表 2-19-13。

表 2-19-13　皮肤、软组织感染的病原治疗

感染	主要病原菌	宜选药物	可选药物
疖，痈	金葡菌（甲氧西林敏感株）	苯唑西林或氯唑西林	第一代头孢菌素，克林霉素，红霉素，复方磺胺甲噁唑
淋巴管炎，急性蜂窝织炎	化脓性链球菌	青霉素，阿莫西林	第一代头孢菌素，红霉素，克林霉素
创面，手术后切口感染，压疮感染	金葡菌（甲氧西林敏感株）	苯唑西林或氯唑西林	第一代或第二代头孢菌素、磷霉素，克林霉素
	金葡菌（甲氧西林耐药株）	万古霉素或去甲万古霉素	磷霉素，复方磺胺甲噁唑
	大肠埃希菌，肺炎克雷伯菌等肠杆菌科细菌	氨苄西林/舒巴坦，阿莫西林/克拉维酸	氟喹诺酮类，第二代或第三代头孢菌素
	消化链球菌等革兰阳性厌氧菌	青霉素，克林霉素，阿莫西林	甲硝唑
	脆弱拟杆菌	甲硝唑	克林霉素，氨苄西林/舒巴坦，阿莫西林/克拉维酸

十二、深部真菌病抗真菌药物应用规范

根据病原菌的致病力可分为致病性真菌和条件致病性真菌。致病性真菌本身具有致病性，包括组织浆胞菌、粗球孢子菌、巴西副球孢子菌、皮炎芽生菌、暗色真菌、足分枝菌和孢子丝菌等，此类真菌所致感染多呈地区流行。条件致病性真菌有念珠菌属、隐球菌属、曲霉属、毛霉属、放线菌属和奴卡菌属等，此类真菌致病性低，通常不感染正常人，但正常人大量接触后或免疫功能低下者易感染。

（一）治疗原则

1. 应首先在感染部位采取标本进行涂片检查及培养，找到病原真菌时方可确诊。自无菌部位采取的标本培养阳性者为疑似病例。

2. 根据感染部位和病原菌种类选择用药。在病原真菌未明确前，可参考常见的病原真菌给予经验治疗；明确病原菌后，可根据经验治疗的疗效和药敏试验结果调整给药。

3. 疗程需较长，一般为6~12周或更长。

4. 严重感染的治疗应联合应用具有协同作用的抗真菌药物，并应静脉给药，以增强疗效并延缓耐药菌株的产生。

5. 在应用抗真菌药物的同时，应积极治疗可能存在的基础疾病，增强机体免疫功能。

6. 有指征时需进行外科手术治疗。

（二）病原治疗

见表2-19-14。表中抗真菌药的选用仅根据其抗真菌活性列出，临床应用中尚需依据患者感染部位、感染严重程度、患者基础情况以及抗真菌药物在人体内分布特点及其毒性大小，综合考虑选用不同的药物及治疗方案。

表 2-19-14　深部真菌感染的病原治疗

病原	宜选药物	可选药物
念珠菌属	两性霉素 B ± 氟胞嘧啶，氟康唑	两性霉素 B 含脂制剂，制霉菌素限局部应用
隐球菌属	两性霉素 B + 氟胞嘧啶	氟康唑，两性霉素 B 含脂制剂 + 氟胞嘧啶
曲霉	两性霉素 B	伊曲康唑，两性霉素 B 含脂制剂
毛霉	两性霉素 B	
放线菌属	氨苄西林或青霉素	多西环素，头孢曲松，克林霉素，红霉素
诺卡菌属	复方磺胺甲噁唑	米诺环素
组织浆胞菌	两性霉素 B，伊曲康唑	两性霉素 B 含脂制剂，氟康唑

续表

病原	宜选药物	可选药物
球孢子菌	两性霉素 B	酮康唑,氟康唑
皮炎芽生菌	两性霉素 B	伊曲康唑,氟康唑
暗色真菌	酮康唑	两性霉素 B + 氟胞嘧啶
孢子丝菌属	伊曲康唑	碘化钾,两性霉素 B,氟康唑

注:氟胞嘧啶不宜单用

十三、分枝杆菌感染抗生素应用规范

(一)结核分枝杆菌感染

1. 治疗原则

(1)贯彻抗结核化学药物治疗(以下简称化疗)的"十字方针":

1)早期:应尽可能早发现和早治疗。

2)联合:联合应用多种抗结核病药物,提高杀菌力,防止产生耐药性。

3)适量:剂量适当,减少不良反应和细菌耐药性的产生。

4)规律:按照化疗方案,按时、规范服药。

5)全程:必须教育患者坚持完成全疗程治疗。

(2)化疗方案的制订与调整用药的基本原则:

1)按照患者不同的病变类型选用国际和国内推荐的标准化疗方案。

2)对获得性耐药患者的化疗方案中,至少包含有 2 种或 2 种以上患者未曾用过或病原菌对之敏感的药物。

3)切忌中途单一换药或加药,亦不可随意延长或缩短疗程。掌握好停药或换药的原则。

4)治疗过程中偶尔出现一过性耐药,无需改变正在执行的化疗方案。

5)合并人类免疫缺陷病毒感染或艾滋病患者避免使用利福平。

(3)痰结核菌阳性的肺结核病患者是治疗的主要对象,痰菌阴性但病灶活动者亦应予以治疗。

2. 病原治疗

(1)一般分为强化治疗阶段(强化期)和巩固治疗阶段(巩固期),标准短程化疗(疗程 6～9 个月)方案中强化阶段以 3～4 种药物联合应用 8～12 周,巩固阶段以 2～3 种药物联合应用。

(2)用药方式:①全程每日用药;②强化期每日用药,巩固期间歇用药;③全程间歇用药。

(3)治疗慢性传染性肺结核、耐多药结核病的可选药物:对氨基水杨酸、丙硫异烟胺、卷曲霉素、环丝氨酸、阿米卡星、氧氟沙星等氟喹诺酮类和克拉霉素、氯法齐明等。

（4）治疗慢性传染性肺结核、耐多药结核病的疗程：强化期至少 3 个月，巩固期至少 18 个月。

（二）非结核分枝杆菌感染

1. 治疗原则

（1）不同种类的非结核分枝杆菌对药物治疗反应不一，故应尽早进行病原检查和药敏试验，选用抗菌药物。

（2）结核病用药的"十字方针"也适用于非结核分枝杆菌病，通常需联合用药，一般以 3～5 种药物为宜。

1）多数非结核分枝杆菌病，疗程为 6～24 个月。

2）某些快生长型非结核分枝杆菌病，可能需要同时外科手术治疗。

3）人类免疫缺陷病毒感染或艾滋病患者合并鸟分枝杆菌复合群感染者须终身用药，但应避免使用利福平。

2. 病原治疗

非结核分枝杆菌病的主要病原菌有鸟分枝杆菌复合群（MAC）、龟分枝杆菌、脓肿分枝杆菌、偶然分枝杆菌和溃疡分枝杆菌等。

常用的药物有克拉霉素、阿奇霉素、异烟肼、利福平、乙胺丁醇、利福喷汀、氯法齐明、喹诺酮类和阿米卡星等，阿米卡星用药不可超过 3 个月。

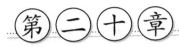

胃肠营养常规

胃肠营养的目的：更好保证患者的营养，避免治疗过程出现由于不适当的营养支持，或营养支持不足，使原有的营养状态变差，或原有的营养不良不能得到及时的纠正，增加感染机会，呼吸机支持时间延长，ICU 留住时间延长，住院时间延长，住院费用增加，死亡率增加等不良预后。

原则：重症患者如条件允许时应尽早开始肠内营养，以减少净蛋白的分解及增加合成，改善潜在和已发生的营养不良状态，防治其并发症。

一、营养支持的评估

营养支持的评估采用 ESPEN 评分法（表 2-20-1）。

表 2-20-1　ESPEN 的营养不良筛选评估法

营养不良状况评估（分值越高营养不良状况越严重）：	
0 分	营养状况正常
1 分轻度	3 个月内体重下降 >5% 或前一周饮食为正常的需求的 50%～70%
2 分中度	2 个月内体重下降 >5% 或 BMI 在 18.5～20.5 + 一般状况差或前一周饮食为正常需求的 25%～60%
3 分重度	1 个月内体重下降 >5% 或 BMI<18.5 + 一般状况差或前一周饮食为正常需求的 0～25%
疾病严重程度（营养需求增加程度）：	
0 分	营养需求正常
1 分	营养需求轻度增加，不需卧床
2 分	营养需求中度增加，需卧床
3 分	营养需求重度增加，如机械通气

年龄评分：	年龄大于等于 70 岁加 1 分
营养不良状况评分 + 营养需求增加程度评分 + 年龄分 = 总分	

ESPEN 评分总分大于 3 分患者处于营养风险中，需进行营养支持；小于 3 分，应每周进行营养的再评估

二、胃肠营养的适应证和禁忌证

（一）适应证

患者胃肠道功能存在或部分存在，未能正常进食，或因某些治疗（气管插管机械通气）影响正常进食，或因某些疾病食欲下降，每日经口摄入热卡不能满足其生理需要量。

（二）禁忌证

1. 胃肠道梗阻：动力性和麻痹性。
2. 肠道缺血。
3. 严重腹胀或腹腔间室综合征。
4. 严重腹胀、腹泻。
5. 麻痹性肠梗阻。
6. 胃肠道吸收功能障碍。
7. 中、重症急性胰腺炎早期。
8. 严重营养不良伴胃肠功能障碍。
9. 严重胃肠道出血。
10. 腹膜炎等。
11. 小肠广泛切除后。
12. 空肠瘘。

三、途径的选择

（一）经口喂养
（二）经管饲喂养（不能经口进食者）

1. 可选择的管饲种类
（1）胃管
1）鼻胃管（经鼻至胃腔）。
2）经皮内镜下胃造口（percutaneous endoscopic gastrostomy，PEG）。
3）手术放置胃造瘘管。
（2）肠内营养管（不适于间歇输注，适用于持续营养液的输注）：肠内营养管的途径根据患者的情况。不耐受经胃营养或有反流和误吸高风险的重症患者，

宜选择经空肠营养。

1）鼻肠管（经鼻至空肠）适用于胃肠动力正常的患者。与放置胃管的方法相同，营养管放置深度应大于60cm。经鼻放至胃腔后随胃肠道蠕动使其远端逐渐延伸至空肠，此种方法胃瘫患者不宜，因无胃肠蠕动营养管远端无延伸至幽门远端的动力。

2）经介入方法放置（经皮内镜下空肠造口术，percutaneous endoscopic jejunostomy，PEJ）。

3）手术放置空肠造瘘（术中胃/空肠造口），或经肠瘘口等途径进行肠内营养。

2．胃肠营养途径的选择

（1）经鼻胃管途径：用于胃肠功能正常，非昏迷以及经短时间管饲即可过渡到口服饮食的患者。

优点：简单、易行。

缺点：反流、误吸、鼻窦炎和上呼吸道感染的发生率增加。

（2）经鼻空肠置管喂养：用于胃肠功能正常，易发生误吸及胃潴留严重者。但不能间断输注，而需持续输注。营养液的渗透压不宜过高，宜从等渗营养液开始，胃肠道适应以后，逐渐加至渗透压较高的营养液。

因导管通过幽门进入十二指肠或空肠，使反流与误吸的发生率降低，患者对肠内营养的耐受性增加。但在喂养的开始阶段，营养液的渗透压不宜过高。

（3）经鼻-胃（肠）管（无创操作）行肠内营养

1）适应证：①烧伤患者。某些胃肠疾病、短肠及接受化、放疗的患者也可使用；②由全肠外营养过渡至肠外加肠内营养及肠内营养过渡至自主口服进食时；③因神经或精神障碍所致的进食不足及因口咽、食管疾病而不能进食者；④需要通过鼻饲且直接进入十二指肠或空肠的患者需选用鼻-胃-空肠管；⑤肠道功能基本正常但胃功能受损以及吸入风险增高的患者，如手术后早期阶段的患者选用鼻-胃-空肠管。

2）禁忌证：①严重的应激状态，血流动力学尚不稳定，水电酸碱失衡未予纠正者，应先处理全身情况，待内环境稳定后再酌情考虑胃肠营养的时机；②严重肠功能障碍：腹腔感染未予控制，肠道功能障碍，出现明显腹胀、肠鸣音消失或腹腔大量炎性积液时，不能耐受肠道喂养；③肠管机械性完全性肠梗阻和其他原因的麻痹性肠梗阻；④肠瘘早期，腹腔感染较重且非局限性者不宜行肠道喂养；⑤急性肠道炎症伴有持续的腹泻、腹胀者，吸收等功能较差不宜行肠道喂养；⑥肠内营养过程中出现严重腹泻、腹胀者，经处理无缓解，应暂停肠道喂养；⑦较严重的上消化道出血及呕吐的患者；⑧合并腹腔间隙综合征；⑨采取俯卧位者，应暂停EN，否则将增加胃内容物反流与误吸的风险；⑩重度恶心、呕吐患者。

（4）经皮内镜下胃造口（PEG）：PEG 是指在纤维胃镜引导下行经皮胃造口，将营养管置入胃腔。可减少鼻咽与上呼吸道的感染并发症，长期留置营养管。

适用于昏迷、食道梗阻等长时间不能进食，但胃排空良好的重症患者。

经皮内镜下胃造口（PEG）（微创操作）：

1）适应证：胃肠道功能正常，但存在吞咽障碍或不愿进食的患者，病程 1 个月以上。吞咽反射损伤（多发性硬化，肌萎缩性脊髓侧索硬化，脑血管意外等）中枢性麻痹，意识障碍。①痴呆并有吞咽障碍；②头面部肿瘤影响进食；③对管饲耐受性差但需长期管饲的患者；④喉癌术后，顽固呛咳的患者。

2）禁忌证：①无法进行透视检查，食管阻塞，无法将胃壁和腹壁贴近者（胃大部切，腹水，肝大），严重反流者；②急性胰腺炎或腹膜炎；③以下情况放置 PEG 应慎用：胃肿瘤脓毒症，凝血功能障碍（如血友病等）；④有中度或重度腹水的患者。

（5）经皮内镜下空肠造口术（PEJ）：PEJ 先在内镜引导下行经皮胃造口，然后在内镜引导下，将营养管置入空肠上段，可以在空肠营养的同时行胃腔减压，可长期留置。PEJ 可减少鼻咽与上呼吸道的感染并发症，降低反流与误吸风险，在喂养的同时可行胃十二指肠减压。尤其适合于有误吸风险、胃动力障碍、十二指肠淤滞等需要胃十二指肠减压的重症患者。

1）适应证：①需要通过鼻饲且直接进入十二指肠或空肠的患者；②肠道功能基本正常而胃功能受损以及吸入风险明显增高的患者，如手术后早期阶段的患者；③可用肠内营养，也可适用于对阻塞的胃肠道进行引流减压；④放置 PEJ 可以解决误吸问题，对于进展期肿瘤非手术患者，放置 PEJ 不仅可以建立梗阻部位远端行肠内营养的途径，也可以从胃造口管进行引流减压。

2）禁忌证：肠道吸收障碍，麻痹性肠梗阻，急腹症，有中度腹水的患者。

3）注意事项：①每次更换营养液时均应检查管道是否正确，如果怀疑时应进行检查，另外每天检查不少于 3 次；②每次更换营养液以及给药前后，每隔 8 小时均应用 10～20ml 无菌氯化钠注射液或灭菌注射用水冲洗管道以免阻塞；③PEJ 在体内可放置 6 周；④最好采用肠内营养输注泵控制营养液输送。

四、要素饮食的类型与选择

1. 整蛋白配方制剂　营养完全，等渗，廉价，适用于胃肠道消化功能正常者。
2. 预消化配方（短肽配方）　简单消化即可吸收，适用于胃肠道存在部分消化功能者。
3. 氨基酸单体配方（要素饮食）　直接吸收，适用于短肠及消化功能障碍患者。

4. 疾病特殊配方（肝肾疾病等） 适用于某种疾病，如合并糖尿病、肾功能障碍及肝功能障碍患者。

5. 匀浆膳和管饲饮食 廉价，现配，不易保存，适用于胃肠道消化功能正常者。

五、胃肠营养注意事项

1. 胃肠营养的体位 肠内营养（特别经胃）时应采取半卧位，最好达到30°～45°。

2. 每日喂养量 重症患者急性应激期营养支持应掌握"允许性低热卡"原则[20～25kcal/（kg•d）]；在应激与代谢状态稳定后，能量供给量需要适当的增加[30～35kcal/（kg•d）]。

3. 任何原因导致胃肠道应用不足者应联合应用肠外营养（PN＋EN）。

4. 经胃肠内营养的重症患者应定期监测胃内残留量。一般胃肠营养开始阶段，持续胃肠泵入者每1～2小时停止胃肠营养泵入，停止1小时后回抽胃管，存留大于150ml以内可继续以原泵速进行。如大于150ml，抽出的胃液重新注入胃管，可再停1小时后重新回抽胃液。

5. 经鼻胃管或鼻肠管进行肠内营养的重症患者应定期监测胃肠营养管的位置及深度。

6. 不能将药物加入营养液中给药。

7. 在EN支持早期应密切注意：

（1）胃肠功能状态，出现腹胀、腹泻和呕吐等不耐受症状应立即减量或停止，防止误吸等并发症。

（2）持续滴注营养液，从等渗型营养液、30ml/h开始，逐渐增加量与浓度。

六、常见并发症及处理

常见并发症：腹泻、恶心呕吐、倾倒综合征和便秘。

（一）胃潴留

定义：自上一次喂养后2小时，胃内容物有100～150ml，或1小时后有大约50%的喂养物残留在胃内。

（1）定期检查胃残留量，如喂养了1瓶500ml后1～2小时应该抽吸检查，一旦发现过多残留液，则有必要增加检查频率，并降低管饲速度。

（2）应用胃肠动力药物（多潘立酮10mg，每日3次；加斯清5mg，每日3次；快克5mg，每日3次），可加用中药、中药制剂（如大黄、大承气汤）和针灸的治疗。

（3）保持肠道通畅，定期灌肠，保证定期排便，加快肠内容物排出，保证每日大便通畅（可选择的有甘油灌肠剂、杜秘克或中药）。

（二）腹胀、腹痛、腹泻

1. 腹泻的主要原因

1）全身情况差，影响胃肠道功能，肠道吸收能力差。

2）外源因素（细菌毒素、泻药和抗生素等）和内源因素（肠腔内胆酸和脂肪酸的改变）。

3）营养液注入速度过快、营养液温度过低。

4）患者血浆蛋白水平低下、血管内胶体渗透压下降与腹泻有确定的关系，对这类患者仍应管饲。因为肠内营养的存在有助于刺激消化酶的产生，并有助于肠道结构和功能完整性的维持。对血浆蛋白降低严重的病例，可静脉输注白蛋白制剂以快速提高血浆白蛋白水平

5）膳食因素：膳食中的乳糖、脂肪、纤维素含量及渗透压都是引起腹泻的原因。防止的措施是对乳糖不耐受的患者避免使用含乳糖的膳食，患者对高渗膳均有一适应过程，一般早期应以等渗营养液开始。

2. 腹胀、恶心和呕吐的原因

1）膳食的种类、营养液的高渗透压、高脂含量导致胃潴留（应用等渗营养液、更换脂肪含量低营养液）。

2）药物作用（如麻醉剂）。

3）肠麻痹。

4）胃无张力。

5）其他疾病（如胰腺炎、营养不良、糖尿病和迷走神经切除术后）。

6）输注溶液的浓度、速度和温度；其处理应根据患者具体情况，减慢甚至暂停输注、使用等渗营养液或降低浓度。环境温度低时可对营养液适当加温，逐渐增重，使肠道有一定的适应过程。这样可以减轻或避免腹胀。

7）营养液气味难闻（防止反流）。

8）输注速度过快（注意输注速度）。

9）对乳糖不能耐受（更换不含乳糖的营养液）。

（三）误吸——最严重的并发症

重要的在于预防。

1. 患者取半卧位，抬高床头使之倾斜30°～40°。

2. 促进胃肠动力药物的应用。

3. 必要时应用中药和针灸治疗，促进胃肠道蠕动。

4. 定期灌肠，保持大便通畅，降低腹内压力。

5. 定期检查胃潴留情况（2～4小时），若胃内潴留液体超过150～200ml，回抽胃液。

6. 可暂停或减慢注入速度。

7. 如胃潴留严重,经反复处理无效,可考虑改行空肠营养。

(四) 胃肠营养管堵塞

1. 处理原位管道。

1) 预防管道阻塞:管饲前用约 30ml 盐水冲洗喂养管,喂养后重复。

2) 如出现阻塞情况:变换患者体位,适当加压冲洗管道。

3) 将营养管稍向外拉一段距离(3~5cm),并再次冲洗。

4) 用含碳酸钠或酶溶液冲洗营养管道,直至通畅。

5) 6~8 小时再用盐水或灭菌水冲洗。

6) 以上方法无效,更换新管。

2. 改用稍粗的喂养管。

1) 用稍粗的喂养管。

2) 每隔 2 小时冲洗一次管道。

3) 停用重力滴注,改用胃肠营养泵。

3. 改用液态营养制剂。

七、胃肠营养过程中的护理注意事项

1. 每 24 小时更换胃肠营养泵管。

2. 检查操作步骤(如洗手,容器消毒等)。

3. 改用液体药物或保证操作过程的卫生。

4. 尽可能在瓶盖打开后立即使用,否则应将其置于冰箱内,并不得超过 24 小时。

5. 喂养前后冲洗管道。

6. 开封后,室温下瓶装营养液置放不应超过 8 小时。

八、胃肠营养管护理

1. 清醒患者置管前,应提前告知,使其有一定的心理适应准备时间。

2. 置管成功后确定位置合适后,妥善固定导管。

3. 检查位置,做好标记,以防脱出。

4. 常规定时(2~4 小时)回抽,确保营养管保持在正常位置,防止脱出,以了解胃肠排空情况。

5. 营养管定时冲洗,定期口腔护理。

6. 选择重力滴注或胃肠泵泵入,调整合适速度。

7. 连续输注营养液时,应每 4~6 小时用无菌水冲洗喂养管 1 次,每日输注完毕后,亦应用无菌水冲洗营养管,防止营养液留滞阻塞营养管。

8. 经营养管输注颗粒性或粉末状药物,应注意其颗粒大小,防止堵塞。

九、特殊营养素在重症患者中的应用

（一）ω-3PUFA

ω-3PUFA 在炎症反应调控的作用日益受到关注。

1. ω-3PUFA 下调炎症反应，调节免疫功能。

通过竞争式抑制降低 PGE2 产物的合成，还可进入到细胞膜脂质双分子层，参与其形成，影响细胞膜的稳定性和流动性，从而减少细胞因子（TNF 和 IL-1、IL-2、IL-6）的分泌和释放，并促进巨噬细胞的吞噬功能。

2. 药理剂量的 ω-3PUFA　3 天以上，抗菌药物使用与感染的发生率降低，住院时间缩短，住院死亡率下降。

资料显示，腹部大手术、腹腔感染以及包括颅脑外伤在内的多发创伤等接受 TPN 治疗的外科重症患者，添加 ω-3PUFA 可使肺动脉压下降，改善肺血管通透性，由此改善氧合，降低 ARDS 病死率。

3. ω-3PUFA 补充剂量　ω-3PUFA 改善预后的效果呈现剂量依赖的特点，推荐剂量为 0.2g/（kg·d），也有认为早期在调控炎症反应时的药理作用剂量更高。

（二）谷氨酰胺

全身炎症反应及其严重的疾病，需要补充 Gln。有效药理剂量应达到 0.5g/（kg·d）（二肽）。

十、特殊疾病的胃肠营养

（一）肝硬化患者的胃肠营养

1. 低钠，浓度多为 1.3～1.5kcal/ml。

2. 缓慢滴入，以防止腹泻发生。

3. 最好使用富含支链氨基酸的制剂。

4. 选择柔软、较细的鼻饲管，防止食道静脉曲张破裂出血。

5. 必要时应合并使用肠外营养。

（二）胰腺疾病的胃肠营养

以蛋白质、糖类为主，低脂肪。

1. 喂养饲管应放置于屈氏韧带以下。

2. 适用于急性胰腺炎恢复期、慢性胰腺炎和胰腺癌的患者。可以维持肠黏膜的完整性，防止细菌移位，改善预后。

3. 应注意每日检测血淀粉酶。

十一、特殊重症疾病营养支持

急性重症胰腺炎（SAP）的营养支持：

1. 营养支持策略 早期使"胰腺休息",减少胰腺分泌是早期的治疗原则,早期适当的营养支持非常重要。PN 不会刺激胰腺分泌,但高血糖和感染合并症发生率增高;EN 由于胰腺病变、高腹压及腹腔渗出和感染受到限制。

2. 早期空肠喂养对胰腺外分泌刺激并不明显,EN 应作为 SAP 患者首先考虑选择的营养支持方式。空肠喂养是安全有效的营养供给途径,要求空肠营养管顶端达到屈氏韧带以下 30～60cm 远。肠内营养液早期选择氨基酸或短肽为氮源、低甘油三酯的预消化制剂为宜。

3. 在合并腹间隔室高压、严重肠麻痹、腹腔严重感染及肠瘘等腹部并发症时,肠道营养往往不能实施和不耐受,此时充分的 PN 是必要的营养供给途径,不应延迟,或部分替代 EN 的不足。

4. 出现应激性高血糖及高脂血症时常影响葡萄糖与脂肪的补充。此时静脉输注葡萄糖的最大危险是高血糖,为控制血糖水平(≤8.33mmol/L),同时需要输注胰岛素。

5. SAP 患者输注脂肪乳并非禁忌,但应该严密监测血脂水平,初期合并高血脂的患者,如血清甘油三酯＞4.4mmol/L,应慎用脂肪。血脂降低后应给予双能源补充,不含脂肪乳剂的 PN 不应超过 2 周,否则造成必需脂肪酸的缺乏。大多数 SAP 患者对葡萄糖及脂肪乳剂的耐受良好。

6. SAP 是全身炎症反应极其严重的疾病,需要补充 Gln。有效药理剂量应达到 0.5g/(kg·d)(二肽)。

伴全身炎症反应的患者,循环中的 Gln 的浓度可降至正常值的 55%。若不予补充,肠黏膜屏障完整性及免疫功能将受到严重影响,早期应用药理剂量的 ω-3PUFA 有助于控制炎症反应,稳定内环境。

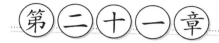

低氧处理常规

（一）发现低氧

1. SpO_2

（1）确认波形，除外外周灌注不良和涂指甲油等因素导致误判。

（2）危机值：90%。

2. 辅助判断方法　动脉血气分析。

（二）处理原则

1. 如果患者没有人工气道，首先利用比患者当时所使用的氧疗装置能提供更高氧浓度的氧疗装置供氧。

（1）鼻导管。

（2）普通面罩（文丘里面罩）。

（3）储氧面罩。

（4）带储氧囊的皮球复苏。

2. 同步寻找低氧病因。

（1）听诊双肺呼吸音是否对称。

（2）如呼吸音不对称：人工辅助清理气道。

1）氧合改善者考虑肺不张可能，临床进一步评估是否需纤维支气管镜。

2）如氧合不改善者应尽快完善胸片，根据胸片结果判断是否存在气胸或肺不张；根据病因给予相应处理。

（3）如呼吸音对称，根据患者体征或床旁监测手段判断容量状态（如 CVP、PLR 和颈静脉充盈）等。

1）如存在容量过负荷，完善 ECG＋D-Dimer 检查，考虑有无 PE 可能；如临床评估无 PE，则不除外容量过负荷状态，完善 UCG 和 BNP 等检查以证实，分别根据病因给予治疗。

2）如不存在容量过负荷，尝试提高气道压：氧合进一步恶化者，不除外低血容量，积极寻找有无活性失血、失液等情况；如氧合部分改善，结合临床其他指标，是否存在 ALI/ARDS，并根据病因给予治疗。

3. 根据临床情况决定是否需建立人工气道。

建立人工气道：

1）临床评估有无困难气道，如无困难，快速诱导，直视喉镜下气管插管。

2）如临床评估有困难气道，或初次尝试气管插管失败者必须在手法通气基础上寻求上级医师帮助。在 2 名医师在场情况下可再次尝试调整患者体位，直视喉镜下气管插管。

3）如直视喉镜建立人工气道失败者，可尝试纤维支气管镜引导下气管插管。

4）如仍有困难者，持续手法通气保持氧合的同时寻求麻醉科帮助建立人工气道。

5）人工气道建立后，根据肺部听诊及床旁胸片确认气管插管位置。

4. 在机械通气患者突然发生低氧的判断原则：

（1）将 FiO_2 调为 100%。

（2）观察胸廓动度。

1）如果胸廓不动：立即断开呼吸机，给予手法通气，如果手法通气容易，考虑呼吸机故障，检查呼吸机管路和设置；如果手法通气困难，不除外气道问题，使用吸痰管进行气道通畅性判断。

2）如果胸廓运动：听诊呼吸音是否对称，如果不对称，结合胸片判断是否存在气管插管位置过深、气胸和肺不张；如果呼吸音对称，则结合临床情况判断是否存在肺水肿、支气管痉挛和肺塌陷等情况。

（3）给予患者吸气末屏气，测量肺的静态顺应性和吸气阻力等呼吸力学参数，明确下一步纠正低氧的主要矛盾。

1）如以肺的静态顺应性差为主要矛盾：积极控制感染、减少血管外肺水等，但需警惕，通过该方法所测得的顺应性是整个呼吸系统的顺应性，需除外胸廓顺应性差和腹腔内压高等其他因素影响。

2）如以吸气阻力为主要矛盾：首先判断是否为重度哮喘，如是则首先明确呼吸机是否能送气，如潮气量极低，低氧的原因是肺泡通气量极低所致，立即给予容量控制模式，调高气道高压报警线，保证肺泡通气量，纠正低氧。其次明确是否有痰栓阻塞等不同原因所致气道梗阻，必要时紧急纤维支气管镜检查，筛查气道原因。

根据不同病因调整呼吸机参数，纠正低氧并积极处理原发病。

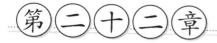

第二十二章

突发高热处理常规

（一）突发高热的病因筛查

1. 感染性疾病筛查　留取血培养及相关感染灶培养。

（1）流感的监测筛查：CRBSI 相关筛查。

（2）腹部超声筛查：肝、胆、胰和泌尿系等脏器有无感染及腹盆腔积液情况。

（3）肺部 X 线筛查肺部感染情况。

（4）外 IE：皮肤黏膜出血点和 UCG 新发反流。

（5）中枢神经系统查体除外中枢感染。

2. 非感染性疾病的筛查　抗组胺治疗。

（1）药物源性发热：当时用药情况筛查，两性霉素 B 等。

（2）血反应：停止输血，报告血库。

（3）原发病相关：血液系统疾病和自身免疫疾病等，结合既往病史及热型判断。

（二）评价循环状况，及时复苏

突发高热的脓毒症患者可能需要通过扩容来纠正由于细菌产物或宿主反应引起的血管扩张所导致的容量相对不足，最初 6 个小时是复苏的黄金期，如果考虑到患者可能存在肺水肿，那么必要的血流动力学监测手段是必需的，此外针对感染所带来的血压下降也需明确是单纯由于感染所带来的外周血管张力下降还是由于感染所带来的心肌收缩力下降，需积极休克复苏以维持组织灌注。

（三）去除感染灶

1. 如发现明显的脓肿、坏死物质必须引流。

（1）ICU 患者可能存在感染性休克、急性肾衰和 ARDS 等脏器功能衰竭等合并症，外科医师可能不愿意手术，ICU 患者去除感染灶的手术指征必须由 ICU

医师主导评估,因为如果感染灶不能得到有效去除,脓毒症的病理生理学进程只会加重,必要时在医务处领导下组织全院多科会诊,规避医疗风险,敦促外科医师手术。

(2)根据感染灶位置和患者临床情况综合评估去除感染灶方式:手术或介入穿刺引流。

(3)去除感染灶的操作地点如不在患者床旁,需转运至手术室或介入室,做好危重患者转运的充分准备,维持转运途中呼吸循环稳定。

(4)如患者拟行急诊手术,创造一切条件尽快纠正出凝血异常及完成术前准备,并和麻醉科医师详细交班,以维持术中呼吸循环稳定。

2.如感染灶不需外科引流,如肺部感染等,处理原则仍以积极去除感染灶为主。

(1)如为肺部感染,积极痰液引流,根据肺部影像学资料除外肺脓疡可能,必要时行纤维支气管镜检查并局部加强引流。加强医护沟通,做好床旁痰液引流,包括震动排痰、体位引流、俯卧位和早期床旁活动等。

(2)如为泌尿系感染,根据泌尿系影像学资料,除外肾周脓肿、肾内脓肿、尿路梗阻以及扩散入腹膜后间隙的感染,积极加强尿管护理,引流脓尿,如患者为肾移植患者,需和外科医师一起谨慎评估内科引流与外科引流的利弊风险。

(3)如患者为中枢神经系统感染,根据影像学资料和外科医师共同明确,如无手术指征,积极脑脊液引流,引流频率和引流量根据颅内压监测结果谨慎选择。

(四)抗生素的应用

抗生素的选择应全面考虑患者的临床表现、流行病学特点和化验室检查指标。在治疗初始,致病菌几乎是未知的,但可以通过判断感染部位和医院常见菌流行病经验性选择,然后对感染物(痰、血、尿等)进行革兰染色,第一时间缩短考虑范围。静脉抗生素的应用必须及时、准确、剂量恰当,通常抗生素的起始剂量不用根据患者的年龄、肾功能和肝功能进行调整。

针对特殊易感染人群,如中性粒细胞减少患者、器官移植患者和接受长期皮质类固醇治疗的患者,处理原则与普通 ICU 患者略有不同。

1.中性粒细胞减少的患者 由于中性粒细胞减少的患者对感染的免疫反应降低,突发高热时应仔细查体,包括皮肤、肛周和口咽部的情况,来确定感染灶,并根据可疑感染灶的部位经验性选择抗生素。

通常起始经验性的抗生素的治疗应针对 G^- 杆菌,一般选用抗绿脓杆菌的 β-内酰胺类抗生素,必要时药物联合应用,起始方案中是否加用万古霉素等针对可疑 G^+ 菌感染的药物因人而异,如留置导管,并怀疑可疑感染源,那么起始治疗中应加用万古霉素。一旦得到血液或其他体液培养结果,应针对检测到的特定细菌进行治疗。但如果患者在经过数天的广谱抗生素治疗后仍有发热，并且没有发现感染源，应经验性加用抗真菌治疗。

2. 器官移植患者　器官移植患者对于感染的易感性随着时间的变化而不同。我们需根据移植后时间不同而经验性覆盖不同的致病菌。

在移植后的 1 个月内，90% 的感染并发症为典型院内感染，如移植伤口感染、VAP、导管相关性感染和尿路感染等。

移植后 1~6 个月，器官移植患者对病毒感染有特殊的易感性，如 CMV 病毒，如果此阶段无其他特殊病原体接触史，其他机会性感染少见。

移植 6 个月后，如恢复顺利，从急诊收入的移植感染患者要主要考虑社区获得性感染，约占 80%，剩下 10% 的患者不除外病毒感染，10% 的患者需明确是否有复杂的排异反应，需进行大剂量免疫抑制剂治疗，此类患者需警惕机会性感染：如肺孢子虫、新型隐球菌和曲霉菌感染等。

3. 长期接受皮质类固醇治疗的患者　每日接受大于 40~60mg 泼尼松等效剂量患者细胞免疫功能是减低的，对于细胞内病原体的易感性增强，要考虑到如沙门菌属、军团菌、结核分枝杆菌、多种病毒、曲霉菌属、新型隐球菌和肺孢子虫等感染的可能。

导管相关性血流感染

（一）处理流程

1. 观察带有中心静脉导管的 ICU 患者是否有出现发热，T≥38℃，寒战和（或）低血压，静脉穿刺部位有脓液、渗出物或弥漫性红斑，沿导管的皮下走行部位出现疼痛性红斑。

2. 医师首先判断导管是否仍有保留的必要性。按导管保留与否分别采用不同的送检方法。

（1）拔除导管情况：

1）如果患者出现无法解释的全身性感染，或插管部位出现红斑或脓性渗出，则应拔除 CVC 和动脉导管并进行培养。

2）对于不明原因发热患者，如果经导丝更换 CVC 或动脉导管，血培养结果为阳性，且导管尖端培养也有大量致病菌生长，则应当拔除导管，并在新的部位重新留置导管。

3）发生导管隧道感染或输液港脓肿时应当拔除导管，必要时切开引流。

4）怀疑导管出口部位感染的患者，应留取导管出口部位渗出液培养及血培养，如果经过治疗，导管出口感染没有缓解，则应根据致病菌的药敏结果进行全身性抗生素治疗；如果全身性抗生素治疗失败，应当拔除导管。

（2）可不拔除导管的情况：ICU 患者新出现发热但无严重全身性感染或血

行性感染证据时,可经导管及经皮留置血标本进行培养,不常规拔除导管。

3. 保留导管者抽取外周 V 血 1 份,中心 V 血 1 份送检。

4. 拔除导管者抽取 1 份外周 V 血、1 份中心 V 血,导管尖端 5cm 送检。

5. 抽血常规包括:

(1) 手清洁,无明显污染,使用速干乙醇消毒液洗手。

(2) 血培养瓶口消毒一遍,待干 60 秒。

(3) 抽血部位皮肤消毒,待干 60 秒。

(4) 采血量:每瓶 10ml。

6. 抽血培养的原则应包括:

(1) 经皮穿刺留取血培养时,使用酒精或碘酊消毒,不应使用碘附;消毒时应充分接触皮肤,然后等待足够长的时间待其干燥,以减少血培养污染的机会。

(2) 经导管留取血培养时,应使用酒精或碘酊进行导管接头的消毒,不应使用碘附;然后等待足够长的时间至其干燥,以减少血培养污染的机会。

(3) 开始抗生素治疗前,应同时留取导管血和外周血进行培养,并注意在血培养瓶上标记血标本来源。

(4) 如果无法留取外周血标本,则推荐经不同的导管腔留取≥2 份血标本。

(5) 插管部位若有渗出液,应进行革兰染色和常规培养。必要时进行真菌和抗酸菌培养。

7. 静脉内导管培养一般原则:

(1) 当怀疑 CRBSI 而拔除导管时应进行导管培养,不应常规进行导管培养。

(2) 对于 CVC,应当进行导管尖端培养,而不是导管皮下段培养。

(3) 怀疑导管相关感染且插管部位有渗出时,可留取渗出液拭子进行培养及革兰染色。

(4) 当怀疑导管感染时,进行短期留置导管尖端培养。

(5) 怀疑肺动脉导管相关性感染时,应对鞘管尖端进行培养。

8. 通知主管医师、管床护士填写《发热报告单》。

9. 临床医师根据微生物学检测结果判断是否为 CRBSI。

10. 由主管医师和责任护士回顾抽取阳性标本时患者情况,同时观察与感染有关的因素,提出改进措施。

11. 每月小结,找出不足,及时改正。每 3 个月得出 CRBSI 率,并召开科室管理座谈会进行交流评估,给予合理建议。

(二)微生物学检测结果回报的判读及 CRBSI 的相关定义

1. 确诊 CRBSI 的条件

(1) 有 1 次半定量导管培养阳性(每导管节段≥15CFU),同时外周静脉血培养也阳性,并与导管节段为同一微生物。

（2）从中心静脉导管和外周静脉同时抽血做定性血培养，中心静脉导管血培养阳性出现时间比外周血培养阳性至少早 2 小时。

（3）外周血和导管出口部位脓液培养均阳性，并为同一株微生物。

2. 临床诊断 CRBSI 的条件

（1）具有严重感染的临床表现，并且导管头或导管节段的定量或半定量培养阳性，但血培养阴性，除导管无其他感染来源可寻，并在拔除导管 48 小时内未用新的抗生素治疗，症状好转。

（2）菌血症或真菌血症患者，有发热、寒战和（或）低血压等临床表现且至少 2 个血培养阳性（其中 1 个来源于外周血），其结果为同一株皮肤共生菌（如类白喉菌、芽孢杆菌、丙酸菌、凝固酶阴性的葡萄球菌、微小球菌和念珠菌等），但导管节段培养阴性，且没有其他可引起血行性感染的来源可寻。

3. 拟诊 CRBSI 的条件

（1）具有导管相关的严重感染表现，在拔除导管和适当抗生素治疗后症状消退。

（2）菌血症或真菌血症患者，有发热、寒战和（或）低血压等临床表现且有 1 个血培养阳性（导管血可），其结果为皮肤共生菌（如类白喉菌、芽孢杆菌、丙酸菌、凝固酶阴性的葡萄球菌、微小球菌和念珠菌等），但导管节段培养阴性，且没有其他可引起血行性感染的来源可寻。

（三）治疗

1. 疑似 CRBSI 时治疗的选择

（1）基于我院近期抗微生物药物敏感性数据和疾病的严重程度，在经验治疗时覆盖革兰阴性杆菌（如一种四代头孢菌素，碳氢霉烯类，或 β- 内酰胺类 /β- 内酰胺酶抑制剂联合制剂，伴或不伴一种氨基糖苷类）。

（2）对于疑似 CRBSI 患者，不推荐使用利奈唑酮（linezolid）作为经验治疗药物。

（3）下列患者疑似 CRBSI 时，使用经验性联合治疗以覆盖多重耐药（multidrug-resistant，MDR）的革兰阴性杆菌如铜绿假单胞菌。这些患者包括中性粒细胞减少的患者，患有脓毒症的重症患者，已知有该类病原体定植的患者。得到培养和敏感性数据后进行抗生素的降阶梯治疗。

（4）危重患者疑似有累及股静脉、动脉导管的 CRBSI 时，治疗除了要覆盖革兰阳性病原外，还应覆盖革兰阴性杆菌和假丝酵母菌属菌种。

（5）有如下危险因素的脓毒症患者：完全胃肠外营养，广谱抗生素的长期使用，血液系统恶性肿瘤，接受骨髓移植或器官移植，或者多部位存在假丝酵母菌的定植者，疑似导管相关感染时应经验治疗假丝酵母菌血症。

（6）疑似导管相关假丝酵母菌血症的经验治疗应该使用棘白菌素，特定患者可以使用氟康唑,氟康唑可以用于治疗前三个月内没有使用过唑类药物的患者。

2. 诊断 CRBSI 后的治疗

(1) 抗微生物治疗持续时间的第一天,指的是获得阴性血液培养结果的第一天。

(2) MRSA 感染时使用万古霉素作为经验治疗药物。

(3) 伴有下列情况的 CRBSI 患者均应拔除长期导管:严重脓毒症,化脓性血栓性静脉炎,感染性心内膜炎,致病病原体经敏感抗微生物药物治疗 72 小时以上仍有血流感染,或金黄色葡萄球菌、铜绿假单胞菌、真菌以及分枝杆菌引起的感染。

(4) 革兰阴性杆菌、金黄色葡萄球菌、肠球菌、真菌和分枝杆菌引起的短期导管 CRBSI,应拔除该导管。

(5) 如果长期导管 CRBSI 或短期导管 CRBSI 由毒力较弱却难以根除的微生物(如芽孢杆菌属菌种、微球菌属菌种和丙酸杆菌属菌种)导致,如果基于多套血液培养阳性(其中至少一套取自外周静脉)从而排除了血液培养污染的可能,一般来讲需要拔除导管。

(6) 对于累及长期导管的非复杂性 CRBSI,且病原不是金黄色葡萄球菌、铜绿假单胞菌、芽孢杆菌属菌种、微球菌属菌种、丙酸杆菌属菌种、真菌或分枝杆菌,如果生存必需的长期血管内插管(如血液透析患者和短肠综合征患者)的置入位点有限,可以尝试不拔除导管,同时进行系统性抗微生物药物治疗和抗微生物栓疗法。

(7) 如果有插管的患者有单个血液培养阳性并且是血浆凝固酶阴性葡萄球菌生长,则需要在启动抗微生物治疗和(或)拔除导管前再分别从被怀疑的导管和外周静脉抽取血液进行培养,以确定该感染是否是真的血流感染,而该导管是否是可能的感染源。

(8) 对于凝固酶阴性葡萄球菌属感染的非复杂性 CRBSI,如果拔除导管,抗生素疗程为 5~7 天;若保留导管且联合应用抗生素封管治疗,抗生素疗程为 10~14 天。

(9) 对于金黄色葡萄球菌 CRBSI 患者如无极特殊原因,应拔除长、短期感染导管,并接受 4~6 周的抗生素治疗,除非患者满足以下条件,可考虑缩短抗生素疗程(即至少 14 天治疗):

1) 无糖尿病;

2) 没有免疫功能抑制(即未接受全身激素或其他免疫抑制药物治疗,如移植用药,且没有中性粒细胞缺乏);

3) 感染导管已经拔除;

4）没有血管内假体（如起搏器或近期留置的人工血管）；

5）TEE 没有感染性心内膜炎的证据，且超声检查未发现化脓性血栓性静脉炎的证据；

6）开始正确的抗生素治疗 72 小时内发热和菌血症消失；

7）体格检查以及根据体征或症状进行的诊断化验没有感染转移的证据。

（10）对于非复杂性肠球菌 CRBSI，如果保留长期留置导管且使用抗生素封管治疗，或拔除短期留置导管后，推荐抗生素疗程为 7～14 天，肠球菌 CRBSI 患者出现以下情况时应进行 TEE 检查：

1）临床症状和体征提示感染性心内膜炎（如新出现的心脏杂音或栓塞表现）；

2）开始正确的抗生素治疗后菌血症或发热仍存在（如开始正确的抗生素治疗后菌血症或发热>72 小时）；

3）感染性肺栓塞的影像学证据存在有人工瓣膜或其他血管内异物。

（11）革兰阴性杆菌：全身应用抗生素，如治疗后仍持续存在菌血症或严重全身性感染，对血管内感染及感染转移情况进行评估，并根据上述检查结果将抗生素疗程延至 7～14 天以上。

（12）念珠菌属：对于念珠菌属引起的 CRBSI 患者，应当拔除导管；对于有短期留置导管的念珠菌血症患者，如果没有念珠菌血症的明确来源，应当拔除导管并将导管尖端进行培养；对于所有念珠菌属引起的 CRBSI，推荐进行抗真菌治疗，包括拔除导管但未开始抗真菌治疗时临床感染表现和（或）念珠菌血症即得到缓解的患者。

（13）其他革兰阳性菌：棒状杆菌、杆菌属或微球菌属引起 CRBSI 的诊断需要不同部位留取血培养的至少 2 次阳性结果，治疗上述感染时，在以下情况下应当拔除导管：短期留置导管，长期留置导管或植入输液港发生感染（除非没有其他的血管通路）。

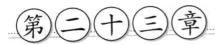

腹腔高压处理常规

腹内压的测量

最常用膀胱内压代表腹内压（IAP）。膀胱内压的测量：患者完全平卧位、腹肌无收缩情况下、以腋中线水平为零点，留置 Foley 尿管，接三通管，排空膀胱，注入 50ml 生理盐水，测量水柱高度，在呼气末读数以厘米水柱示，可代表腹内压。也有通过股静脉置管，监测下腔静脉压力，与腹内压相关性较好。

腹内高压的定义及分级

腹腔高压是指腹内压病理性持续或反复增高 >12mmHg。

腹内高压的分级：Ⅰ级 12～15mmHg，Ⅱ级 16～20mmHg，Ⅲ级 21～25mmHg，Ⅳ级 >25mmHg。

腹腔间室综合征（ACS）的诊断

指腹内压 >20mmHg（有或无腹腔灌注压 <60mmHg），同时伴有腹内压增高导致的一个或一个以上新的器官功能障碍。ACS 的典型临床表现有腹部膨胀，腹壁张力明显增加。呼吸道阻力增加，肺顺应性下降，高碳酸血症，CO 下降，外周阻力增加，ICP 增高，少尿甚至无尿。早期可表现为呼吸道阻力增加伴少尿，后期体征是腹胀、少尿或无尿、呼吸衰竭、肠道和肝脏血流量降低以及低心排综合征。少尿对液体复苏和利尿剂均无效。合并有 ICP 增高时，甚至有昏迷和精神症状等脑缺血改变出现。临床上有下述表现者往往提示可能存在 ACS：①急性腹胀和腹壁紧张；②液体复苏后心率加快和（或）血压下降；③气道峰压逐步增加，出现低氧血症，必须增加吸入氧浓度；④出现少尿或无尿，液体复苏

后应用利尿剂无效。

腹腔间室综合征的处理

1. 液体复苏　综合判断血容量，避免过度液体复苏，同时动态监测腹内压和腹腔灌注压（APP＝MAP－IAP），维持腹腔灌注压 APP＞60mmHg 是重要的复苏目标之一。液体选择方面，高张晶体或胶体为主的液体可以减少总液体入量，避免增高腹腔压力。早期使用升压药物，有利于维持腹腔灌注压，保持内脏器官灌注，同时减少液体输入量，避免腹腔压力进一步升高。

2. 机械通气　任何原因不明的呼吸功能衰竭都要想到 IAH/ACS 的可能。要求降低患者潮气量，并采用压力控制机械通气，推荐应用 PEEP，但较高的 PEEP 应注意避免气压伤和对循环功能的影响。

3. 非手术措施降低腹腔压力

（1）增加腹壁顺应性：采取半卧位降低腹肌张力。镇静、镇痛增加腹壁顺应性。

（2）减少腹腔内容物：胃肠减压，灌肠，肛管减压可以显著降低腹腔张力。

（3）减少腹腔内液体积聚：评估患者腹腔及腹膜后的液体积聚情况，CT 或超声引导下经皮穿刺引流腹水和腹膜后液体可以显著降低腹腔压力，腹腔积血、血肿和脓肿的穿刺引流对降低腹腔压力同样重要。

（4）纠正液体正平衡：在维持有效灌注的条件下，限制液体，使用胶体和利尿剂，纠正液体正平衡，有助于减轻腹腔压力。

4. 剖腹减压手术　尽管剖腹减压是 ACS 时唯一的确定性治疗措施，但其适应证和时机尚无确定标准。有学者认为，当 IAP＞25mmHg 时，通常要考虑行腹部减压术，而当 IAP＞35mmHg 时，应当立即进行腹部减压术，也有研究表明，如果保守治疗不能维持 APP 在 50～60mmHg，提示需开腹减压。

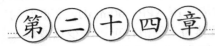

突发腹痛处理常规

（一）病史追问

重症患者由于病情危重，或因神志障碍，或因气道开放（气管插管和气管切开），语言交流障碍，初诊病史追问仅限于家属或随行人员，病史仅供参考。

（二）症状体征

尤为重要，细致全面的体检为诊断提供重要依据。

初诊患者入院当时，留院患者的定期体检（每日早晚交班前），病情变化的当时。

患者对触诊的反应显示疼痛部位、疼痛性质和疼痛的进程。

体格检查（望、触、叩、听）：腹壁的活动状态，腹肌紧张，腹胀、腹肌抵抗作为急腹症的重要线索，叩诊移动性浊音，大面积鼓音，明显肠胀气。

发热和血压下降应排除全身感染的体腔外因素。

直肠、膀胱和骨盆检查。

实验室检查血、尿、便、肝酶、胰酶和血气分析。

（三）影像学检查

1. 胸片、床旁胸片（正、侧位），如条件允许做立位腹平片。

2. B超

（1）肝胆胰脾的形态大小，有无积液、囊肿和占位，包膜下积液警惕出血。

（2）胆管：肝内胆管和肝外胆管是否存在强回声、是否扩张，结合临床体征（胆红素升高）提示胆管炎。

（3）胰腺是否水肿，胰腺周围是否有渗出，有无占位和假性囊肿。提示胰腺炎。

3. CT　相应器官的异常，腹腔游离气体（如无气腹经历）提示空腔脏器穿孔，严重的肠胀气应除外肠系膜血栓或栓塞。

4．胃肠造影、血管造影和介入选择性血管造影。

5．腹腔灌洗。

6．内窥镜检查。

（四）术后腹部情况监测常规

1．熟悉腹部手术相关正常恢复过程、各种引流管深度和引流量。引流物形状和引流液性质的改变由浆液性转为脓性提示感染，血性引流液明显增多提示活动性出血。

2．腹胀少尿　术后 24～72 小时内出现腹胀和少尿要求与出血鉴别（Hct 进行性下降和心率加快不能简单归于手术造成的疼痛所致）。

3．发热　出现体温升高要进行系统评估，早期发现并发症。

4．术后 5～10 天出现明显症状　术后腹腔脓肿和吻合口漏（裂开）导致的感染。

5．白细胞不能恢复至正常或逐渐升高。

6．糖耐量异常，血糖升高。

7．心率加快，肠功能恢复时间延长。

8．持续腹泻腹胀。

9．血气分析中 pH 降低，乳酸升高，BE 降低均提示组织灌注不良，提示休克发生，不能除外腹腔内感染。

（五）急腹症与部位相关的常见病因

上腹部：食管疾病、消化性溃疡、胰腺炎（包括假性胰腺囊肿）、心脏疾病和食管裂孔疝。

右上腹：胆囊炎、胆管炎、胰腺炎（包括假性胰腺囊肿）、消化性溃疡、肾结石、肝炎、阑尾炎、盲肠扭转、肝脓肿和右下叶肺炎。

右下腹：阑尾炎、息室炎、克罗恩病、结肠梗阻、腰肌脓肿、盆腔炎症、卵巢脓肿卵巢扭转、异位妊娠、腹股沟疝、附睾炎和盆腔脓肿。

耻骨上和盆腔：膀胱炎、息室炎、直肠炎、盆腔脓肿和肾结石。

左上腹：胰腺炎（包括假性胰腺囊肿）、脾脏疾病、食管裂孔疝、食管旁裂孔疝、肾结石、左下肺炎、结肠炎（尤其缺血性结肠炎）和膈下脓肿。

脐周：脐疝、早期阑尾炎、小肠梗阻、肠系膜缺血和主动脉瘤。

左下腹：息室炎、乙状结肠扭转、结肠炎（尤其缺血性结肠炎）、肾结石、腹股沟疝、盆腔炎症、结肠炎（尤其是缺血性结肠炎）、卵巢脓肿、卵巢扭转、异位妊娠、盆腔脓肿和腰肌脓肿。

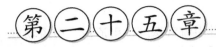

第二十五章

心率增快处理常规

心率增快：心率增快至基础心率以上。

处理常规：

1. 首先行心电图检查，明确心律类型。

2. 无论是否为窦性心动过速还是其他心律失常，首先考虑容量问题，此为重症患者最常见可逆性因素。

（1）评估患者历史容量状态。

（2）评估目前容量状态，有监测者根据监测结果评估，是否存在明显容量不足或容量过负荷。

（3）评估容量反应性，若有反应，行容量治疗，观察心率改变。

3. 容量因素以外因素　若处理容量因素后仍为心率增快，考虑其他影响因素。

（1）体温与代谢，积极降体温后观察。

（2）应激与情绪因素，积极疏导镇静后评估。

（3）电解质情况，包括钾、镁和钙等，尤其房颤与低血钾的相关性。

（4）药物影响，如洋地黄与室性心律失常。

4. 若以上因素均处理后，仍不见心率改善，心源性因素可能性大。

根据具体情况选择治疗：

（1）是否有缺血性疾病，如 ACS，应该进行相应处理；

（2）常见心律失常为房颤或室性心律失常时胺碘酮的选择，有复律可能；

（3）仅为降低心率，对症处理时选择 β 受体阻滞剂，可以降低心肌氧耗，注意心肌抑制的副作用；

（4）与心内科共同决策是否可以行同步电复律。

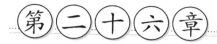

尿少处理常规

尿少：每小时尿量少于30ml或小于0.5ml/kg。

处理常规：

1. 首先考虑容量问题，为最常见可逆性因素。

（1）评估患者历史容量状态。

（2）评估目前容量状态，有监测者根据监测结果评估，是否存在明显容量不足或容量过负荷。

（3）评估容量反应性，若有反应，行容量治疗，观察尿量改变。

2. 评估肾脏压力灌注情况，为常见可逆性因素。完善患者既往血压病史情况，首先维持既往血压，观察尿量改变情况。

3. 若容量压力均达到目标状态，维持后密切观察尿量改变。

4. 若仍然尿少，考虑非循环因素。是否是肾性因素或已转为肾性因素。

5. 此时可以用利尿药物维持尿量与液体平衡。

6. 必要时根据肾脏支持的处理常规进行肾脏支持。

7. 必要时，除外肾后性因素。

第三篇 操作技术

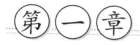

气道管理

气管插管适应证

1. 气道梗阻　存在急性呼吸道阻塞、损伤、狭窄和气管食管瘘等，影响通气。

2. 气道保护能力受损

（1）意识不清，不能有效自主清除上呼吸道分泌物。

（2）意识尚可，下呼吸道分泌物过多或气道出血，自主清除能力较差。

3. 严重呼吸衰竭需要机械通气和呼吸治疗

（1）需有创机械通气治疗。

（2）无创通气失败或疗效不佳者。

（3）中枢或其他原因导致的低通气状态。

（4）呼吸功过大，对循环造成影响。

经口气管插管禁忌证

1. 张口困难或口腔空间小，无法经口插管。

2. 严重喉水肿、急性喉炎和喉头黏膜下血肿。

3. 头颈部无法后仰（如疑有颈椎骨折等）。

经鼻盲探气管插管适应证

通常用于不适合经口气管插管者。

经鼻盲探气管插管禁忌证

1. 颅底骨折。
2. 严重鼻或颌面骨折。
3. 鼻或鼻咽部梗阻。
4. 凝血功能障碍。

困难气道的评估

1. 颈部活动度(排除可能存在颈髓损伤的患者) 最大限度地屈颈到伸颈的活动范围,正常值 >90°,若 <80° 可能存在插管困难。

2. 舌咽部组织的可见度 最大张口位伸舌后根据检查者所见患者软腭、悬雍垂、咽后壁的可见度判断是否存在困难插管。Ⅰ级:可见软腭、悬雍垂和咽后壁;Ⅱ级:可见软腭、咽峡弓和悬雍垂;Ⅲ级:可见软腭和悬雍垂根部;Ⅳ级可见软腭。Ⅲ、Ⅳ级可能存在插管困难。

3. 甲颏间距 颈部完全伸展时,甲状腺切迹至颏突的距离,若 ≥6.5cm,插管无困难;若 <6cm,经口气管插管存在困难。

4. 张口度 最大张口时,上下门齿之间的距离。正常值约 4.5cm;若 <3cm,存在插管困难。

5. Cormack 及 Lehane 分级 根据喉镜下所见分为:Ⅰ级,声门可完全显露;Ⅱ级,仅能见到声门后联合;Ⅲ级,仅能见到会厌的顶缘;Ⅳ级,看不到喉头的任何结构。Ⅲ、Ⅳ级可能存在插管困难。

气管插管准备

1. 有活动义齿者应先取下义齿。

2. 选择合适气管导管,一般成人男性用导管内径为 7.5~8.0mm,女性为 7.0~7.5mm,了解气囊有无漏气。

3. 采用面罩和简易呼吸囊、呼吸机或麻醉机,给患者纯氧吸入 4~5 分钟。使 SpO_2 达到最大,方可考虑开始插管。

4. 患者体位 若无禁忌,患者取仰卧位,肩背部垫高约 10cm,头后仰,颈部处于过伸位,使口腔、咽喉部和气管接近一条直线,便于插入气管插管。

5. 一般选用芬太尼、咪唑安定和丙泊酚等快速、短效的镇痛镇静药物,对循环不稳定者,也可选用氯胺酮和依托迷酯,并准备好多巴胺和麻黄碱等升压药物。

6. 预计困难插管者也可静脉使用琥珀胆碱或维库溴铵等药物后再进行插管。

7. 生命体征监测 插管过程中应密切监测患者的心电图、血压和经皮血氧饱和度,当经皮血氧饱和度低于 90%,特别是低于 85% 时,应立即停止操作,重新面罩给氧,每次插管时间不应超过 40 秒。

经口气管插管步骤

1. 从右侧口角置入喉镜,把舌体挡在左侧,分泌物较多者先清洁上呼吸道。
2. 逐步进入后颈,观察声门的解剖标志物,必要时可适当地压迫环状软骨使食道闭合。
3. 看到声门后,轻柔插入气管导管,调节导管深度,确认导管插入气管。
4. 置入牙垫后退出喉镜,确认插管深度,调整气囊压力,固定气管插管。

确认导管位置方法

1. 监测患者呼出气二氧化碳浓度,如导管在气管内,可见呼气时呈现有二氧化碳呼出的方波;并观察经皮血氧饱和度情况。
2. 用听诊器听上胸部和腹部的呼吸音,两侧胸部呼吸音应对称且胸部呼吸音较腹部强。
3. 通过呼吸机或麻醉机呼吸流速波形判断导管是否位于气管内,或以纤维支气管镜插入气管导管检查。
4. 拍摄 X 线胸片,气管导管远端与隆突的距离应当为 2~4cm 或导管尖端位于第 4 胸椎水平。

经口气管插管的并发症

1. 牙齿脱落、上下唇和牙龈损伤。
2. 气管插管中或插管后出现血压下降。
3. 气道梗阻。
4. 导管异位(食管和右主支气管)。
5. 咽喉部软组织或声带撕裂、杓状软骨脱位和气管损伤。
6. 误吸。

气管插管不畅的评估及处理

1. 患者氧合突然下降。
2. 呼吸机高压报警。
3. 循环不稳或急剧变化。
4. 吸痰管插入不顺利。
5. 听诊肺双侧呼吸音不对称(双腔气管插管时尤其应注意右上肺听诊情况)。

出现上述任何一种、几种或其他提示气道不畅的表现时,应立即并首先检查气管插管位置及通畅度(包括应用纤维支气管镜、可视喉镜或普通喉镜下直视)。若无法有效解除气管插管梗阻情况,应在准备好气管切开的情况下,紧急重新插入气管插管。

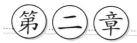

机械通气技术

一、呼吸机设置常规

（一）患者入室前呼吸机设置流程

1. 呼吸机的检测（氧源，空气泵，电源，管道密闭性，管路安装，湿化罐的评价）。

2. 如知道患者基础呼吸机条件，先按该条件设置。

3. 未知呼吸机条件的设置流程　根据患者的情况确定辅助或控制，定容或定压通气。根据选择的通气模式，确定流速波形，一般定容通气为方波，定压通气为减速波。定容通气需进一步设置峰流速，一般 30～60L/min；定压通气设置压力上升时间 50%～75%。

4. 8～12ml/kg 计算预设潮气量，呼吸频率 15～25bpm，分钟通气量 7～10L/min。

5. 吸呼比一般 1:1.5～1:2。

6. 根据不同的呼吸机模式，选择流速波形。

7. 调节触发灵敏度，流量触发 1～3L/min，压力触发 -2～-0.5cmH$_2$O。

8. 吸入氧浓度，根据患者具体情况设置。

9. 设置 PEEP 水平一般 3～5cmH$_2$O。

10. 连接模式肺评价呼吸机是否正常工作，有无漏气等。

（二）患者入室后设置方式

1. 如有条件所有患者都应先进行呼吸功能测定

（1）气道压力：峰值压力，一般不宜超过 35～40cmH$_2$O；平台压力：为吸气末屏气时的气道压力（患者无自主呼吸，容量控制通气，行吸气末暂停 3～5

秒），一般维持平台压＜35cmH$_2$O；平均气道压：间接反映平均肺泡压力；内源性PEEP：呼吸机设定 PEEP 为零（zeep）的情况下呼吸末暂停，测定的内源性 peep（无自主呼吸完全控制通气患者）。

（2）气道阻力：根据气道峰值压力，吸气峰流速，吸气平台压力计算。也可由床旁呼吸监护仪直接测定。

（3）肺顺应性：静态顺应性＝潮气量/（平台压－呼气末正压）；动态顺应性＝潮气量/（吸气峰压值－呼气末正压）（正常值 0.2L/cmH$_2$O）。

（4）肺开放评价，患者入室后相应的呼吸机条件测定血气，评价氧合指数是否达到 400，如未达到可积极行肺开放（具体方法见相应章节）。

（5）如条件允许，可进行 P-V 曲线描记，临床最常应用呼吸机法（具体见相关章节），某些呼吸机可通过低流速法描记连续的静态 P-V 曲线（描记 P-V 曲线时患者需要镇静肌松）。

2. 入 ICU 后即刻进行血气分析，之后根据血气情况调节呼吸机参数设置（通气 30 分钟后复查血气判断参数设置是否合适，主要评价通气和氧合），以此类推，如调整呼吸机条件，应 30 分钟内通过血气评价参数是否合适。

评价机械通气对全身其他器官功能影响（包括循环系统、肾脏和中枢神经系统），目前主要是对循环方面的影响，具体可见心肺相关性章节讨论。

二、高频振荡通气的应用流程

（一）上机之前的准备事宜

1. 血流动力学状态　患者血流动力学应维持稳定，平均动脉压应该至少要达到 75mmHg。

2. pH　应大于 7.2。

3. 患者的镇静状态　使用适当的镇静和肌松药物。

4. 确保患者有最近的肺部影像学检查结果。

5. 考虑患者床垫的类型，如果可能，需要适当加固患者的床垫。

6. 确认患者是否需要像 CT 和 MRI 之类的非常规检查项目。如果需要的话，那么应该在给患者进行高频通气之前完成这些检查。

7. 如果使用封闭式吸痰装置，应确保与管路连接正确，在给患者上机之前应做好气道清理。

8. 在给患者上机之前与家属做好良好的沟通和解释工作，比如在上机过程中会出现的噪音以及胸部振动的情况。

9. 实施肺开放策略可以借助振荡器或者使用肺复张手法。

（二）患者管路校准

校准管路的工作必须在实施通气之前完成。校准的目的在于即使是管路存在漏气也能保证压力。在将患者连接到呼吸机之前就应该完成校准。

1．在患者管路 Y 形管处插入阻塞器并且打开基础流量。

2．旋转 ADJUST 旋钮到最大。

3．设置气道高压报警到 59cmH_2O。

4．设置偏流到 20 LPM（球形刻度在中间线，需弯腰观察）。

5．按住 RESET 按钮（此时振荡器应处于关闭状态）。

6．观察气道平均压，调整患者管路或校准螺丝使压力维持在 39～43cmH_2O。

在调节校准螺丝之前，确保管路没有漏气，基础流量维持在 20 LPM 且管路连接正确。调整校准螺丝时请小心，不要过分旋紧，以免损坏。

（三）呼吸机性能校准

呼吸机性能检测能够保证其正常工作运行。在给患者连接高频通气呼吸机之前就要完成校准。

1．在患者管路 Y 形管处插入阻塞器并打开基础流量。

2．旋转 ADJUST 旋钮到 12 点钟的位置。

3．设置基础流量到 30 LPM。

4．按住 Reset 并保持，调节气道平均压至 29～31cmH_2O。

5．设置频率为 6Hz，吸气时间百分比 33%，按压 START/STOP 键开启振荡器。

6．设置振幅为 6.0。

（四）初步设置和调节

1．设置基础流速在 25～40LPM。

2．设置平均气道压（mPaw）比常规机械通气平均气道压高出 5cmH_2O。

3．初始设置振幅 4.0，调节振幅直至肺部振动（可以观察到从锁骨下到骨盆上的体表振动并可触及）。

4．初始设置振荡频率在 5～6Hz。

5．设置吸气时间百分比为 33%。

6．对于 pH<7.2 的严重高碳酸血症，可考虑抽吸气管导管的气囊以造成一部分的漏气。

7．在高频振荡通气的初期建议设置 FiO_2 为 100%。

（五）HFOV 参数监测与记录

确认并记录呼吸机设置（吸氧浓度，频率，基础流量，吸气时间百分比，振幅，报警，平均气道压）。

调整高频振荡呼吸机参数。

（六）如果氧合难以维持

1．如果需要可适当增加 FiO_2 直至达到 100%。

2．每 20～30 分钟增加气道压力 3～5cmH$_2$O，确保足够的肺部膨胀和氧合。

3．及时复查胸片以确保适当的肺部容积。

4．检查血流动力学指标以确保足够的组织灌注。

（七）如果 PaCO$_2$ 过低

1．降低振幅，维持适当的胸部振动。

2．提高振荡频率。

3．降低吸气时间百分比至 33%（如果之前设置为 50%）。

（八）如果 PaCO$_2$ 潴留

1．增加振幅，增加或维持适当的胸部振动。

2．降低振荡频率，最小为 3.0Hz。

3．必要时可行气囊漏气。

（九）气囊漏气操作流程

1．回抽部分气囊内的气体。

2．观察到平均气道压下降 5cmH$_2$O 左右。

3．增加基础流量直至达到需要的平均气道压水平。

4．气囊漏气过程的监测。

（1）如果平均气道压增加，则证明气囊上方有分泌物。

（2）如果平均气道压下降过快，则应该重新评估和调整气囊压力，达到理想的平均气道压水平。

（3）平均气道压可能会在患者位置改变后发生变化，因此可能需反复评估。

三、高频振荡通气时患者的评估

（一）血气分析

1．一般通气后 1 小时行血气分析。

2．应根据临床情况决定检查血气分析的频率。

3．改变通气参数或者临床情况出现突然变化时都应该在 1 小时内复查血气。

（二）胸片

1．一般通气后 1～4 小时复查胸片。

2．无论肺过度膨胀或者尚未复张都应该是判断通气效果的依据。

（三）患者评估

患者的评估工作每 2 小时进行一次，并应包括以下内容：

1．胸部振动（CWF） 可以观察到或触及从锁骨下到骨盆上的体表振动。这样评估的目的在于确定气流可以通过大气道直达肺内。注意观察振动的幅度和对称度。常见的影响肺部振动的因素：

（1）气道内分泌物的阻塞；

（2）注意观察是否有气管导管下滑到一侧支气管或出现气胸的状况。

2．分泌物的吸引同通气一样都是时时存在的问题。通常分泌物阻塞的情况常会导致二氧化碳分压的急速增高、氧合下降和胸部振动的减少。

3．如果应用了气囊漏气，要密切观察气管导管的位置变化。注意振幅和平均气道压的变化情况。

四、HFOV 的撤机

当满足以下目标时可以考虑转换到常频通气 PCV 模式：

1．FiO_2 设置在 0.4 左右；

2．平均气道压在 22～24cmH_2O；

3．$SpO_2 > 88\%$；

4．患者应该在以上设置的情况下处于稳定状态，并能够在短时间吸痰操作后氧饱和度不出现明显下降；

5．肺部影像学检查结果改善。

撤机与拔管

1．是否符合撤机的指标

（1）评价引起机械通气的因素是否去除或好转。

（2）血流动力学是否稳定。

（3）有自主的呼吸能力。

（4）氧合及通气的指标。

2．呼吸中枢兴奋性评价（平均吸气流速和口腔闭合压力 $P_{0.1}$）

（1）平均吸气流速。

（2）（$P_{0.1}$）为气道关闭时，吸气 0.1 秒钟时的口腔压力或胸腔内压力。当 $P_{0.1}$ 大于 $6cmH_2O$ 时，脱机困难。

3．呼吸肌功能评价

（1）最大吸气压：正常男性（130 ± 32）cmH_2O，正常女性（98 ± 25）cmH_2O；可以通过呼吸功能监测仪直接测定，也可以通过呼吸机，患者吸气时按住呼吸机吸气保持键，要求患者做最大吸气努力，气道压力下降到最大水平。用来评价吸气肌功能和指导患者脱机。

（2）最大呼气压：患者呼气时，按住呼气保持键，要求患者最大努力呼气，气道压力下降最大水平。正常值男性（230 ± 47）cmH_2O，女性（165 ± 29）cmH_2O。

（3）肺活量：平均吸气压力和压力时间指数等，但应用在重症患者比较难以配合。

4．SBT 试验的实施及评价指标　　3 分钟 SBT，呼吸浅快指数：呼吸频率 / 潮

气量 >105，呼吸频率 <8 次 / 分或 >35 次 / 分；心率 >140bpm 或变化 >20%，无新发的心律失常；动脉血气氧饱和度 >90%，如出现上述情况，则 SBT 失败。

如 3 分钟 SBT 成功，继续进行 30 分钟 SBT，如患者可以耐受，可考虑脱机成功（评价指标同上段 3 分钟 SBT 评价方法）。

如 SBT 成功，进一步评价气道保护能力和气道通畅情况（如漏气试验等）才考虑拔除人工气道，否则应定期评价，短期无法拔除者应考虑建立永久人工气道。

如 SBT 失败，应予以充分的机械通气支持缓解呼吸机疲劳，进一步寻找原因（患者精神状态评价，循环容量的评价，是否需要进一步的支气管扩张等）。

待上述因素去除后可再次尝试 SBT，建议一天进行 1 次 SBT。

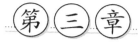

动脉静脉导管置入术

第一节　动脉穿刺置管术

一、动脉穿刺的适应证

（一）重度休克及危重患者需经动脉输液或输血，以争取时间，提高血压，改善心、脑、肾等重要器官的供血。

（二）危重及大手术患者需直接做动脉血压监测。

（三）需动脉采血进行实验室检查，如血气分析和动脉乳酸监测等。

（四）经动脉穿刺实行选择性动脉造影，或注射抗肿瘤药物，行区域性化疗。

二、动脉穿刺禁忌证

（一）有出血倾向。

（二）穿刺局部有感染。

（三）若该动脉是某肢体或部位唯一的血液供应来源，不得在此做长时间动脉内置管。

（四）桡动脉穿刺前应进行 Allen 实验，阳性者不得做穿刺。

三、桡动脉穿刺置管术

（一）穿刺路径

桡侧腕屈肌腱外侧，桡骨茎突内下方，可触及搏动，是触摸脉搏的部位。患者腕部伸直，掌心向上，手自然放松，穿刺点位于手掌横纹上 1～2cm 的动脉搏动处。

（二）穿刺步骤

1. 通常选左手。

2. 将患者手和前臂固定，手腕下垫纱布卷，使手腕背屈60°。

3. 术者左手中指触及桡动脉，在桡骨茎突近端定位，示指在其远端轻轻牵拉，穿刺点在两手指间。

4. 常规消毒皮肤、铺巾，用1%普鲁卡因或2%利多卡因局部麻醉后，术者右手持针，与皮肤呈15°进针，对准中指触及的桡动脉方向，在接近动脉时才刺入动脉。

5. 如有血液从针尾涌出，即可刺入导引钢丝；如无血液涌出，可徐徐退针，直至有血液涌出，表示穿刺成功。

6. 经导引钢丝插入塑料导管，并固定导管，即可测压。

（三）注意事项

1. 严防动脉内血栓形成，除以肝素盐水持续冲洗测压管道外，还应做好以下几点：

（1）每次经测压管抽取动脉血后，均应立即用肝素盐水进行快速冲洗，以防凝血。

（2）管道内如有血块堵塞时应及时予以抽出，切勿将血块推入，以防动脉栓塞。

（3）动脉置管时间长短也与血栓形成呈正相关，在患者循环功能稳定后，应及早拔除。

（4）防止管道漏液，如测压管道的各个接头应连接紧密，压力袋内肝素生理盐水漏液时，应及时更换，各个三通应保持良好性能等，以确保肝素盐水的滴入。

2. 保持测压管路的通畅

（1）妥善固定套管、延长管及测压肢体，防止导管受压或扭曲。

（2）应使三通开关保持在正确的方向。

3. 严格执行无菌技术操作

（1）穿刺部位每24小时用安尔碘消毒及更换敷料1次，并用无菌透明贴膜覆盖，防止污染，局部污染时应按上述方法及时处理。

（2）自动脉测压管内抽血化验时，导管接头处应用安尔碘严格消毒，不得污染。

（3）测压管道系统应始终保持无菌状态。

4. 防止气栓发生 在调试零点、取血等操作过程中严防气体进入桡动脉内造成气栓形成。

5. 防止穿刺针及测压管脱落 穿刺针与测压管均应固定牢固，尤其在患者躁动时,应严防其自行脱落。

6.拔针后局部用纱布或棉球压迫止血,压迫后仍出血不止者,则需加压包扎至完全止血,以防形成血肿。

7.严密观察穿刺点有无出血、渗血,随时观察患肢血液循环情况,注意局部皮肤颜色、温度及湿度等。

四、股动脉穿刺置管术

(一)穿刺路径

股动脉由髂外动脉延续,行于股三角内,下降至腘窝移行为腘动脉。患者仰卧,下肢伸直稍外展,穿刺点位于腹股沟韧带中点下方 1~2cm 的动脉搏动处。

(二)穿刺步骤

在腹股沟韧带中点下方 1~2cm 处触及股动脉搏动,用左手示指、中指放在动脉搏动表面,示指与中指分开,穿刺点选在两手指间。常规消毒皮肤、铺巾及局部麻醉,右手持针,与皮肤呈 45°进针,其余同桡动脉穿刺置管术。

(三)注意事项

1.留置管在股动脉内勿过短,留置管应固定牢固,操作中勿用力牵拉留置管,避免留置管从股动脉脱出或移位。

2.导管转折处应有一定的角度,避免打折。

3.拔针过程中应紧顶针栓,以防回血造成导管阻塞。

第二节　深静脉导管植入术

一、中心静脉导管置入术

中心静脉穿刺置管是临床常见的一种重要的有创诊疗操作,主要使用于测量中心静脉压、监测右心负荷和长期静脉输液及肠外营养等。穿刺路径有颈内静脉、锁骨下或股静脉。

(一)适应证

1.各类重症休克、脱水、失血、血容量不足和其他危重患者等无法做周围静脉穿刺者。

2.需接受大量快速补充血容量或输血的患者。

3.需长期静脉输注高渗或有刺激性液体及实施完全肠外营养者。

4.经中心静脉安置心脏临时起搏器。

5.利用中心静脉导管测定中心静脉压,随时调节输入液体的量和速度。

6.需长期多次静脉取血化验。

7. 对心肺功能不全和各类心血管手术及其他大而复杂的手术患者进行中心静脉测压、肺动脉漂浮导管、心血管造影等各种监测及操作。

8. 用于血液透析或血液滤过。

(二)禁忌证

1. 穿刺常用部位局部有外伤或感染。

2. 严重凝血功能障碍。

(三)操作技术

1. 颈内静脉穿刺置管术

(1) 血管解剖：颈内静脉是颈部最粗大的静脉干，在颅底的颈静脉孔处续于乙状窦，伴随颈内动脉下降，初在该动脉背侧，后达其外侧，向下与颈总动脉（偏内）、迷走神经（偏后）共同位于颈动脉鞘内。该静脉在胸锁关节后方与锁骨下静脉汇合成头臂静脉。以乳突尖和下颌角连线中点至胸锁关节中点的连线作为颈内静脉的体表投影。甲状软骨上缘水平以上为上段，甲状软骨下缘以下再分为中、下两段。胸锁乳突肌位置恒定，其前缘与颈内静脉上、中、下段中点的距离分别为 1.0mm、7.0mm 和 13.3mm，后缘与颈内静脉上、中、下段中点的距离分别为 19.4mm、12.7mm 和 9.3mm。

(2) 穿刺路径：常用中路穿刺法。中路穿刺点位于胸锁乳突肌胸骨头、锁骨头及锁骨形成的三角形顶点，穿刺方向指向同侧乳头，如能摸清颈动脉搏动，则按颈动脉平行方向穿刺。

(3) 穿刺步骤

1) 患者取仰卧位，头部转向对侧。颈部较短者，颈部垫高使头后仰。

2) 常规消毒皮肤、铺巾，穿刺点以 2% 利多卡因局部麻醉。

3) 试穿：用局麻针试穿刺，确定穿刺方向及深度。

4) 置管：用 Seldinger 法穿刺置管。①静脉穿刺：将 18G 穿刺针接注射器，在选定的穿刺点，沿试穿方向进针，进针过程中注射器略带负压。通畅地抽得暗红色静脉血后，将穿刺针固定，防止针尖移动；②置入导丝：将导丝从注射器尾部送入血管内，之后退出穿刺针及注射器；③旋入扩张子：置入扩张子时应撑紧穿刺部位皮肤，沿导丝将扩张子单方向旋转进入皮肤及皮下组织，避免扩张子进入静脉。用尖刀切皮时应背向导丝，避免将其切断。退出穿刺针及扩张子时应确保导丝固定不动，检查导丝深度，确定其在血管内。当导丝前端已通过针尖时，勿单独将导丝抽回，以免将其割断或损坏；④置入导管：将导管沿导丝置入深静脉，置入导管时导丝尾端必须伸出导管末端，导管进入血管，初步调节好深度，将导丝拉出；⑤冲洗导管：从导管内回抽血，证实导管在静脉内后，立即用含肝素的生理盐水冲洗各管腔以防止血栓形成，并调节导管深度。

5) 固定：将导管固定，覆盖敷料。

2．锁骨下静脉穿刺置管术

（1）血管解剖：锁骨下静脉是腋静脉的延续，呈轻度向上的弓形，长 3～4cm，直径 1～2cm，由第 1 肋外缘行至胸锁关节的后方，在此与颈内静脉相汇合形成头臂静脉，其汇合处向外上方开放的角称为静脉角。近胸骨角的右侧，两条头臂静脉汇合成上腔静脉。锁骨下静脉的前上方有锁骨与锁骨下肌；后方则为锁骨下动脉，动静脉之间由厚约 0.5cm 的前斜角肌隔开；下方第 1 肋内后方为胸膜顶。锁骨下静脉下厚壁与胸膜仅相距 5mm，该静脉的管壁与颈固有筋膜、第 1 肋骨膜、前斜角肌及锁骨下筋膜鞘等结构相愈着，因而位置固定，不易发生移位，有利于穿刺，但管壁不易回缩，若术中不慎易进入空气导致气栓。在锁骨近心端，锁骨下静脉有一对静脉瓣，可防止头臂静脉的血液逆流。

（2）穿刺路径：锁骨下路径。穿刺点位于锁骨的内 1/3 与中 1/3 交界锁骨下 1cm 处，针头朝向胸骨上切迹。进针深度一般为 6cm。

（3）穿刺步骤

1）患者肩部垫高，头转向对侧，取平卧位。

2）常规消毒皮肤、铺巾，穿刺点以 2% 利多卡因局部麻醉。

3）按锁骨下路径穿刺。

4）其余同颈内静脉穿刺术。

3．股静脉穿刺置管术

（1）血管解剖：股静脉是下肢的主要静脉干，其上段位于股三角内，股三角的上界为缝匠肌的内侧缘，内侧界为长收肌的内侧缘，前壁为阔筋膜，后壁凹陷，由髂腰肌与耻骨肌及其筋膜组成。股三角内的血管、神经排列关系是：股动脉居中，外侧为股神经，内侧为股静脉。

（2）穿刺路径：患者仰卧，大腿外旋并外展 30°。穿刺点位于腹股沟韧带下 2～3cm、股动脉搏动点内侧 1cm，针尖指向剑突，与皮肤呈 45°，一般进针 3～5cm 即可。

（3）穿刺步骤

1）患者取仰卧位，穿刺侧下肢伸直外旋，并外展 30°。

2）常规消毒皮肤、铺巾，穿刺点以 1% 普鲁卡因或 2% 利多卡因局部麻醉。

3）以左手示指、中指、环指并排寻找到股动脉搏动最明显处，右手以执笔式持穿刺针，于穿刺点头侧方向与皮肤呈 30°～40°进皮后缓慢进针 3～5cm 抽回血。

4）其余同颈内静脉穿刺术。

4．注意事项

1）每次穿刺术者都要做到心中有数，动作缓慢轻柔，切忌粗暴。

2）左颈内静脉后面及前斜角肌的前方有胸导管通过，左侧穿刺容易损伤胸导管,且左肺尖与胸膜顶较右侧高,故临床多采用右颈内静脉穿刺。

3)定位准确 应选用自己最熟练的定位方法。为提高穿刺准确率及减轻组织损伤,最好在麻醉过程中同时确定血管的位置。宜在麻醉针探查到血管后再用穿刺针进行穿刺,不要直接用粗针反复试探。

4)严格掌握穿刺方向及深度,熟悉穿刺针的位置及其所经过或到达之处的解剖结构。

5)一次未成功,需再次穿刺时,要使穿刺针退至皮下或完全退出,用生理盐水冲洗后再进行。重复在一处穿刺或少退针即改变方向穿刺等,均容易撕裂血管壁,造成出血。

6)判断动静脉 通过血液颜色或血管内压力来判断动静脉。静脉血往往不动或持续缓慢地向后推动,血液呈暗红色。动脉血流则可见搏动,呈鲜红色。在监护仪上,动脉波形高而尖,静脉波形浅而平缓,并分别显示对应的动脉或静脉压力。

7)插入导引钢丝 J形导引钢丝的弯曲方向必须与预计的导管走向一致,否则可能出现导引钢丝打折或导管异位的情况。

8)导管留置的管理

导管的重力滴速可达80滴/分。如发生导管打折、移动、脱出或凝血,可导致滴速明显减慢。刚发生不久的阻塞,可试用1ml生理盐水冲管;如无效或阻塞时间较长,应拔除导管。

9)拔管后要及时行穿刺孔压迫。

二、经外周中心静脉置管术

经中心静脉导管植入术(peripheral inserted central catheter,PICC),是一种将中心静脉导管经外周静脉置入,放置于中心静脉的方法,是中心静脉穿刺置管之后的又一种重要的输液途径和置管方式。PICC简化了中心静脉的穿刺过程,降低了中心静脉的穿刺风险和感染概率,延长了导管的留置时间,广泛适用于外科、内科和ICU等科室。

(一)适应证

1. 需要提供可靠的静脉通路的患者。

2. 需要长期连续或间断静脉输液治疗者。

3. 给予高渗液体或起泡剂者。

4. 需静脉输注刺激性液体或药物者。

5. 放置中心静脉导管风险较高或失败者。

(二)禁忌证

1. 严重的出凝血功能障碍者。

2. 穿刺部位或附近组织有感染、皮炎和烧伤等。

3. 准备放置导管的静脉,其近心端有静脉损伤、栓塞或有用于动静脉造瘘的可能。

4. 放置导管的上肢有肌肉萎缩。

(三)操作方法

1. 穿刺前准备

(1) 向患者解释操作过程,取得患者同意,使患者尽量处于相对放松状态。

(2) 测量并记录上臂周长。

(3) 准备无菌手套及其他穿刺用器具。

2. 选择穿刺静脉,测量插管长度

(1) 于上臂中上 1/3 处扎止血带,根据静脉情况选择血管,推荐选用肘横纹上下 2cm 处的血管,主要包括贵要静脉、肘正中静脉或头静脉。

(2) 测量患者插管部位到上腔静脉的长度,以确保导管放置后尖端在上腔静脉内。方法如下:将上肢从躯干部外展 45°～90°,从穿刺部位开始,沿着准备选择的静脉测量距离,自预定穿刺点到锁骨头为第一测量长度,然后向下至第 2 肋间为第二测量长度。导管尖端最终应位于上腔静脉与右心房开口交界处,并与上腔静脉平行。

3. 穿刺血管

(1) 穿保护衣(口罩、洁净手套和帽子等),使患者尽可能处于最有利于穿刺的体位。建立消毒区,根据无菌操作程序,进行局部消毒。

(2) 准备好所有穿刺物品:如果使用双腔导管,将近端导管内充满生理盐水并封住远端,远端导管内充满生理盐水。如果使用单腔导管,将导管腔内充满生理盐水。去除导管尖端的保护套,将导管放置到无菌区域。

(3) 暴露穿刺部位:再次使用止血带,在预定穿刺点上方扎止血带以膨胀血管,使穿刺静脉止血,带无菌手套,铺巾,暴露预定穿刺部位。

(4) 置入可撕裂鞘:使用带有可撕裂鞘的穿刺针进行穿刺。见回血后,将穿刺针和可撕裂鞘一起向前送,直到可撕裂鞘很好地处于血管内。松开止血带,固定好鞘并移去穿刺针。检查血流情况,以防误穿入动脉。

(5) 放置导管:将导管外无菌保护套的远端向回拉,暴露导管尖端,沿可撕裂鞘送入导管。当导管入血管内时,无菌保护套会从导管上脱开。当导管尖端大约到达预定部位时,让患者摆正体位,把头转向插管的上肢方向,并将下颚贴在肩部,以降低导管尖端误入颈内静脉的可能性。如果置管过程中遇到阻力,需重新放置管和(或)在置管时轻轻冲洗。在到达预定的插管长度之前 5cm 处,停止插管。回拔可撕裂鞘,直到鞘完全离开患者。拿住可撕裂鞘的两个侧翼,将鞘完全撕开。将导管送到预定的位置。如果导管带有导丝,需将导丝从导管尾端抽出。

4. 固定导管

（1）检查导管位置：用注射器通过导管抽取血液，证实导管在血管内，用足量的生理盐水冲洗管腔以保证无残留血液。不使用的管腔用肝素帽封好。

（2）固定：使用导管夹、固定夹和胶贴固定导管。用透明贴膜保护局部穿刺点。固定留在体外的导管，在敷料上注明 PICC 标签及相关信息，记录置管过程。

5. 确认导管的位置

（1）胸部 X 线检查，以确认导管的位置。上肢外展 90°时，导管前端应位于第 2 肋间水平。导管尖端不要放入右心房内。如果导管尖端位置不正确，应调整导管，必要时重新放置。

（2）检查导管进入皮肤处导管管身的刻度，并记录。

6. 拔除导管

（1）向患者解释操作过程。让患者处于较舒适的体位，插管上肢外展 45°～90°，插管的上肢下放置一条止血带，以应付导管撕裂、甚至断裂等情况。

（2）沿与皮肤平行的方向慢慢拔除导管。为避免导管断裂，在拔管遇到阻力时不要使用暴力。遇到阻力时，可在局部热敷 20～30 分钟后再沿平行皮肤的方向慢慢拔除导管。如果仍有阻力，复查 X 线片。导管拔除后，测量和观察导管，以确定导管全部被拔除。

（3）以无菌敷料覆盖穿刺点。

（四）注意事项

1. 选择穿刺部位　首选贵要静脉，因贵要静脉走行直且粗大，静脉瓣较少，当手臂与躯体垂直时可以以最直接的途径到达上腔静脉。次选正中静脉，该血管较粗大，但相对较短，个体差异大，静脉瓣较多，因此穿刺前应仔细定位并避开穿刺前方的静脉瓣。第三选择头静脉，该血管前粗后细，进入腋静脉处有较大的角度，可能会引起推进导管困难，使患者手臂与躯干垂直有助于操作；该静脉行走于肌间沟，可能会因为操作时疼痛引起肌肉收缩而导致导管推进困难。

2. 穿刺　在选定穿刺点进针，将针斜面向上进行穿刺。见到回血后，再连同可撕裂鞘一起沿着血管前进，确保穿刺钢针斜面全部置入血管内，确认可撕裂鞘全部进入血管后方可退出钢针。可撕裂鞘在体内时，退出的钢针不能再次进入鞘内，以免切断鞘管造成栓塞。

3. 当高管进入第一测量长度时，让患者头部转向穿刺上肢方向并尽量靠近锁骨，以防止误差入颈内静脉。

4. 输液前，在 X 线下对导管头部的位置进行定位。

5. 为了防止导管在使用过程中外移，可采用 S 形固定，或用专用固定器固定导管并将其与皮肤固定。局部渗血时用无菌敷料覆盖，在不影响治疗的情况下穿刺点可用弹力绷带包扎 24 小时。监测穿刺侧前臂血运,出现肢体肿胀、温度降低和皮肤色泽改变时,应及时打开弹力绷带。

6. 在送管过程中出现推进困难,如果出现在 25cm 以内,最大的可能是导管的前端遇到静脉瓣的阻碍。只需将导管后退 2cm 左右,稍稍旋转导管后再向前推进即可。如果出现在 30cm 以上,可能是浅静脉汇入腋静脉时的角度过小,外展患者上肢使其躯干之间的角度加大即可。

7. 导管走行处出现红、肿、疼痛是置管后无菌性静脉炎的表现,常是因为推送导管时动作不够轻柔损伤静脉内膜所致。一旦发生,应抬高患肢,局部加热,并鼓励患者上肢轻微活动。一般持续 2～3 天,特别疼痛的患者可使用止痛药。

8. 在满足治疗要求的前提下,尽量选择外径较细的导管,以减少静脉血栓发生的机会。

9. 通过导管采集血标本。4Fr 以上的导管可以采集血标本,但导管内含有所输注的液体或肝素盐水,会影响检测的准确性。

10. 导管堵塞时,应立即拔除导管。

（五）导管的冲洗和封管

1. 用生理盐水冲洗管腔,并用生理盐水封管。

2. 每次通过 PICC 导管输液、输血、输注营养液和采血后,均应冲洗导管;导管使用期间每 24 小时至少冲洗封管一次。导管留置期间,建议每 24 小时冲洗并封管一次。

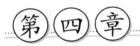

血液净化技术

一、血液净化治疗

血液净化治疗：所有连续或间断清除水分和溶质的治疗方式的总称，包括：超滤、血液透析、血液灌流-吸附、血液滤过、腹膜透析、血浆置换和分子吸附再循环系统（MARS）等。血液净化治疗的主要目的是清除代谢产物和有害生物活性物质，维持和调节机体内环境稳定。血液净化治疗的清除方式主要有4种：弥散、对流、吸附和置换。血液透析以弥散清除为主，血液滤过以对流清除为主，血液灌流以吸附清除为主，血浆置换以置换方式为主。小分子物质（分子量500D左右）弥散清除效果好，中分子物质（分子量5000D左右）对流清除效果好，大分子物质（分子量50 000D左右）吸附清除效果好。血液净化的血管通路包括：动-静脉直接穿刺，动静脉内（外）瘘，中心静脉置管。

二、血液滤过

（一）基本原理

模拟正常肾小球的滤过作用原理，以对流为基础清除水与溶质。血液循环可应用或不用血泵，将血液通过高通透性膜制成的滤器，由患者的平均动脉压加滤液侧负压（跨膜压），驱使水分经滤过膜进入滤液，溶质以等渗性对流转运和水一起穿过透析膜而被清除，再通过输液装置，在滤器前或后，补充与细胞外液成分相似的电解质溶液（置换液），以防容量缺失，达到血液净化目的。连续肾脏替代治疗措施在治疗急性肾衰竭和多器官功能障碍综合征中，与间断血液透析相比较的优势包括：血流动力学稳定，中分子物质的清除效率高以及具有炎症介质清除效应。

（二）适应证

1. 高血容量性心功能不全和急性肺水肿。

2. 严重酸碱及电解质紊乱：代谢性酸中毒；代谢性碱中毒；高钠或低钠血症、高钾血症、高钙血症。

3. 药物中毒，尤其是多种药物的复合中毒。

4. 急、慢性肾衰竭有以下情况时：低血压或血液透析时循环不稳定，血流动力学不稳定，需要实施全静脉营养，伴有多器官功能障碍综合征。

5. 尿毒症性心包炎、皮肤瘙痒和周围神经病变等。病变与中分子毒素有关，可采用血液滤过清除中分子毒素。

6. 肝性脑病和肝肾综合征。

7. 感染性休克。

8. 急性呼吸窘迫综合征。

9. 多器官功能障碍综合征。

（三）并发症

1. 技术并发症

（1）血管通路血流不畅。

（2）血流量下降和体外循环凝血。

（3）管道连接不良。

（4）空气栓塞。

（5）滤器功能丧失。

（6）血液净化不充分。

2. 临床并发症

（1）出血。

（2）血栓。

（3）循环功能紊乱。

（4）水电解质平衡障碍。

（5）感染和脓毒症。

（6）生物相容性和过敏反应。

（7）低温。

（8）营养丢失。

三、血液透析

（一）原理

根据膜平衡的原理将患者血液通过半透膜与含一定成分的透析液相接触，两侧可透过半透膜的分子（如水、电解质和中小分子物质）做跨膜移动，达到动脉平衡,从而使血液中的代谢产物,如尿素、肌酐、胍类等中分子物质和过多的电解质,通过半透膜弥散到透析液中,而透析液中的物质如碳酸氢根和醋酸盐等也可以弥散到血液中,从而清除体内有害物质,补充体内所需物质。

(二)急性肾衰血液透析的指征

1. 无尿 2 天或少尿 3 天。

2. 每日体重增加 2.0kg 以上。

3. 浮肿、肺水肿和胸水。

4. 恶心、呕吐。

5. 出血倾向。

6. 有神经精神症状。

或实验室检查达到以下指标:①血清肌酐 > 707μmol/L;②血清尿素氮 > 28.56mmol/L;③血清钾 > 6.0mmol/L;④血清 HCO_3^- < 15mmol/L;⑤血清尿素氮每日上升 > 10.71mmol/L,血清钾每日上升 > 1.0mmol/L。

(三)相对禁忌证

1. 休克或低血压。

2. 严重出血倾向。

3. 心功能不全或严重心律失常不能耐受体外循环。

4. 恶性肿瘤晚期。

5. 脑血管意外。

6. 未控制的严重糖尿病。

7. 精神失常,不合作患者。

(四)常见并发症

1. 首次使用综合征

A 型反应:在透析开始几分钟内即可以发生,轻者仅表现为瘙痒、荨麻疹、咳嗽、流泪、腹痛或腹泻等,重者出现呼吸困难、心搏骤停,甚至死亡。可能与过敏有关。处理:停透析,丢弃透析器和管道内的血液,应用抗组胺药、糖皮质激素或肾上腺素。

B 型反应:在透析开始几分钟到 1 小时发生,主要表现为胸背痛,应注意和心绞痛鉴别。处理:吸氧,对症处置,不必停透析。

2. 失衡综合征 在透析中、后期或结束后不久发生的与透析有关的以神经系统症状为主的综合征。临床表现为恶心、呕吐、不安、头痛、惊厥、意识障碍及昏迷。主要与透析时血中尿素氮比脑脊液中下降的快,血脑之间产生渗透压差,使水进入脑细胞引起脑水肿有关。预防和处理措施:①血浆尿素氮不超过 23.6mmol/L 时开始透析;②首次透析采用低效透析器,不超过 3 小时;③提高透析液中钠浓度,静滴甘露醇及 50% 葡萄糖;④轻者缩短透析时间,重者停止透析,对症处理。

四、抗凝方式

1. 普通肝素抗凝　负荷量 30～50U/kg,维持量 5～15U/(kg•h),每 4～6 小时监测一次部分凝血活酶时间(APTT),APTT 延长到正常值的 1.5～2.5 倍,可获得充分的抗凝效果而不产生意外的出血。有易出血倾向,尤其是多发创伤和外科手术后,负荷量 5～15U/kg,维持量 5～10U/(kg•h),维持 APTT 在正常值。血小板低于 $5×10^9$/L,且 APTT 延长,可用前稀释或前/后稀释法,不必应用肝素。

2. 低分子肝素抗凝　首剂从血路注入 3000U,维持剂量 2.5U/(kg•h),监测抗 Xa 活性。

3. 非肝素抗凝　局部柠檬酸盐抗凝,前列环素、前列环素类似物和蛋白酶抑制剂等。

五、腹膜透析

(一)原理

利用人体生物透析膜(腹膜)作为半透膜,通过向腹腔内注入透析液,借助腹膜两侧血液和透析液间溶质浓度和渗透压梯度的不同,依靠扩散原理,清除体内毒素和过量的水分。

(二)适应证

1. 急性肾衰竭。

2. 慢性肾衰竭急性恶化或出现并发症。

3. 急性药物或毒物中毒。

4. 顽固性心力衰竭。

5. 顽固性水肿。

6. 电解质紊乱及酸碱平衡失调。

7. 对于伴有休克、心功能不全的急性肾衰竭,需要大量的血管活性药物维持循环者。

8. 伴有严重出血倾向的患者。

9. ARF 经 CRRT 治疗后全身状况稳定,但肾功能仍未恢复者,同时减轻患者的经济负担。

10. 低温和高温。

11. 其他。也可以治疗某些急性肝功能不全、急性胰腺炎及多发性骨髓瘤等。

(三)禁忌证

1. 绝对禁忌证　腹腔感染或肿瘤等所致腹腔广泛粘连或纤维化;腹壁广泛

感染、严重烧伤或皮肤病。

2．相对禁忌证

（1）腹部手术后 3 天内，腹腔留置引流管。

（2）腹腔局限性炎性病灶，合并腹腔感染时应暂停腹膜透析治疗。

（3）腹腔内容严重减小，如高度肠梗阻、晚期妊娠和腹腔巨大肿瘤等。

（4）严重呼吸功能不全。

（5）精神病患者或不合作者。

（6）长期蛋白质及热量摄入不足者。

（7）疝气和腰椎间盘突出。

（四）并发症

1．插管并发症。

2．腹膜炎。

3．营养缺失综合征。

4．水电解质紊乱。

5．高血糖、高血脂与肥胖。

6．肺部感染。

7．腹痛。

8．腹胀。

六、血浆置换

（一）原理

通过血浆分离装置，利用体外循环的方法将血浆分离并滤过，弃去患者的异常血浆，然后将血液的有形成分以及所补充的置换液回输体内，可部分地清除血浆中所存在的一些致病的物质，代谢产物和一些自身免疫病的自身抗体和毒物亦随之被剔除。

（二）适应证

1．肾脏疾病

（1）抗肾小球基底膜抗体介导的肾炎。

（2）ANCA 阳性的急进型肾小管肾炎及肺出血。

（3）其他肾小球肾炎，如 IgA 肾病、紫癜性肾炎和膜增生性肾小球肾炎等。

（4）狼疮性肾炎。

（5）肾移植。肾移植前去除淋巴毒抗体、肾移植后的排斥反应和肾移植后复发肾小球疾病的治疗。

2．血液系统疾病

（1）高黏血症。

（2）溶血性尿毒症综合征（HUS）和血栓性血小板减少性紫癜（TTP）。

（3）血友病和输血性紫癜。

（4）自身免疫性溶血性贫血。

（5）多发性骨髓瘤的肾损伤。

3．神经系统疾病

（1）重症肌无力。

（2）吉兰 - 巴雷综合征。

4．代谢性疾病

（1）高脂血症。

（2）甲状腺危象。

5．肝功能衰竭。

6．中毒。

7．脓毒血症。

8．重症炎性及自身免疫性皮肤病。

9．系统性红斑狼疮。

七、血液灌流

（一）原理

通过将患者的血液从体内引出，经过体外循环，利用体外循环灌流器中吸附剂的吸附作用，清除外源性和内源性毒物、药物以及代谢产物等，从而达到净化血液的目的。最常用的吸附材料有活性炭和吸附树脂。

（二）适应证

1．急性药物和毒物中毒。

2．尿毒症。

3．暴发性肝衰竭早期。

4．自身免疫性疾病，如系统性红斑狼疮等。

5．其他疾病，如甲状腺危象、脓毒血症，精神分裂症和牛皮癣等。

（三）禁忌证

严重出凝血功能障碍、低血压、明显出血倾向和三度心力衰竭。

八、血浆灌流

原理：应用双膜血浆置换的改进方法，用一个模式血浆分离器，将血浆和血细胞分离开，分离出的血浆再经过一个灌流 - 吸附器，将分子量较大的球蛋白和免疫复合物等成分保留在吸附 - 灌流器中，白蛋白等分子较小的成分与血细胞成分混合后输回患者体内，清除致病因子，起到血浆置换和血液灌流的双重作用。

九、人工肝支持治疗

人工肝是借助体外机械、化学或物理性装置，暂时部分替代肝脏功能，从而协助治疗肝脏功能不全或相关肝脏疾病的血液净化方法，根本目的是稳定改善病情，使患者渡过危险期，使肝脏细胞功能有机会再生恢复或是过渡到肝移植。

国内应用的人工肝技术包括血浆置换、血液透析、血液滤过、血液或血浆灌流、分子吸附循环系统、连续性血液净化治疗等联合应用治疗重型肝炎的技术和治疗方法。

分子吸附循环系统（MARS）原理：MARS 人工肝应用现有的透析技术，模拟肝脏解毒过程，通过 MARS 膜（模拟肝细胞膜）和白蛋白透析（模拟肝脏解毒过程）选择性地有效清除体内代谢毒素。MARS 治疗包括 3 个循环：血液循环、白蛋白循环和透析循环。MARS 系统清除毒素的过程：MARS 膜（MARS FLUX 透析器）一侧与含有毒素的血液接触，另一侧为 20% 的白蛋白透析液。血液中的白蛋白结合毒素及水溶性毒素通过 MARS 膜的转运，转移至白蛋白透析液循环回路中；透析中的蛋白以配位体结合转运蛋白形式来结合毒素；毒素通过活性炭吸附柱和阴离子交换吸附柱被清除，白蛋白透析液得以再生和循环使用；同时水溶性小分子物质，如尿素、尿酸和肌酐等通过透析回路被清除。

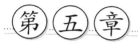

ECMO

（一）ECMO 指征

1. 进行 ECMO 前首先确认 ECMO 的指征。

2. VV-ECMO 指征　顽固缺氧的患者。定义为对肺复张、俯卧位和高频通气无效，$FiO_2 \geqslant 80\%$，$PaO_2 < 60mmHg$，持续 4 小时。如在机械通气中出现严重气压伤者，满足 $FiO_2 \geqslant 80\%$，$PaO_2 < 60mmHg$，应立即启动 ECMO。

3. VA-ECMO 指征

（1）符合 VV-ECMO 指征并有休克表现。

（2）心肺复苏。

（3）顽固性休克患者。后者定义为经严密血流动力学监测，大量多种血管活性药物治疗下，$CI < 2L/(m^2 \cdot min)$，存在进行性增加的组织缺氧，血乳酸 $\geqslant 4mmol/L$。

4. ECMO 的禁忌　原发疾病不可逆转、抗凝禁忌和无法建立血管通路。

（二）ECMO 建立

1. ECMO 插管应在严格无菌操作下进行，具备相对独立的空间。

2. 插管前应充分地镇静及镇痛。

3. ECMO 膜氧合器的预冲　应在治疗室中操作。操作中使用生理盐水 1000ml，连接体外循环泵，在泵驱动下进行，初步排气后自循环，转速逐渐增加到 1000rpm，以达到完全排气，即管路及膜氧合器中无可视的气泡。

4. 导管选择　乏氧管（自患者体内向外引出血的导管）管径常用为 19～23Fr；富氧管（自膜氧合器向患者回输血的导管）管径常用为 17～21Fr。应根据 ECMO 方式及患者体重来选择。记录所选上述导管的管径及长度。

5. VV-ECMO 常用的插管部位为股静脉及右侧颈内静脉，由股静脉引出，颈内静脉返回；VA-ECMO 常用的插管部位为股动静脉，由一侧股静脉引出，对侧的股动脉返回。置管前可用超声评估血管状况。

6. 置管选用 seldinger 技术,困难插管可在外科医师帮助下,行动静脉切开置管术。

7. 连接 置管成功后,连接 ECMO 膜氧合器。乏氧管接膜氧合器蓝色管路,富氧管接红色管路,连接膜氧合器的吸氧管,启动 ECMO。

8. 初始设置 逐渐提高转速,以达到流速 3~4L/min,同时给予(0.8~1):1 的氧流量。根据血流动力学情况,调整 ECMO 流速,维持动脉氧饱和度大于 90%,氧分压在 60~100mmHg,二氧化碳分压在 35~45mmHg。

9. 导管尖端位置 VV-ECMO 时乏氧管尖端应距下腔静脉右心房入口下 3~5cm。富氧管尖端应在上腔静脉右心房入口上 2~3cm。可根据超声检查确认位置。VA-ECMO 时乏氧管与 VV-ECMO 一致,富氧管在保证穿刺下肢血供的前提下,尽可能深入导管。

10. 缝合固定前由操作者保持导管位置及无菌状态。缝合固定后,记录导管体外长度,即刻度标示到穿刺点的距离,常规床旁胸片确认位置。

11. 导管固定 使用 7 号缝线及角针于穿刺点及间隔 2cm 处缝合固定,远端使用胶布及绷带固定在身体上。

12. 在穿刺部位充分止血固定后,应尽快进行抗凝治疗。

13. VA-ECMO 如远端肢体灌注不足,应置入远端转流管;如有脑缺氧或双上肢灌注不一致表现,应考虑进行颈内静脉转流。

14. 以上 ECMO 置管操作,由带组组长及以上人员完成。

(三) ECMO 的维护

1. ECMO 由受过培训及考试合格的护士看护。

2. 抗凝治疗 肝素负荷量 100U/kg,维持量 4~12U/(kg·h),密切监测 APTT(至少每 4 小时一次),以维持 APTT 50~65 秒。

3. 机械通气 逐步降低机械通气的气道压力,减慢呼吸频率。平台气道压力在 20~30cmH$_2$O,呼吸频率在 5~10 次/分。

4. 血流动力学 在严密血流动力学监测下,逐步减少血管活性药物的剂量及种类。维持乳酸 <2mmol/L,ScvO$_2$ >70%(VA-ECMO 时)。至少每 4 小时测量乳酸及 ScvO$_2$ 一次(VA-ECMO 时)。

5. 在此期间密切监测动脉血气,以维持动脉氧饱和度大于 90%,氧分压 60~100mmHg,二氧化碳分压在 35~45mmHg。

6. 严重出血的处理 出现持续穿刺管路周围出血或其他部位如消化道、呼吸道、颅内出血等。应停止肝素应用,进行成分输血,补充纤维蛋白原、血浆和血小板等,必要时外科处理。

7. 管路维护 每日至少两次测量 ECMO 导管刻度标示到穿刺点的距离,

确定管路是否脱出。乏氧管管路引流不畅时，管路会出现抖动，应密切监测循环容量、导管位置及膜氧合器状况。

8. 镇静镇痛 如患者出现躁动、谵妄，需适当的镇静镇痛或抗焦虑治疗。

9. 每日监测穿刺部位下肢灌注，测量下肢血压，必要时使用超声监测。

10. 监测动脉氧饱和度 应注意监测 ECMO 流量、ECMO 流量与心排出量的比例、膜氧合器状态、组织耗氧、乏氧管及富氧管之间的距离。

11. 流速感应器（flow sensor）维护 每 12 小时涂抹耦合剂，涂抹方法：降低泵速在 1500rpm，距泵头两侧 5～10cm 处钳夹，降低泵速为零；将泵头从离心泵驱动器中取出，在流速感应器两侧涂抹耦合剂；将泵头安装上离心泵驱动器，增加泵速到 1500rpm 后，松开钳子，逐步恢复初始流速。以上操作应在一分钟以内，由床旁两个以上的医护人员完成。

12. ECMO 膜氧合器更换 长时间 ECMO 治疗时，出现膜氧合器血栓形成，气体交换不良时，应更换膜氧合器。更换前，应预冲一套新膜氧合器管路、备血、纯氧吸入、提高气道压力、准备血管活性药物及抢救车。更换时操作应快速、准确，并做到严格无菌。

13. 膜氧合器破裂及急性血栓阻塞 应立即钳夹乏氧管及富氧管，并按心肺复苏准备，同时如有条件立即预冲一套新膜氧合器管路，迅速更换管路。

14. 管路脱开或脱出 立即停止 ECMO 泵，局部按压止血，推抢救车，准备心肺复苏，增加呼吸支持条件及血管活性药物，纠正缺氧。立即准备重置 ECMO 导管。

（四）ECMO 撤除

1. ECMO 的撤离指征 根据 ECMO 的不同种类具有不同的撤离指征。

VV-ECMO：当 ECMO 流量降低到 1～1.5L/min 时，并且呼吸支持条件中应保证 PEEP≤10cmH$_2$O，平台气道压力（Pplat）≤30cmH$_2$O 时 PaO$_2$/FiO$_2$≥150mmHg。维持正常氧代谢时，即氧分压 60～100mmHg、二氧化碳分压在 35～45mmHg、乳酸＜2mmol/L，应考虑终止 ECMO。

VA-ECMO：当 ECMO 流量降低到 1～1.5L/min 时，同时并且呼吸支持条件中应保证 PEEP≤10cmH$_2$O，平台气道压力（Pplat）≤30cmH$_2$O 时 PaO$_2$/FiO$_2$≥150mmHg，并保证血管活性药物应用不超过两种，剂量如下 Dopa≤10μg/（kg•min）、Dobu≤10μg/（kg•min）、E≤0.3μg/（kg•min），并保证 CI＞2.2L/min，乳酸＜2mmol/L，ScvO$_2$＞70%。

2. 撤离前准备 停止膜氧合器吸氧 1 小时，监测血流动力学及呼吸状况，必要时适当增加血管活性药物。呼吸支持条件中应保证 PEEP≤10cmH$_2$O，平台气道压力（Pplat）≤30cmH$_2$O 时 PaO$_2$/FiO$_2$≥150mmHg。

3. 提前 4 小时停止肝素。监测 APTT 达到正常范围即 30～40 秒、血小板＞5

万、FIB > 2g/dl。

4. VV-ECMO 在拔除导管后，局部按压止血至少 30 分钟。VA-ECMO 的动脉置管应请血管外科医师缝合，制动 6 小时，静脉置管与 VV-ECMO 一致。

5. 拔管后密切监测穿刺部位远端血流，避免血管狭窄及远端供血不足。

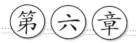

纤维支气管镜应用

一、术前准备

1. 对于清醒患者应耐心介绍检查过程,消除患者恐惧焦虑心理。

2. 术前应了解患者病史,进行必要体格检查,以评估病情,防止镜检中出现意外。

3. 术前保证冷光源、气管镜及各种器械处于良好使用状态。仔细检查气管镜是否清晰、管道是否通畅、吸引器及吸引管有无堵塞。

二、操作方法

1. 首先,开启冷光源,调节好光源亮度,调整视野清晰度。

2. 然后,操作者左手握纤维支气管镜的操作部,右手将镜末端徐徐送入气管插管至气管。进入气管前可由助手协助,经活检孔注入利多卡因进行气管内麻醉。

3. 在直视下一面向前推进,一面观察气管内腔直至隆突,观察隆突尖锐度、活动度和黏膜情况。看清两侧主支气管再分别插进。在整个检查过程中,可根据需要追加利多卡因局部气道内麻醉。

4. 检查顺序,一般先健侧后患侧;病灶不明确时,先查右侧后查左侧。插入右主支气管时,将镜旋转约90°,拨动角度调节钮,使镜末端向右侧弯曲,沿支气管外侧壁插入,见有上叶开口,继续插入可见上叶前、后、尖段支气管开口;然后退回原位,沿中间支气管继续插入,使镜末端向上,进入中叶开口,见中叶内侧段和外侧段开口,退出镜,使镜末端向下或向背侧曲,可见中叶对侧的下叶背段开口;稍向前插入可见下叶基底段各支气管开口。

5. 右侧支气管检查完毕,将镜退至隆突分叉处,再将镜向左旋转,拨动角度调节钮,使镜末端向左弯曲,插入左主支气管,在支气管前外侧壁可见左上叶及舌叶开口,继续伸入可见下基底段和背段各支开口。

三、纤维支气管镜的清洗及消毒

1. 检查结束后,立即将纤维支气管镜的插入部浸入医用软肥皂水内,用纱布清洗,清除内镜及活检橡皮盖表面的黏液和血迹。

2. 反复操作吸引按钮,进行送气及送水 10 秒,同时用相同型号的管道清洗刷刷洗管腔 3 次以上,然后放入清水内。

3. 消毒时选用杀菌谱广、有效浓度低、性能稳定、易溶于水、对机体无害的及对内镜无损伤的消毒剂,临床最常用的是 2% 的戊二醛溶液。将内镜浸入消毒液中,操作吸引按钮,连续吸引 30 秒,使消毒液流经镜内的全部管道,并浸泡 15 分钟,以达到充分灭菌。

4. 消毒完后,用清水冲洗镜身,并持续吸引 30 秒,将管道内的消毒液冲净。

5. 将插钳口阀门取下,用棉签蘸 2% 的戊二醛溶液擦洗,流水冲净安装好,待下一例患者使用。

6. 当天全部检查完毕,除技术后常规清洁、消毒,还要用 75% 的乙醇冲洗管道,最后将内管道吹干,镜身用 75% 的乙醇纱布擦拭干净,放入镜柜内储存。

7. 每月对内镜采样作病原微生物培养一次,并记录。

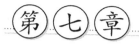

超 声 技 术

一、心脏超声常用技术

（一）经胸超声心动图

经胸超声心动图（transthoracic echocardiography，TTE）是在临床常用的超声技术。主要包括 M 型超声、二维超声和多普勒超声心动图。

1. 超声心动图技术要求　因超声不能透过肺部的空气和肋骨，因此探头需放置在一定的位置（声窗）以获得满意的超声图像，常用的声窗在胸骨旁、心尖部、剑突下和胸骨上窝。需连接心电图，可以和超声图像同步显示心电图信号，心电图所反映的心动周期的时间性有助于更好地分析心脏结构的运动时相、血流的时相和在二维超声心动图上准确地测量心腔内径和容积等参数。

TTE 二维超声常用的切面有：胸骨旁左室长轴、胸骨旁大动脉短轴、胸骨旁左室短轴二尖瓣水平、腱索水平、乳头肌水平、心尖四腔心、心尖二腔心、心尖五腔心和心尖左室长轴。

（1）胸骨旁切面：探头置于胸骨左缘第 2 或第 3 肋间，患者左侧卧位。探头朝向患者右肩，使图像平面沿心脏长轴扫描心尖至心底部，左室位于屏幕中央，得到胸骨旁左室长轴切面，在此图像的腱索水平获得 M 型超声图像进行常规测量。在长轴切面基础上，旋转探头 90°，使探头标记朝向患者左肩，探头轻度向患者右肩倾斜，获得大动脉短轴切面，此切面上三尖瓣位于屏幕左侧，肺动脉位于右侧，主动脉瓣三个瓣位于中央。在大动脉短轴切面基础上，探头方向向患者左肋缘不同程度倾斜可获得左室短轴二尖瓣水平、腱索水平、乳头肌水平和心尖部，可评估左室局部室壁运动，右心室位于屏幕的右上方。左室短轴切面基础上稍向左移动并顺钟向旋转探头可获得胸骨旁四腔心切面。

　　胸骨旁左室长轴可以显示的结构有：右室前壁、右室流出道、主动脉根部、左心房、右心室、室间隔、左心室、左室后壁、主动脉瓣、二尖瓣和冠状静脉窦。

　　胸骨旁左室短轴及大动脉短轴可以显示的结构有：主动脉根部横断面，主动脉瓣三瓣叶，左、右心房，房间隔，右心室，右室流出道，三尖瓣后瓣、隔瓣，肺动脉瓣，主肺动脉，左、右肺动脉，冠状动脉，左、右心室，二尖瓣前、后叶，室间隔，左室前壁、侧壁、后壁和下壁。

　　胸骨旁四腔心切面可以显示的结构有：左、右心房，房间隔，左、右心室，室间隔，二尖瓣，三尖瓣。

　　（2）心尖切面：患者左侧卧位。将探头移至心尖部，探头标记朝向患者左肩，获得心尖四腔心切面，此切面与胸骨旁长轴切面垂直，可获得左右心房和心室，右心房室和三尖瓣在屏幕左侧，左心房室和二尖瓣在屏幕右侧，可评价室间隔和左室侧壁运动。在四腔心切面基础上，将探头逆时针旋转，使探头标记指向患者颈部左侧，使声束只通过心腔左侧，获得心尖二腔心切面，可评价左室下壁和前壁运动。在二腔心切面基础上，继续逆时针旋转探头，使探头标记朝向患者右肩，获得心尖左室长轴切面，可显示左室流出道和主动脉瓣等结构，与胸骨旁左室长轴显示的结构相同。但由于此时左室流出道平行于声束方向，可在此切面记录左室流出道血流速度积分，计算每搏量。四腔心切面基础上，探头向右肩方向倾斜，获得心尖五腔心切面，声束平行地通过左室流出道和主动脉瓣，测量左室流出道和主动脉瓣血流速度较准确。

　　心尖四腔心切面可以显示的结构有：左、右心房，房间隔，左、右心室，室间隔（后间隔），左室侧壁，二尖瓣前、后叶，三尖瓣前叶和隔叶，肺静脉。

　　心尖二腔心切面可以显示的结构有：左心房、左心室、二尖瓣、左室前壁和下壁。

　　（3）剑突下切面：探头置于剑突下，在到达心脏前声束穿过腹壁、肝脏和纵隔，探头标记朝向患者左肩，探头向前向上倾斜角度，获得剑突下四腔心切面。心脏十字交叉位于屏幕中央。因声束与房间隔基本垂直，此切面可较好地观察房间隔。逆时针旋转探头，使探头位于靠近剑突下的右肋缘，与下腔静脉和身体矢状面基本平行，获得剑突下下腔静脉长轴切面，可观察下腔心房端。探头置于剑突下靠近右肋缘，探头标记朝向受检者右肩，探头向左后方倾斜，获得剑突下双腔静脉双心房切面。当心尖部和胸骨旁切面不能很好显示心脏结构时，剑突下切面是很好的补充。

　　（4）胸骨上窝切面：探头置于胸骨上窝，探头标记朝向左颈部和左肩部之间，扫描平面和主动脉弓长轴近似，获得胸骨上窝主动脉弓长轴切面。可显示升主动脉、主动脉弓及主要分支、降主动脉近段。此切面可用于诊断主动脉夹层、大动脉炎和主动脉缩窄。

2. 经胸超声心动图局限性 高质量图像需好的声窗,肥胖、慢性阻塞性肺病、胸壁外伤和胸骨切开术后等患者不能获得理想的图像。同样,疼痛引起高通气、焦虑和机械通气的患者图像质量差。人工二尖瓣和主动脉瓣可阻挡声束,产生声影,很难观察机械瓣的病理状况,如难以显示赘生物或血栓,亦不能很好地显示二尖瓣反流和瓣周漏。

3. ICU 患者 TTE 操作原则 由于 ICU 的 TTE 检查的特殊性,因此检查时需要注意以下原则:

(1)ICU 患者由于体位限制、机械通气等原因,常不能获得理想的图像。由于患者病情危重,通常需要快速做出判断。因此如何以最快速度获得相对准确的切面和相对清晰的图像是 ICU 超声检查者的技术要点,速度和准确两者之间要有取舍,以尽快达到诊断与监测的目的为最终标准。

(2)ICU 心脏超声检查的目的性很强,有时不需要完成所有心脏功能的评估,不需要完成所有切面的扫查。但是任何结论一定要在两个或两个以上切面的观察中确认,不要以单一切面的结果作为结论。

(3)任何诊断结论,如有可能,由两个或两个以上检查者共同确定。

(4)复杂情况,请专科医师会诊。

(二)经食管超声心动图

经食管超声心动图(transesophageal echocardiography,TEE)克服了 TTE 的许多局限性,可避免肋骨和肺对声束的干扰。食管紧邻心脏和大血管,可以获得高品质图像,拓宽了诊断能力。

TEE 优于 TTE 的方面的一些特殊适应证包括:对心内膜炎患者的自体或人工瓣膜及心内膜炎并发症的评价;对可疑人工瓣膜功能不全的评价;对胸主动脉病变如夹层的评价;对可疑心内团块的评价,如心房黏液瘤和心房血栓等;对心脏来源的体循环栓子的探查;评价房间隔(如房间隔缺损和卵圆孔未闭);肺动脉主干栓子的观察。主动脉 VTI 的观察计算较 TTE 更加准确。

禁忌证主要有:食管和咽部疾病。食管疾病包括食管憩室、食管炎症、食管静脉曲张、食管占位、食管狭窄、食管畸形、食管放疗、食管硬化、食道及胃手术术后、上消化道出血等。咽部疾病包括急性扁桃体炎、急性咽炎和脓肿等;颈部僵直可能致探头通过困难;严重出血倾向等。

(三)观察要点

心脏超声可以诊断很多心脏的疾病,对于血流动力学的监测也具有很大的指导意义。临床上进行检查时应主要观察以下几方面:大血管、心脏各腔室大小及相对关系,心脏收缩及舒张功能,瓣膜功能,心内占位和赘生物等,异常血流(位置、方向和速度),容量状态的判断,心包积液和占位。

二、肺部超声技术

肺脏一直被视为超声禁地,因为肺内充气,不能透过声线。但是近年来,学者们通过对经胸肺部超声获得的伪相等进行研究分析,认为超声仍能够对胸部及肺内病变进行有效的检查及评估。对于任何呼吸衰竭、呼吸困难和循环不稳定者,均可进行肺部超声检查。肺部超声还可以对肺复张效果进行评估。

通常使用弧形探头进行观察。通常取上胸部锁骨中线处、心尖部接近腋前线(及对侧的对应位置)处、腋中线处、腋后线或肩胛下线(如有可能)为观察点。观察时探头应当垂直肋骨。

肺部超声的基本超声征象有:蝙蝠征、胸膜滑动征、A 线、B 线、肺搏动征、沙滩征和肺点等。另外通过超声还可以发现肺肝样变、胸腔积液和异常胸腔内容物等。

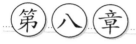

神经系统监测

一、颅内压监测

（一）适应证

1. 急性颅脑创伤。

2. 脑血管意外。

3. 颅内肿瘤。

4. 其他脑功能受损的疾病。

（二）有创颅内压监测

1. 脑室内测压

（1）操作方法

1）无菌条件下，选右侧脑室前角穿刺，于发际后 2cm 或眉弓上 9cm、中线旁 2.5cm 处颅骨钻孔，穿刺方向垂直于两外耳道连线，深度为 4～7cm。

2）置入颅压监测导管至脑室，导管的颅外端与传感器、换能器及监护仪相连接，传感器保持在平外耳道水平。

3）光导纤维传感器需预先调零，持续监测时不必再调零，液压传感器在持续监测时应定时调零。

（2）注意事项

1）此方法测定颅内压准确。

2）可同时行脑脊液引流降颅压、脑脊液化验和脑室内注射药物。

3）易致颅内感染和脑脊液漏等，故须严格无菌操作。

4）脑脊液引流速度过快，易致脑室塌陷。

2. 脑实质测压

（1）操作方法

1）无菌条件下，在额区颅骨钻孔。

2）将探头插入非优势半球额叶脑实质内 2～3cm。

3）导管与传感器和换能器相连。

（2）注意事项

1）测压管在脑实质内，容易固定，不易发生漂移。

2）可重复性较差。

3. 硬脑膜下测压

（1）操作方法：开颅术中，将颅压探头置于蛛网膜表面或蛛网膜下隙。

（2）注意事项

1）放置位置准确，测压准确，不受硬脑膜张力影响。

2）需开颅放置，操作复杂，颅内感染等并发症概率高。

4. 硬脑膜外测压

（1）操作方法：颅骨钻孔或开颅术中，将颅压探头置于硬脑膜与颅骨之间，紧贴硬脑膜。

（2）注意事项

1）可保持硬脑膜完整性，感染概率低。

2）受硬脑膜影响，压力较脑室内压力高 2～3mmHg，且准确性不高。

（三）无创颅内压监测

经颅多普勒（TCD），还可同时监测脑血流。

二、颈静脉球血氧饱和度（$SjvO_2$）监测

（一）适应证

1. 脑缺血（缺氧）性疾病：脑梗死。

2. 脑外伤。

3. 颅脑手术和颈动脉手术。

4. 低温体外循环。

（二）操作方法

1. 颈内静脉逆行穿刺

（1）患者取仰卧位，头部转向对侧，颈部较短者，肩部垫高使头后仰；

（2）常规消毒皮肤、铺巾，穿刺点以 2% 利多卡因局部麻醉；

（3）在胸锁乳突肌三角内颈内动脉搏动点外侧 1cm 向颅底方向穿刺进针；

（4）抽出暗红色回血证实在颈内静脉腔内后，依 Selding 法依次放置导丝、

扩皮器和监测导管；

（5）导管遇阻力后回撤 1cm，成人从穿刺点至导管顶端通常约为 10cm；

（6）缝合、固定导管；

（7）拍摄胸片，导管顶端约在第 2 颈椎椎体水平（乳突中点水平）。

2. 颈静脉球血氧饱和度测量

（1）若为光纤探头持续测量，则将光纤导管连接于测氧仪上；

（2）若为间断测量，则间断从颈静脉球采血（勿太快），在血气分析仪测定。

（三）注意事项

1. 反映脑氧供需平衡。

2. 对局部脑缺血、缺氧反应差，若为颅内局灶病变，穿刺血管选择病变侧颈内静脉。

3. 对全脑氧合状态反应好，若为颅内多发病变或广泛损伤，选择引流颅内血占主导地位的一侧颈内静脉。

4. $SjvO_2$ 显著升高（≥90%）提示脑利用氧障碍，预后不良。

三、脑电双频谱指数（BIS）监测

（一）适应证

1. 镇静水平的监测。

2. 各种原因导致的脑损伤后，脑功能恢复的监测。

（二）操作方法

1. 患者额部、颞部皮肤用酒精擦拭清洁，待干；

2. 按其标注，将 BIS 传感器（电极片）贴在额颞部对应的位置；

3. 传感器与信号转换器、BIS 监护仪连接。

（三）注意事项

1. 监测数值范围 0～100，数值越大，患者越清醒；数值越小，大脑抑制越重（表 3-8-1）。

表 3-8-1　BIS 监测数值与大脑状态

BIS	大脑状态
85～100	清醒
65～84	镇静状态
40～64	适当的麻醉状态
<40	麻醉过深或大脑皮层抑制

2. BIS 避免和其他导体接触，减少干扰。

3. 患者躁动，身体大幅度活动可能干扰 BIS 值。

4. 低血糖、低血容量和低体温会导致 BIS 值下降。

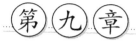

呼吸系统监测技术

（一）肺容量监测常规

潮气量和通气量

1. 正常情况下，潮气量（V_T）和每分通气量（V_E）因性别、年龄和体表面积不同而有差异，男性 V_T 约为 7.8ml/kg，女性为 6.6ml/kg，V_E 为 5～7L/min。

2. 呼吸抑制（如镇痛药、肌松药等）和呼吸衰竭时 V_T 减少，手术刺激和 $PaCO_2$ 升高时，V_T 增加。

3. 潮气量减少，频率相应增加（$V_E = V_T \times f$），若超过 25～30bpm，则提示呼吸机械运动已不能满足机体需要，并且可导致呼吸肌疲劳。

4. 机械通气时，成人 V_T 需要 8～10ml/kg，小儿为 10～12ml/kg，可根据 $PaCO_2$ 或呼气末 CO_2 分压（$P_{ET}CO_2$）进行调节，V_T 过大时，使气道压力升高，影响循环功能。$V_E > 10L/min$，不能撤离呼吸机。

（二）无效腔气和潮气量之比监测

1. 正常成人解剖无效腔约 150ml，占潮气量的 1/3。

2. 肺弹性组织减少和肺容量增加，支气管扩张时，解剖无效腔增加。肺内通气/血流（V/Q）比率增大，则形成肺泡无效腔。例如在肺动脉压下降、肺梗死、休克和心力衰竭时。

3. 机械通气时的 V_T 过大，气道压力过高也影响肺内血流灌注。

4. 面罩、气管导管、麻醉机、呼吸机的接头和回路等均可使机械无效腔增加。无效腔气量/潮气量比率（V_D/V_T）反映通气功能，正常值为 0.3，计算方法根据下列公式：

$$V_D/V_T = (PaCO_2 - P_ECO_2)/PaCO_2 \text{ 或 } V_D/V_T = (P_{ET}CO_2 - P_ECO_2)/P_{ET}CO_2$$

(三)肺活量

1. 是在用最大力量吸气后,所能呼出的最大气量。约占肺总量的 3/4,和年龄成反比,男性大于女性,反映呼吸肌的收缩强度和储备力量。

2. 以实际值 / 预期值的比例表示肺活量的变化,如≥80% 则表示正常。肺活量为 30～70ml/kg,若减少至 30ml/kg 以下,清除呼吸道分泌物的功能将会受到损害;减少至 10ml/kg 时,将导致 $PaCO_2$ 持续升高,需要用机械通气辅助呼吸。

(四)呼吸运动监测

1. 呼吸频率监测 大于 30 次 / 分常提示通气肌失代偿的先兆。

2. 浅快呼吸指数监测 呼吸频率除以潮气量(L),<80 提示容易脱机,80～105 谨慎脱机,>105 难于脱机。

3. 压力 最大吸气压力(MIP)和最大呼气压力(MEP),反映呼吸肌力量的指标,MIP 正常值男性 MIP>$-75cmH_2O$,女性 >$-50cmH_2O$;MEP 正常值男性 MIP>$100cmH_2O$,女性 >$80cmH_2O$。临床应用 MIP 低于预计值的 30% 可能出现高碳酸血症,MIP 能产生 $-30cmH_2O$ 吸气压,脱机容易成功,<$-20cmH_2O$ 提示呼吸肌疲劳。

(五)血氧饱和度监测常规

1. 适应证 适用于所有 ICU 患者。

2. 监测部位的选择 手指、足趾或者耳廓处。

3. 局限性 连续应用几天可能造成手指损伤,尤其是应用血管活性药物的患者,不能够有效监测通气状况和二氧化碳分压,延迟了急性低氧的发现。对于新生儿不能监测高氧导致氧中毒。

4. 影响监测结果的因素 不恰当的探头监测位置、运动伪差、探头周围的光线和电磁辐射。避免在测血压侧或是动脉置管侧放置探头,手指比前额、鼻部准确,耳垂探头适用于低灌注时。新开发的食道探头受体温、低血压和外周血管收缩的影响小。运动伪像产生于寒战、抽搐和探头受压。休克、体温过低、使用血管活性药物及贫血强光、红外线、日光灯、电磁干扰及抹指甲油影响监测数值。

5. 患者体温过低时,可采取保暖措施。

(六)呼吸末二氧化碳监测常规

1. 应用的是主流型呼吸末二氧化碳监测的方法。

2. 影响因素 见表 3-9-1。

3. 适应证

(1)监测通气功能:无明显心肺疾病的患者 V/Q 比值正常,一定程度上 $PetCO_2$ 可以反映 $PaCO_2$。正常 $PetCO_2$ 为(38mmHg)。

表 3-9-1　影响 PetCO$_2$ 的因素

	CO$_2$ 生成量	肺换气	肺灌注	机械故障
PetCO$_2$ 上升	高代谢危象 恶性高热 甲亢危象 输入碳酸氢钠 放松止血带 静脉 CO$_2$ 栓塞	肺换气不足 导管误入支气管 部分气道阻塞 再吸入	心排量增加 血压急剧升高	CO$_2$ 吸收剂耗竭 新鲜气流不足 回路故障 活瓣失灵
PetCO$_2$ 下降	低温	过度换气 呼吸停止 气道严重阻塞 导管误入食道	心排量降低 低血压 循环血量减少 肺动脉栓塞 心脏骤停	回路脱接 采样管漏气 通气回路失灵

（2）维持正常通气：根据 PetCO$_2$ 调解每分通气量，避免发生通气不足或过度，造成高或低碳酸血症。

（3）确定气管插管位置：插管后观察 PetCO$_2$ 是否有正常的波形，有说明位置正常，没有说明不在气管内。

（4）调整呼吸机参数和指导撤机：调整通气量；选择最佳 PEEP，一般说来最佳 PEEP 是最小 Pa$_{-ET}$CO$_2$ 的差值时，PEEP 为最佳 PEEP；连续无创监测，指导脱机和撤机。

（5）监测体内 CO$_2$ 生成量的变化：体温增高、大量输入碳酸氢钠和恶性高热会导致 PetCO$_2$ 升高。

（6）了解肺泡无效腔量及肺血流的变化：PaCO$_2$ 为有血液灌注的肺泡的 PaCO$_2$，PetCO$_2$ 为有通气的 PaCO$_2$，若 PetCO$_2$ 低于 PaCO$_2$，Pa$_{-ET}$CO$_2$ 增加，或 CO$_2$ 波形上升呈斜形，说明肺泡无效腔量增加及血流量减少。

（7）监测循环功能：休克、心脏骤停及肺梗死，血流减少或停止时，CO$_2$ 的浓度迅速降至零。CO$_2$ 波形则消失。Pa$_{-ET}$CO$_2$ 还有助于判断胸外按压是否有效，复苏是否成功。当 Pa$_{-ET}$CO$_2$ > 15mmHg，表示肺有较好的血流，但要排除过度通气引起的 PetCO$_2$ 降低。

（8）及时发现呼吸机的机械故障：接头脱落、回路泄漏、导管扭曲、气道阻塞、活瓣失灵及其他机械故障。

4. 测量方法

（1）选择 PetCO$_2$ 模块。

（2）校对：按照仪器提示的步骤操作，校对成功后，将测量的装置连接到气管插管或气管切开管上进行监测。

（3）测量：连接后观察几个呼吸周期，观察是否稳定，稳定后开始读数，再做分析。

（4）图型分析：

1）$PetCO_2$波形及意义：正常的CO_2波形一般可分四相四段（图3-9-1）。

Ⅰ相：呼气基线，应处于零位，是呼气的开始部分，为呼吸道内无效死腔气体，基本上不含二氧化碳。

Ⅱ相：呼气上升支，较陡直，为肺泡和无效腔的混合气。

Ⅲ相：二氧化碳曲线是水平或微向上倾斜，称呼气平台，为混合肺泡气，平台终点为呼气末气流，为$PetCO_2$值。

Ⅵ相：吸气下降支，二氧化碳曲线迅速而陡直下降至基线，新鲜气体进入气道。

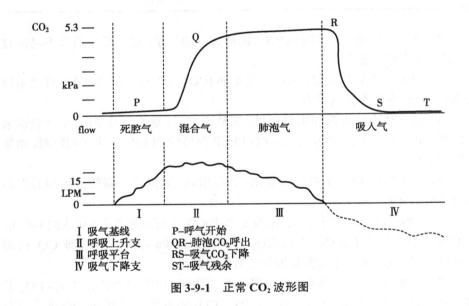

Ⅰ 吸气基线　　　　P-呼气开始
Ⅱ 呼吸上升支　　　QR-肺泡CO_2呼出
Ⅲ 呼吸平台　　　　RS-吸气CO_2下降
Ⅳ 吸气下降支　　　ST-吸气残余

图3-9-1　正常CO_2波形图

呼气末CO_2的波形应观察以下5个方面：①基线：吸入气的CO_2浓度，一般应等于零；②高度：代表$PetCO_2$浓度；③形态：正常CO_2的波形与异常波形；④频率：呼吸频率即二氧化碳波形出现的频率；⑤节律：反映呼吸中枢或呼吸肌的功能。

2）异常的$PetCO_2$波形：① $PetCO_2$逐渐升高：在波形不变的情况下，$PetCO_2$升高可能与VE降低和Vco_2增加时的CO_2吸收有关。VE降低的可能原因：气道阻塞、呼吸机漏气和新鲜气流设置改变。Vco_2因外源性吸收增多与类似的Vco_2增多一样可造成CO_2波形缓慢升高。② $PetCO_2$突然上升：任何能使肺循环的二氧化碳总量升高的原因均可以使 $PetCO_2$ 突然短暂升高，其原因是注射碳酸氢钠，若二氧化碳波形基线随 $PetCO_2$ 升高而突然升高，则说明在抽样瓶内有水汽和黏液等杂物，清洁抽样瓶后常可恢复正常。若二氧化碳波形和数值逐渐升高，则说明呼出的二氧化碳在回路中被重吸入。在这种情况下，二氧化碳波形不能回到基线零点，在吸气早期二氧化碳升高，这种升高与呼气相快速上升有关，$PetCO_2$ 通常在肺泡气 CO_2 张力达到新平衡后增加，这时二氧化碳的排除与产生再次达到平衡。说明呼出的二氧化碳重复吸入，故基线也未能回到零点，且 $PetCO_2$ 稳步上升。③ $PetCO_2$ 降低：$PetCO_2$ 突然降到零附近常常提示情况危急，如气管插管误入食管、导管连接脱落、导管完全阻塞或呼吸机故障完全不能通气。如果突然降低非零水平，说明气道内呼出不完整，可能导管接头漏出；如果导管在适当的位置，应考虑气囊充气是否足够，此时气道压的监测有助于确诊。④ $PetCO_2$ 呈指数下降：短时间内 $PetCO_2$ 呈指数下降，预示心脏骤停。病因包括失血、低血压、循环衰竭及肺栓塞。⑤ $PetCO_2$ 持续低浓度：二氧化碳没有正常平台，平台缺失说明吸气前肺换气不彻底或呼出气体被新鲜气流稀释，后者在低潮气量和高气流时发生。此时体检可发现一些特殊的呼吸音（哮鸣音和啰音），可说明肺呼气不完全，支气管痉挛或分泌物增多造成小气道阻塞，应用支气管扩张剂或气道内吸引分泌物可改善气道阻塞，有利于恢复完善的通气及正常的二氧化碳的波形。⑥ $PetCO_2$ 平台正常：指在通气正常的情况下，出现低 $PetCO_2$ 和正常肺泡气平台，$PetCO_2$ 与 $PaCO_2$ 之间存在较大差异，说明仪器故障，但最有可能的是生理无效腔的增大。可通过吹入标准气体来检测波形的准确性，并确保数据在 $34\sim46mmHg$ 之间。⑦ $PetCO_2$ 平台逐渐降低：$PetCO_2$ 在短时间内缓慢降低，其原因可能与体温降低、过度通气和血容量不足等有关。体温下降时代谢和 CO_2 生成减少，如通气无变化，肺泡气 CO_2 和动脉 $PaCO_2$ 将降低，$PetCO_2$ 逐渐下降；心排出量降低和心力衰竭或血容量不足可造成组织内 CO_2 返回到肺的数量减少，生理无效腔量增加。如果通气是由于呼吸机或新鲜气流的调整而增加，$PetCO_2$ 将逐渐达到一个新的平衡值；当 VE 的变化趋势与 $PetCO_2$ 变化趋势相关时，这种现象就很明显，故提示可能有过度通气、体循环/肺循环逐渐减少或体温降低。

（七）经皮二氧化碳及氧分压监测常规

1. 适应证

（1）目前主要用于新生儿的监测，但目前 ICU 中主要用于成人应用监测：经皮氧分压和动脉血气的氧分压有明确的相关性，可用于缺氧的判断。

（2）指导心肺复苏：心指数（CI）降到 $2L/(min\cdot m^2)$ 前，$PetCO_2$ 随 PaO_2 变化；此后，$PetCO_2$ 随血流量变化而变化；复苏中，即使血压正常，$PetCO_2$ 降低仍提示血容量不足；$PetCO_2$ 指数随 CI 下降而降低；$PetCO_2$ 与 PaO_2 之差与血压之间呈异常显著的负向相关。

（3）诊断肺栓塞时，以 $PetCO_2$ 值的下降为指标比 $PetCO_2$ 更敏感。

（4）估计远端肢体存活的可能性，确定切肢水平；评价周围血管疾病的程度和周围血管移植的效果；判断游离皮瓣是否成活。

（5）对于要求反复查血气的患者可减少抽血气的次数。

2．禁忌证

（1）监测部位皮肤有破损和炎症时。

（2）患者监测部位皮肤角质层厚度影响监测结果时。

3．机器操作步骤

（1）插电源，打开机身背后开关。

（2）开机：按监测仪右前下方的按钮。

（3）定标：按显示屏上 Calibrate 触摸键。

（4）定标完毕，出现待测界面，屏幕显示：Ready。

（5）皮肤准备：酒精棉清洁局部，然后用干纱布擦干。注：若皮肤表面有较多皮屑，必须先去除皮屑。

（6）贴固定环：揭开固定环背面的保护膜，把环贴在检测部位，并用手指沿贴环边缘压一圈，以防漏气。注：贴环前确认局部皮肤完全干燥，且避开大动脉及骨骼。

（7）滴接触液：在固定环中滴入 3～5 滴接触液，并使之铺满整个环底。注：避免气泡。

（8）放置电极：把电极放入固定环，并顺时针旋转 90° 固定。

（9）等待稳定：10～15 分钟后读数稳定。

注：若 5 分钟后 CO_2 分压数值未达到或接近患者应有的水平，请检查电极是否安放正确。

电极温度的设置和连续监测时间的选择：

儿童及成人：温度 44～45℃，监测时间 3～4 小时。

4．常见问题处理

（1）定标不通过。

原因：换膜时遗留了一层旧的电极膜；电极表面有划伤或擦伤；电极液耗尽，电极膜变干。

处理：更换电极膜，重新定标，必要时联系工程师。

（2）监护时患者情况稳定，但监测数值漂移。

原因：电极未完全固定在固定环内；固定环松动或从皮肤表面脱落；电极放置在骨骼上。

处理：重新放置电极和（或）固定环。

（3）电极放置20分钟后数值仍不稳定或超过界限。

原因：患者状态不稳定；局部毛细血管扩张不够，如严重休克、先天性局部血管异常等；电极放置不正确。

处理：评估患者情况；重新放置电极。

（4）监护过程中数值突然明显变化，但患者状态并没有明显改变。

原因：固定环漏气。

处理：重新定标，选择另一部位进行监测。

（5）监护仪不工作。

原因：电池耗尽；电极连接不正确；仪器本身故障。

处理：充电；检查电极连接；必要时联系工程师。

（6）怎样打印以前的记录？

按屏幕右上角的ID：出现48小时内的数据，选择需要的时段打印。

（7）如果长期不用，如何保存电极？

除去旧的电极膜，清洁电极表面，在电极帽中滴入2～3滴电极液，然后盖住电极。

（8）长期不用，再次使用要注意什么？

1）换上新的电极膜。

2）把电极放入定标舱。

3）激活"smart cal"（最多1小时），然后仪器自动开始定标。

4）上述程序完成，并通过定标后，可以开始使用。

5. 更换电极膜操作步骤

（1）把换膜专用器插入固定电极膜的橡皮圈下，顺时针旋松开橡皮圈，向上除去旧膜。注：电极膜有两层，必须保证两层膜都已经除去。

（2）用清洁纸吸干电极表面的电极液，并小心擦拭电极表面2～3次。

（3）在擦干净的电极上滴2滴电解液，并观察确保没有气泡。

（4）把电极向下放入新的电极膜舱室中（必须在坚硬平整的表面上操作），垂直向下按压，直到听到"咔嚓"声。拿起电极，擦干净周围溢出的电解液。注：观察换膜后的电极，确认其中没有气泡，否则重新更换膜。

6. 测量部位选择

（1）理想的测量部位是毛细血管均匀部位；不要放置在表浅大静脉，皮肤损伤或有体毛处；严重的水肿可导致不可靠的测量结果，因为微循环减少。

（2）可选的测量部位：

1）耳垂（$TcpCO_2$/Sat 联合电极）；

2）颈部侧面；

3）胸部肋间（成人）；

4）瘦弱患者的腹部侧面；

5）前臂的掌侧；

6）背部（只限新生儿）；

7）臀部（只限新生儿）；

8）大腿掌侧（只限新生儿）；

9）反映中央动脉的 PCO_2/PO_2 最好的测量部位是胸部或前臂，电极温度最高 44℃。

（八）胸肺顺应性监测常规

1．适应证

（1）监测病情变化。

（2）判断患者病情的严重程度。

（3）观察治疗效果。

（4）判断是否可以停用呼吸机，顺应性小于 $25ml/cmH_2O$ 预示脱机会失败。

2．监测方法

（1）机械通气时测定的顺应性是总顺应性，不是肺顺应性，因绝大多数情况胸廓的结构稳定，顺应性基本固定不变，可以用总顺应性代替肺顺应性。

（2）测量方法

1）公式法测定顺应性。

2）呼吸机的选择：呼吸机条件要求是在容量控制通气（恒定气流），不要选择压控通气模式，因为不能保证流速恒定，并且呼吸机要有呼吸末暂停按钮。

3）完全抑制自主呼吸，较慢 RR（4～6 次／分，足够长的吸气时间），对于有自主呼吸的患者要充分镇静肌松[如：镇静（咪达唑仑：静脉注射剂量达 0.15mg/kg，或异丙酚，30 秒起效。单次注射 25～50mg，1～2 分钟起效，作用时间 5～10 分钟，持续注射 0.3～0.4mg/kg）；肌松（维库溴铵：静脉注射 0.07～0.1mg/kg，2～3 分钟后获得满意肌松，临床作用时间 20～35 分钟）]。

4）在此条件下测定时需要按住吸气屏气，平衡 3～5 秒。根据 VT 和 PEEP 进行测定，根据以下公式计算：

静态顺应性 $Crs, st = Vt/(Pplat - PEEPtot) \quad Cst = Vt/(Pplat - PEEP - PEEPi)$

机械通气成年人正常值 $60～100ml/cmH_2O$。

5）目前大部分呼吸机可以直接读数，对于不能读数的则需要通过上述公式计算。

6）动态顺应性：不需要吸气屏气按钮，是通过如下公式计算的：

动态顺应性 $Cdyn = Vt/(Ppeak - PEEPtot) \quad Cdyn = Vt/(Ppeak - PEEP - PEEPi)$

正常值 $50～80ml/cmH_2O$。

7）目前大部分呼吸机提供了此值的直接监测，可直接读数。

（九）呼吸道阻力监测常规

1. 适应证

（1）了解在各种病理情况下，特别是阻塞性肺疾患时的气道功能的变化。

（2）估计人工气道、加热湿化器和细菌滤网等对气道阻力的影响。

（3）观察支气管扩张药的疗效。

（4）帮助选择机械通气方式：如气道阻力增加明显，使气道压力上升过高时，气道峰压大于 30cmH$_2$O，应选用压力控制（PCV）、压力支持（PSV）或双相压力通气（BIPAP）的通气方式，以降低气道压及改善肺内气体分布。

（5）判断患者是否可以停用呼吸机。

2. 分类：分为吸气阻力和呼气阻力。

3. 测量方法

（1）呼吸机的选择：呼吸机条件要求是在容量控制通气（恒定气流），潮气量根据患者标准体重计算。不要选择压控通气模式，因为不能保证流速恒定，并且呼吸机要有呼吸末和吸气末暂停按钮。

（2）完全抑制自主呼吸，较慢 RR（4～6 次 / 分，足够长的吸气时间），对于有自主呼吸的患者要充分镇静肌松[如：镇静（咪达唑仑：静脉注射剂量达 0.15mg/kg，或异丙酚：30 秒起效。单次注射 25～50mg，1～2 分钟起效，作用时间 5～10 分钟，持续注射 0.3～0.4mg/kg）；肌松（维库溴铵：静脉注射 0.07～0.1mg/kg，2～3 分钟后获得满意肌松，临床作用时间 20～35 分钟，30 分钟后追加 0.02～0.03mg/kg）]。

（3）在此条件下测定吸气 / 呼气阻力，按住吸气末 / 呼气末暂停按钮约 3～5 秒，目前大多数的呼吸机是通过呼吸机的参数直接读取的，但是根据以下公式计算：

吸气气道阻力 R$_I$＝气道峰压力 PIP- 平台压力 P$_{plat}$/PIF（吸气峰流速）

呼气气道阻力 R$_E$＝气道峰压力 PIP- 呼气末正压 PEEP/PIF（吸气峰流速）

正常值：吸气气道阻力为 1～3cmH$_2$O/（L•s）

呼气时阻力为 2～5cmH$_2$O/（L•s）

（4）注意平台压监测方法：在呼吸末阻断达 1 秒以上，间隔≥10 毫秒的两次测压误差小于 0.5cmH$_2$O 时的气道压力值。

（十）气道压力监测常规

1. 气道内压力由潮气量（V$_T$）、呼吸道阻力（受气道导管内径大小影响）和吸入气流速决定。一般用压力表显示，也可用记录仪描记气道压力的变化图形。

2. 机械通气时，吸气时压力为正压，成人 12～15cmH$_2$O，儿童 10～12cmH$_2$O，呼气时压力迅速下降至零。

3. 平均气道压过高时影响循环功能。

4. 增大潮气量，加快呼吸频率和吸入气流速，以及使用 PEEP 时均使平均气道压升高。

5. 为防止气道压力突然上升过高，呼吸器都具有限压装置。监测气道压力变化可以及时了解 V_T 和呼吸道阻力的变化。

6. V_T 和吸入气流速维持稳定不变，气道压力直接反映呼吸道阻力和胸肺顺应性。如气道压力升高，则说明有呼吸道梗阻、顺应性下降以及肌张力增加等。

7. 如气道压力降低，则说明管道漏气。另外，如气道阻力和顺应性无变化，则气道压力下降说明潮气量减少。

8. 吸气峰压及气道峰压是指整个呼吸周期中气道的最高压，吸气末测得。正常值 $9\sim16cmH_2O$，机械通气是要保持气道峰压小于 $40cmH_2O$，如果大于此值可出现肺部气压伤。

9. 平均气道压（P_{AW}）为单个呼吸周期中的平均压力，P_{AW} 与氧合程度以及血流动力学相关。P_{AW} 能预计平均肺泡压的变化，以及吸气和呼气阻力之间的关系。通气频率、吸气时间、PIP、PEEP/内源性 PEEP 和吸气流速波形等均能影响 P_{AW}。

10. 暂停压又称为平台压（P_{plat}），是指吸气屏气时的压力，正常值为 $5\sim13cmH_2O$，机械通气是要维持平台压小于 $35cmH_2O$。平台压大于 $35cmH_2O$ 气压伤的可能性增加，同时平台压过高也使肺内血循环受到影响。

11. 注意容控呼吸时肺泡内压低于峰压，定压通气时峰压等于平台压。

（十一）呼吸中枢驱动力（$P_{0.1}$）

是指气道阻塞后吸气开始 100 毫秒吸气压的测定，反映呼吸中枢兴奋性和呼吸驱动力。因为呼吸阻断无气流，故此值与气道阻力和顺应性无关。测量 $P_{0.1}$ 于吸气阻断时间小于 0.25，计算 0.1 秒时产生的气道压力。正常值 $2\sim4cmH_2O$，它已成为评估呼吸中枢功能的常用方法，并且也是决定撤离呼吸机的重要指标，小于 $6cmH_2O$ 方可停用呼吸器。$P_{0.1}$ 大于 0.6kPa（$6cmH_2O$）不能撤机。其原因可能为：①当时呼吸肌负荷过重，呼吸中枢代偿性功能增高；②呼吸功能未完全恢复，收缩效率低，产生一定的收缩力，需要更大的驱动力。$P_{0.1}$ 过高者用辅助呼吸时，患者触发呼吸机送气时增加呼吸做功。它是决定患者能量消耗的一个主要因素。此外也可能提示心肺功能有异常。$P_{0.1}$ 过低提示呼吸驱动减退。

（十二）呼吸机波形监测

1. 压力时间曲线的监测

（1）定容型通气的通气压力-时间曲线

1）纵轴为气道压力，单位 cmH_2O（或 mbar），横轴为时间，单位秒。

2）基本波形（图 3-9-2）。

A 至 B 点反映了吸气起始时所需克服通气机和呼吸系统的所有阻力，A 至 B 的压力差（ΔP）等于气道粘性阻力和流速之乘积（$\Delta P = R \times flow$），阻力越高或

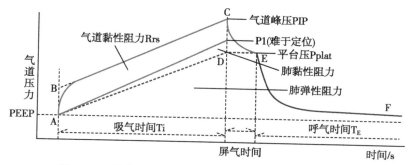

图 3-9-2　恒流速波形、定容型通气的通气压力 - 时间曲线

选择的流速越大，则从 A 上升至 B 点的压力也越大，反之亦然。

B 点后呈直线状增加至 C 点为气道峰压（PIP），是气体流量打开肺泡时的压力，在 C 点时呼吸机输送预设潮气量的气道峰压。

A 至 C 点的吸气时间（Ti）是有流速期，D 至 E 点为吸气相内"吸气后屏气"，为无流速期。

与 B 至 C 点压力曲线的平行的斜率线（即 A-D），其 $P = Vt \times Ers$（肺弹性阻力），$Ers = 1/C$，即静态顺应性的倒数，$P = V_T/Cstat$。

C 点后压力快速下降至 D 点，其下降速度与从 A 上升至 B 点速度相等。C 点至 D 点的压力差主要是由气管插管的内径所决定，内径越小，C-D 点压力差越大。

D 至 E 点即平台压是肺泡扩张进行气体交换时的压力，取决于顺应性和潮气量的大小。D-E 的压力若轻微下降可能是吸入气体在不同时间常数的肺泡区再分布过程，或整个系统（指通气机和呼吸系统）有泄漏。通过静态平台压测定，即可计算出气道阻力（R）和顺应性（C），PCV 时只能计算顺应性而无阻力计算。

E 点开始是呼气开始，依靠胸廓和肺弹性回缩力使肺内气体排出体外（被动呼气），呼气结束，气道压力回复到基线压力的水平（零或 PEEP）。PEEP 是呼气结束维持肺泡开放避免萎陷的压力。

3）临床监测的意义　①吸气支的形态改变反映了系统弹性与粘性阻力的变化；②呼吸阻力的增高使得呼气支呈线性下降而非指数下降；③吸气阻力指数就是气道峰压与平均压的差；④最大阻力指数（R_{max}）与最小阻力指数（R_{min}）的差值反映了不同肺泡区域的时间常数的差异；⑤平均气道压直接受吸气时间的影响；⑥气道峰压增高而平台压不变提示吸气阻力的增加；⑦平台压近似于肺泡压，并反映系统的静态顺应性；⑧平台压增高而潮气量和 PEEP 不变说明有肺不张、气胸或功能残气量减少的可能；⑨气道峰压及触发功（吸气所做的功）的上下波动说明人机不同步。

（2）定压型通气时的压力 - 时间曲线的监测

1）横坐标为时间，纵坐标为压力。

2）基本波形（图 3-9-3）。

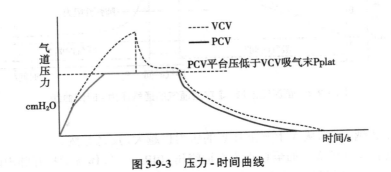

图 3-9-3 压力 - 时间曲线

3）气道压从较低水平快速地增加至较高水平，并在呼吸机设定的吸气时间内保持不变，在呼气相，压力下降如同定容型通气时一样，正常时呈指数下降，直至基线水平。

4）通过压力时间曲线的监测使我们了解如下情况：①由于吸气压的预先设置和控制，系统弹性与黏滞阻力的变化均难于通过吸气支观察；②呼吸阻力的增高使得呼气支呈线性下降而非指数下降；③当外置外源性 PEEP 时，呼吸末压恢复到基线加 PEEP 水平；④当回路出现泄漏时，气道压无法达到预设的吸气压水平；⑤过高的吸气流速将使气道压迅速增至吸气压水平；⑥吸气支曲线呈扇形提示吸气流速不足。

2. 流速时间曲线的监测

（1）横坐标为时间，纵坐标为流速。

（2）各种流速波形（图 3-9-4）。

（3）恒定流速波形：指在整个吸气相中吸气流速保持恒定。监测意义：

1）系统弹性和粘滞阻力的变化不能通过吸气支观察。

2）吸气时间少于 3 个时间常数时常会导致产生内源性 PEEP。

3）呼气支呈线性递减且时间延长提示呼气阻力增高。

4）曲线形态出现锯齿改变提示回路中分泌物或冷凝水过多。

（4）指数递减波：流速开始时迅速升至最大值，随后呈指数下降，正常情况在吸气过程中流速可恢复到零。监测意义：

1）系统弹性和粘滞阻力的变化能通过吸气支观察。

2）在吸气过程中吸气流速过早降至零可能与如下因素有关：顺应性减退、吸气时间过长和吸气峰流速过高。

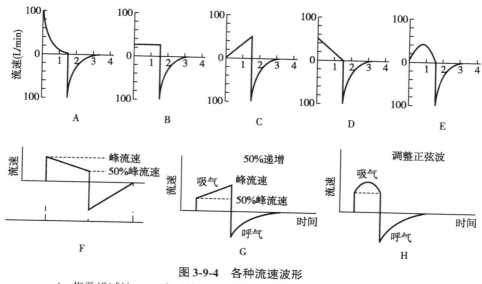

图 3-9-4　各种流速波形
A. 指数递减波　B. 方形波（恒流波）　C. 线性递增波　D. 线性递减波
E. 正弦波　F. 50% 递减波　G. 50% 递增波　H. 调整正弦波

3）过高的吸气峰流速将使患者感到不适。

4）在吸气末保持低吸气流速有助于时间常数的肺泡区域复张。

5）吸气支呈线性递减提示呼气阻力增高。

6）呼气时呼吸肌的主动参与可导致呼气流速曲线形态发生改变。

3. 容量 - 时间曲线的监测

（1）横轴是时间，纵轴为容量。

（2）恒定流速波形通气：在吸气相，容积是线性增加的，并在平台期保持恒定，因为此时吸气流速为零，无更多的气体进入肺内。呼气时容积呈指数下降至基线。恒定流速波形通气监测意义：

1）系统弹性和粘滞阻力的变化不能通过吸气支观察。

2）呼气阻力的增高，如功能气道阻塞导致呼吸支呈线性递减。

3）曲线形态与肺泡压 - 时间曲线完全相同。

4）在平台期吸入气体在肺内重新分布。

5）吸气开始曲线突然降至基线提示回路出现泄漏。

（3）指数递减流速波形通气：在吸气相，容积呈指数增长，在吸气末达到最大值，呼气时也呈指数下降，恢复至基线水平。指数递减流速波形通气监测意义：

1）系统弹性和粘滞阻力的变化可通过吸气支和呼气支观察。

2）曲线形态与肺泡压 - 时间曲线相同。

3）吸气起始阶段曲线降至基线提示回路出现泄漏。

4．压力 - 容量环监测

（1）横坐标代表压力，纵坐标代表容积。

（2）恒定流速波形通气及指数递减流速波形监测的意义有所不同。

（3）恒速流速波形通气监测意义

1）系统弹性与粘滞阻力的改变可通过曲线的吸气支和呼气支观察。

2）吸气支下 1/3 段出现低位转折点，提示急性肺损伤。

3）吸气支上 1/3 出现高位转折点，提示肺部过度充气。

4）吸气支呈弓形变化，提示吸气阻力增高。

5）P-V 环斜率偏向纵轴提示顺应性增加，偏向横轴，提示顺应性减退。

6）P-V 环形态受下列因素影响：吸气流速、潮气量、呼吸频率与患者肌松状态。

（4）指数递减流速波形通气监测意义

1）系统弹性与粘滞阻力的改变可通过曲线的吸气支和呼气支观察。

2）P-V 环斜率代表系统动态顺应性。

3）吸气支出现高位转折点，提示非过度充气。

4）P-V 环形态受下列因素影响：吸气流速、潮气量、呼吸频率与患者肌松状态。

5．流速 - 容量环监测

（1）横坐标代表容量，纵坐标代表流速。

（2）恒定流速波形通气及指数递减流速波形监测的意义有所不同。

（3）恒定流速波形通气监测意义

1）系统粘滞性阻力的变化不能通过吸气支观察。

2）吸气流速突然终止，提示存在内源性 PEEP。

3）呼气支凹向横坐标，提示呼出气流受阻。

4）吸气风流速降低，提示气道阻塞。

5）F-V 环呈开环状，提示回路出现泄漏。

6）自主呼吸时曲线出现锯齿状改变，提示回路中分泌物过多。

7）应用支气管扩张剂后，呼气峰流速增高且呼气支更线性化。

（4）指数递减流速波形通气监测意义

1）系统粘滞性阻力的变化可引起吸气峰流速和呼气峰流速的改变。

2）呼气流速突然终止，提示存在内源性 PEEP。

3）呼气支凹向横轴，提示呼出受限。

4）F-V 环呈开环状，提示回路中出现泄漏。

5）曲线出现锯齿状改变，提示回路中分泌物过多。

6）应用支气管扩张剂后，呼气峰流速增高且呼气支更线性化。

（十三）内源性 PEEP 的监测常规

1．适应证

（1）听诊患者的呼吸音，当下一次吸气开始时呼气是否还在继续或被突然打断。如果是，表明存在内源性 PEEP。

（2）遇到如下情况应怀疑有内源性 PEEP：

1）胸围增大。

2）呼吸费力，通气效果下降。

3）休克，心血管功能恶化，肺动脉楔压增高而难以用循环系统功能解释。

4）容量预置型通气时气道峰压突然升高。

5）压力预置型通气时潮气量或分钟通气量突然下降。

6）不能用呼吸系统顺应性下降解释的平台压升高。

7）呼吸机描记的呼气流速 - 时间曲线，流速在呼气末不能归零，同时呼气流速峰值提前，但不随时间呈指数下降。

8）流速 - 容量曲线呼气末容积未归零。

9）压力 - 时间曲线在存在内源性 PEEP 时伴有动态肺过度充气，呼气末压力 - 时间波形不能回到基线，或高于设置的外源性 PEEP，存在内源性 PEEP 但不伴动态肺过度充气时，呼气末压力可以回到基线。

10）如果增加外源性 PEEP 不能使气道峰压和平台压同步增加，提示存在内源性 PEEP。

2．测量方法　测量内源性 PEEP 的方法很多，临床上常用的方法是呼气末气道阻断法 EEO。

3．具体操作　分为静态内源性 PEEP 和动态内源性 PEEP。

（1）静态内源性 PEEP 测定方法：采用呼吸末气道闭合法。

1）需要镇静肌松：参见肺部顺应性的测定方法。

2）采用容控恒流速的通气模式。

3）在患者呼吸末应用呼吸末暂停按键保持 1～5 秒钟，目前大多数呼吸机可以直接读出内源性 PEEP 的值，如果没有此功能则直接读取气道平台压的数值。

4）如果没有外源性 PEEP 上述值就是内源性 PEEP 的值，如果存在外源性 PEEP，测得的值还要减去外源性 PEEP 才是实际的内源性 PEEP 数值。

（2）动态内源性 PEEP 测定方法：

1）采用持续记录气体流速和气道压力法测定。

2）是一种间接测定内源性 PEEP 的方法。

3）通过同步记录气体流速和气道压力测定内源性 PEEP。

4）气体流速由呼气转变为吸气时对应的气道压力即为内源性 PEEP。

5）反映吸气开始前患者或呼吸机需要克服以触发气体流动的压力。

6）用于持续监测内源性 PEEP。

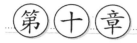

微循环监测

（一）经皮 $PtcO_2/PtcCO_2$ 监测流程

1. 连接电源，打开主机背后的开关，开机。

2. 定标　按显示屏上的 Calibrate 触摸键，定标所有电极。定标完毕，出现待测界面，Ready。

皮肤准备：①监测部位常选择前胸部锁骨中线下第 2 肋间皮肤菲薄处，剔除毛发；②用胶带粘除过多的皮屑；③酒精清除局部；④用干纱布擦干，使局部皮肤完全干燥。

3. 贴固定环　揭开固定环背面的保护膜，把环贴在检测部位，并用手指沿贴环边缘压一圈，以防漏气。

4. 滴接触液　在固定环中滴入 3～5 滴接触液，并使之铺满整个环底，应注意避免气泡。

5. 放置电极　把电极放入固定环，并顺时针旋转 90°，固定，等待平衡稳定 15min 后，可读取 $PtcO_2/PtcCO_2$ 数值。

6. 同时查动脉血气，计算 $PtcO_2$ 指数（$PtcO_2/PaO_2$），$PtcO_2$ 指数 < 0.7，提示可能存在循环衰竭，局部低灌注。

7. 氧负荷试验流程　适用于吸入 FiO_2 < 80% 并且 SpO_2 > 92% 的患者，待电极测定平衡，临时吸入 100% FiO_2 10 分钟，观察记录 $PtcO_2$ 变化，如吸入 10 分钟 100% FiO_2 后小于 53mmHg，提示存在心指数 < 3L/（min·m²）及可能存在外周灌注不足。

（二）末梢灌注指数测量流程

血氧仪监测指端部位的搏动性组织（即搏动的小动脉血流量）吸收的光量为搏动信号，小动脉血流量增加时，搏动性组织吸收的光量增加，搏动的血流越大，搏动分量就越多；而非搏动性组织（即静脉血、肌肉和其他组织）吸收的光量为非搏动信号，一般固定不变。外周灌注指数（PI）＝搏动性信号／非搏动性信号。PI 反映的是外周小动脉的搏动强度。PI 根据脉氧波形计算获得，在监护仪上直接开通 PI 监测功能，进而读取并记录其数值。PI＜1.4 提示可能存在组织低灌注。

（三）毛细血管充盈时间测量流程

用力按压中指 15 秒后，放开按压，开始记录指甲颜色恢复的时间，普通电子表记录时间，毛细血管充盈时间小于 2 秒提示局部外周灌注差。

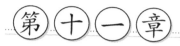

血流动力学监测技术

一、肺动脉漂浮导管（Swan-Ganz 导管）的应用常规

（一）肺动脉漂浮导管置入步骤

1. 用品及准备

（1）操作者戴帽子、口罩、洗手、行无菌手术；

（2）消毒用品，清洁盘；

（3）飘浮导管一套；

（4）飘浮导管穿刺鞘一套；

（5）多功能监护仪及压力传感器，无肝素应用禁忌证者准备肝素生理盐水（肝素 600U/100ml），有肝素应用禁忌证者准备生理盐水冲管，静脉输入液体；

（6）局麻药；

（7）应备有急救复苏器材，如除颤器、急救用药等。

2. 置入步骤

（1）导管准备

1）用生理盐水或肝素生理盐水冲管。

2）接压力换能器：肺动脉腔和中心静脉腔。

3）零点校正。

4）检查气囊：注入 1ml 气体检查气囊的完整性。

（2）途径：建议采用颈内静脉途径，也可采用锁骨下静脉和股静脉。

（3）漂浮导管穿刺外套鞘管的置入（以右颈内静脉途径为例）。

1）体位及穿刺方法：用 Seldinger 技术行颈内静脉穿刺（参考"中心静脉置入常规"）。

233

2）导引钢丝置入静脉内，用小尖刀沿钢丝切开皮肤。

3）沿钢丝将带有静脉扩张器的经皮外套鞘管置入静脉。一旦外套鞘管置入血管内，即拔出静脉扩张器和导引钢丝。

（4）漂浮导管的置入

1）确认：装好保护套，肺动脉端接换能器，连接监护仪，并显示压力波形，校零。

2）从漂浮导管穿刺外套鞘管置入漂浮导管：根据压力波形床旁插入 Swan-Ganz 导管是重症患者最常用的方法。

首先，把 Swan-Ganz 导管经外套管小心送至中心静脉内。这时，再次确认监测仪上可准确显示导管远端开口处的压力变化波形，根据压力波形的变化判断导管顶端的位置。中心静脉压力波形可以受到咳嗽或呼吸的影响，表现为压力基线的波动。

约 15～20cm 导管进入右心房后，压力显示则出现典型的心房压力波形，表现为 a、c、v 波，压力波动的幅度大约在 0～8mmHg。这时，应将气囊充气 1ml，并继续向前送入导管。在一部分患者，由于三尖瓣的病理性或生理性因素，可能会导致充气的气囊通过困难。这种情况下，可在导管顶端通过三尖瓣后再立即将气囊充气。

一旦导管的顶端通过三尖瓣，压力波形突然出现明显改变：收缩压明显升高，可达 25mmHg 左右，舒张压不变或略有下降，范围在 0～5mmHg，脉压明显增大，压力曲线的上升支带有顿挫。这种波形提示导管的顶端已经进入右心室。这时应在确保气囊充气的条件下，迅速而轻柔地送入导管，让导管在气囊的引导下随血流返折向上经过右心室流出道，到达肺动脉。

进入肺动脉后，压力波形的收缩压基本保持不变，舒张压明显升高，大于右心室舒张压，平均压升高，压力曲线的下降支出现顿挫。压力波动在 25/12mmHg 左右。

这时继续向前缓慢进入导管，即可嵌入肺小动脉分支，可以发现压力波形再次发生改变，出现收缩压下降，舒张压下降，脉压明显减小。压力波动范围在 6～8mmHg，平均压力低于肺动脉平均压。如果无干扰波形，可分辨出 a、c、v 波形。这种波形为典型的肺动脉嵌顿压力波形。出现这种波形后应停止继续移动导管，立即放开气囊。

导管已达满意嵌入部位的标准是：①冲洗导管后，呈现典型的肺动脉压力波形；②气囊充气后出现 PAWP 波形，放气后又再现 PA 波形；③PAWP 低于或等于 PADP。如果放开气囊后肺动脉嵌顿压力波形不能立即转变为肺动脉压力波形，或气囊充气不到 0.6ml 即出现肺动脉嵌顿压力波形，则提示导管位置过深。如气囊充气 1.2ml 以上才出现肺动脉嵌顿压力波形，则提示导管位置过浅。

可据此对导管的位置做适当调整。

在为一些插管困难的患者置管或条件允许的情况下，也可以选择在 X 线透视引导下置入 Swan-Ganz 导管。导管的顶端进入左肺动脉同样可以进行正常的血流动力学指标的测量。但导管的位置不易固定。所以，Swan-Ganz 导管进入右侧肺动脉是更好的选择。

（5）连接各导管及监测

1）将 CVP 端连接至压力传感器及监测仪上，可监测 CVP。

2）热敏电阻的另一端连接至心排出量测定仪上，可持续监测肺动脉血温并可经 CVP 测压孔注射一定量的冷生理盐水，用热稀释法测定心排出量。

3）旁路输液管连接液体，按需输入液体并防止导管鞘内血栓形成。

4）拍摄胸片观察导管位置。

（二）Swan-Ganz 气囊漂浮导管监测测量

从 Swan-Ganz 气囊漂浮导管所获得的直接指标为右心房压力（RAP）、肺动脉压力（PAP）、肺动脉嵌入压力（PCWP）和心排出量（CO）。通过公式计算所获得的间接指标为肺循环阻力（PVR）、体循环阻力（SVR）、每搏功（SW）、左室每搏功（LVSW）、右室每搏功（RVSW）和心指数（CI）。必要时还可通过导管采取混合静脉血标本，测定静脉氧分压（PvO_2），间接了解换气功能。

方法：测压装置同导管冲洗装置。

1. 调节零点　使换能器与患者心脏在同一水平，扭转三通，使换能器与大气相通。待监护仪压力数值显示为零时，表示零点调整完毕。

2. 冲洗各管腔，使换能器与管腔相通。

3. 准备心排出量计算机，调至预备工作状态，输入患者血温和体外对照冰水温度。用 10ml 注射器抽吸无菌冰盐水 10ml，使其接通右心房腔导管尾端，遵守科内的无菌操作规范。

4. 在 4 秒钟之内迅速将冰盐水推入，同时按心排出量计算，机器即显示心排出量数值。

5. 同步记录 PAP、PCWP、BP、HR 和 RAP。

PAP：将换能器与通向肺动脉管腔相通测得。

PAWP：在以上基础上，使导管气囊充气，导管漂入肺毛细血管测得。

RAP：将换能器与通向右心房管腔相通测得。

BP 和 HR：常规方法测得。

6. 具有持续监测 CO 功能的导管相对简单，除 CO 自动获得外，另可获得其他容积指标，如 CEDV（持续的右心容积监测）。

7. 因获得 SvO_2（混合静脉血血氧饱和度），可以进行氧输送相关参数的计算。

（三）肺动脉漂浮导管的置入过程中的注意事项

1. 严格无菌操作。

2. 轻柔送管 小幅快速送管，如遇阻力不要强行送管，应使用退、转、进的手法使之顺利前进，防止盲目置管造成心脏穿孔等严重并发症。

3. 气囊 进入右心房后，向前送导管时气囊必须充气，后退气囊必须放气。

4. 注意导管长度与相应波形 （以右颈内静脉途径为例）大约 20cm 进入右心房，35cm 进入右心室，45cm 进入肺动脉，导管送至一定长度未见相应压力波形，提示导管可能在心腔内打圈，应将气囊放气并将导管退至腔静脉后重新推进，避免导管进入过长在心腔内打结。

5. 心律失常 进入心腔后应严密监测心电变化，一般在右心室流出道时容易发生心律失常，如发生严重心律失常，应立即转变导管方向或放松气囊，退出导管至腔静脉，必要时给予药物处理后再置管。

6. 尽快放松气囊，持续监测 PAP 测定 PAWP 后尽快放松气囊：每次测定肺毛细血管嵌压的时间应尽可能缩短，尽快放气；持续监测肺动脉压，防止漂浮导管随血流进入肺小血管，长时间堵塞肺小血管会导致肺梗死和肺动脉破裂等严重并发症。

（四）漂浮导管留置过程中的维护

1. 由于导管较长，各管腔十分狭小，故而很容易发生管内栓塞，为能保证导管最大的有效使用性，设置肝素液冲洗装置是十分必要的。

2. 每次测量全套血流动力学指标前，为保证数值的准确性，应冲洗各管腔1 次。

3. 常规定期导管肝素液冲洗。

4. 导管外冲洗及测压装置应连接十分严密，否则易致管腔内回血，而致阻塞。

5. 临床中，如患者出现高热和寒战等表现，高度怀疑心导管污染所致者，应立即拔除导管，并做导管中残留血液的细菌培养及给予抗生素治疗。

6. 如出现血栓性静脉炎或有栓塞时应拔除导管。

7. 导管护理 消毒并更换穿刺部位敷料，注意无菌操作。

8. 导管留置时间 达到监测及治疗目的后，尽早拔除导管，一般不超过 3 天。

二、PICCO 监测

PICCO 是英文 pulse indicator continuous cardiac output 或 pulse index continuous cardiac output 的缩写，即脉波指示连续心排出量监测。

（一）PICCO 监测操作流程

1. 设备准备

（1）动脉热稀释导管：根据说明书选择热稀释导管。确认压力腔完全充满液体,在插入之前空气完全被排出。

(2)动脉压力传感器:根据说明书安装,确认系统已完全充满液体,并且在连接患者之前所有的空气已被排出,尽可能不增加其他的任何部件(如延长管和三通管)。

(3)标准中心静脉:一般为双腔。

(4)注射温度传感器:包括在 PICCO 监测包内,运用三通管连接在中心静脉上。不要通过温度传感器测量中心静脉压,不要应用葡萄糖或含脂质成分的物质通过传感器。使用之前必须将所有部件的空气排出。

(5)中心静脉压力传感器:为了保证中心静脉压力的传导,在注射温度传感器前面连接三通管。在连接至患者之前请确认整个系统已充满水,所有空气已被排出。

(6)温度界面电缆:用于连接 PICCO 机器或模块与 PICCO 导管(CO 端)。

(7)注射温度感受电缆:用于连接 PICCO 机器或模块与注射温度感受器。

(8)动脉压力电缆:连接动脉压力传感器与 PICCO-AP 端。

(9)中心静脉压力电缆:连接中心静脉压力传感器与 PICCO-CVP 端或监护仪 CVP 压力模块。

2.动静脉放置　签署知情同意书。

(1)动脉放置:一般选择股动脉。严格根据科内相关流程放置。

警告:PICCO 导管不能放置于主动脉内。

(2)中心静脉放置:一般选择颈内静脉或锁骨下静脉。严格根据科内相关流程放置。

3.连接与设置

(1)正确连接相关电缆与压力装置后,开机,选择患者。

(2)信息输入:

身高/体重　20～250cm/2～250kg

输入真实的身高体重,短时间由于疾病导致的体重增加(如水肿等)应该被减掉。但是如果患者之前已经存在肥胖应该加上体重。

类别　成人/儿童

必须根据患者个体的解剖特征来判定类别。

性别　男性/女性

预测体重

身高、体重、类别和性别都会被用于计算体表面积(BSA)、预测体重(PBW)和预设体表面积(PBSA)。

提醒:正确输入身高、体重、类型和性别,对于某些参数的正确标定指数是非常必要的。在机器还没有关闭的情况下如果接入一位新的患者,流程设置应该选择"新患者"。否则将显示上一位患者的数据。

4．热稀释测量

（1）再次检查所有连接，压力监测装置必须调零压力传感器。

（2）在 input 界面再次确认输入患者 High、Weight 和 CVP（更改此处的数值会删除之前所有的数据）。

（3）热稀释测量的设置

1）注射容量有 2ml、3ml、5ml、10ml、15ml、20ml，成人患者默认数值为 15ml。某些设备在右侧，靠近输入区域，根据显示的患者体重和血管外肺水（ELWI）推荐最小注射容量。

2）注射容量与注射温度显示：在热稀释栏目内选择显示注射温度和注射容量。

3）自动侦测和显示所连接的热稀释导管。如果有设备未知的新型 PICCO 导管连入，必须键入型号。

（4）准备冰盐水，注射器，消毒棉签，最佳为双人配合。

1）操作前后严格六步洗手法洗手。注意周围环境。

2）专用治疗车进行相关操作，准备 100ml 冰盐水瓶，预热至冰水混合物。预热过程禁使用水流直接持续冲水瓶，应置于专用容器内水浴加热。

3）准备 20ml 注射器及相应针头。

4）配合者操作步骤：

① 直接按下进入键"TD〔ᐱ〕"。

② 检查血压信号，如有必要，冲洗 PICCO 导管。如有必要，进行调零。如果不进行中心静脉压（CVP）的持续监测，手动输入中心静脉压（CVP）。

5）抽取冰水过程：六步洗手法洗手→将瓶盖启开，用适量的安尔碘棉签螺旋擦拭瓶口及周围部分并待干（总时间 15～20 秒）→抽冰盐水→用适量的安尔碘棉签螺旋擦拭针头螺口并待干（总时间 15～20 秒），即为合适的注射溶液（如 0.9% 生理盐水），推荐成人使用 15ml 冰冻注射液（<8℃）。

6）再次检查注射容量的设定，如有必要，调整容量设定（Vini 键）。

7）按下开始（START）键。

8）当出现信息 Stable 时或一些机型出现"Inject XXml"，通过注射温度感受器迅速（<7 秒）、流畅地推入准备好的注射溶液。

9）如要停止正在进行测量心排量的过程，按下 STOP 按钮。

10）根据 1）～9）步的描述，在 10 分钟内进行 3～5 次测量，需要时更换新注射器。

（二）热稀释测量的质量

1．正常的曲线有一个光滑的波峰，之后回落到达基础线，最大温度差应该超过 0.15℃。所用注射容量（Vinj）和测到的注射温度（Tinj）能够在栏框中得到证实，在一次设置中，良好的测量结果表现出一致性。如果心排量测量结果的偏差大于 20% 将被标注"?"。

2．使用更冷或更多的注射液，尽量快地推注，可以得到更理想的热稀释曲线。

3．进行测量的患者应该尽量保持安静，不要移动热稀释导管的位置，不应输液或注射给药。

（三）脉搏轮廓参数（PCCO）获得

1．热稀释过程中如果无法获得真实的动脉压信号，无法计算获得 PCCO，可根据热稀释参数获得平均值。为了计算脉搏轮廓分析，每次热稀释前检查动脉压信号。

2．如果所显示的脉搏轮廓参数不合理，应该通过热稀释测量进行检查。脉搏轮廓心排出量将被自动重新校正。

3．热稀释测量对于判断患者的容量状态，以及对校正脉搏轮廓分析关于心排量的数值是有必要的。推荐在 10 分钟内测量 3～5 个热稀释信号。

4．情况稳定的患者推荐每 8 小时测量一次热稀释。对于不稳定的患者，为了判断患者的容量状态和重新校正持续心排量，应该增加热稀释测量频率。

5．在血流动力学改变的情况下，如容量变化、血管活性和强心药物改变，推荐进行重新校正。

（四）注意事项

1．如果不选择或不能选择持续测量 CVP，为获得 SVR 准确数值，CVP 应更新。

2．测量错误的原因可能是由于导管放置不正确和传输信号受干扰，如动脉压、感受器或接头连接不紧密、电磁干扰（如电毯和电凝）等。

3．动脉瘤可导致由热稀释法测定的血容量（GEDV/ITBV），显示出错误性偏高。

4．动脉压力收缩标记，每一次心跳的收缩部分由曲线下栏标记。如果所有或部分栏目消失，将不能够分析血压曲线或显示持续心排量（CO）结果。

5．监测过程始终保持存在动脉波形监测，间断进行方波试验保证通畅。

（五）记录数值并分析患者，决策下一步治疗。

三、被动抬腿试验

（一）被动腿抬高试验的实施

被动腿抬高试验（passive leg raising test，PLR）的实施如下：①患者取平卧位，稳定 1 分钟；②患者取半卧位，将床头抬高 45°，床尾放平，稳定 1 分钟；③床头放平，由一助手协助抬高患者双下肢 45°，腿抬起 1～4 分钟；④结束后，将患者双下肢放平,取平卧位,稳定10分钟,洗脱PLR效应。试验期间不调整镇静药物、血管活性药物及正性肌力药物剂量,不调整呼吸机参数,保持其他治疗液体输注速率不变。

（二）主要观察指标

1. 记录以上各步骤心率、血压、心排出量、SV、MAP、每搏量变异度（SVV）和中心静脉压（CVP）等各项参数。换能器置于腋中线第4肋间平右心房水平测量。

2. 相关指标计算公式如下:

PLR前后SV的变化率（PLR－ΔSV）＝（SVPLR后－SV前）/SV前×100%;

PLR前后PP的变化率（PLR－ΔPP）＝（PPPLR后－PP前）/PP前×100%;

PLR－ΔSV和PLR－ΔPP可用于预测感染性休克患者的容量反应性,可作为指导容量治疗的指标。

（三）PLR试验阳性标准

1. 测量CVP值有助于判断PLR的结果。

2. 以PLR试验后SV增加≥10%定义为容量有反应性,<10%为容量无反应性。

3. 应用超声有助于判断PLR结果,其中主动脉流速临床意义大。

四、容量负荷试验

（一）容量负荷试验实施

1. 10～30分钟内予患者输液（晶胶体不限）,以提高CVP 2mmHg为目标,期间持续监测CVP。试验由其主管医师根据临床治疗要求进行,以达到血流动力学最佳化。期间严密监测每位患者的容量负荷试验过程。

2. 胶体250～500ml在10～30分钟内滴完。

3. 试验期间不调整镇静药物、血管活性药物及正性肌力药物剂量,不调整呼吸机参数,保持其他治疗液体输注速率不变。

（二）主要观察指标

记录以上各步骤心率、血压、SBP、MAP、脉压PP、中心静脉压（CVP）、尿量及血气情况,若有CO/SV持续监测时,记录心排出量和SV等各项参数。压力换能器置于腋中线第4肋间平右心房水平测量。

（三）容量负荷试验阳性标准

1. 容量负荷试验使CVP升高2mmHg后,以CI>300ml/（min·kg）为有反应,而CI<300ml/（min·kg）为无反应。

2. 以补液试验后SV增加≥10%定义为容量有反应性,<10%为容量无反应性。

3. 没有 CO 监测时，心率、SBP、MAP、脉压 PP、中心静脉压（CVP）尿量及血气情况可以作为参考。其中脉压 PP 敏感性和特异度稍好。

4. 如容量负荷试验提示容量无反应性，则停止快速扩容。如容量负荷试验中患者出现明显气急加重、肺部湿啰音增多或心电图示心肌缺血加重，立即终止容量负荷试验。